FRÉDÉRICK LEBOYER
WEG DES LICHTS

W0398894

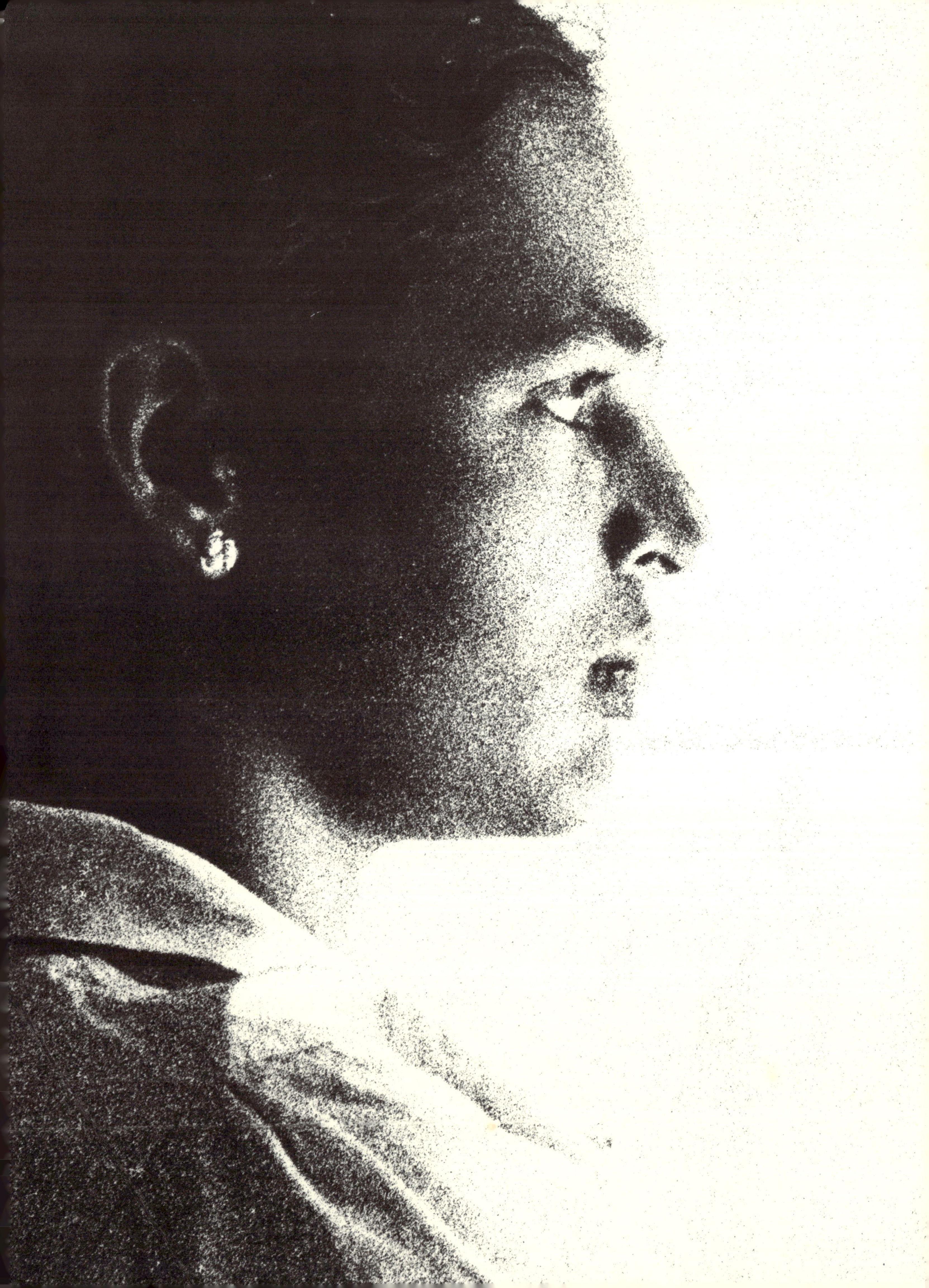

Frédérick Leboyer

Weg des Lichts

Yoga für Schwangere

Deutsch von Adriane Elbrecht

Kösel

Titel der französischen Originalausgabe:
Cette lumière d'où vient l'enfant

CIP-Kurztitelaufnahme der Deutschen Bibliothek

Leboyer, Frédérick:
Weg des Lichts: Yoga für Schwangere / Frédérick Leboyer. Dt. von
Adriane Elbrecht. – München: Kösel, 1980.
Einheitssacht.: Cette lumière d'ou vient l'enfant <dt.>
ISBN 3-466-34029-2

ISBN 3-466-34029-2
Copyright 1978 by Editions du Seuil.
©1980 für die deutsche Ausgabe by Kösel-Verlag GmbH & Co.,
München.
Printed in Germany. Alle Rechte vorbehalten.
Gesamtherstellung: Kösel, Kempten.
Fotos: Frédérick Leboyer.
Umschlaggestaltung: Günther Oberhauser, München.

Für Vanita,
für B. K. S. Iyengar, ihren Vater.
Allen Frauen,
allen Müttern.
Und den Kindern
die durch sie geboren werden wollen

Der Autor an die Übersetzerin

(Statt eines Vorworts zur deutschen Ausgabe)

Es berührt mich und macht mich glücklich,
daß du, Adriane, diesen Text übersetzt.
Es gibt Begegnungen, die nicht durch Zufall geschehen.
Sie sind wie ein Segen.
So wie die Begegnung zwischen diesem Buch und dir.

Trotz seiner Einfachheit hat dieser Text oftmals mehrere Bedeutungen.
Ich weiß, daß es dir gelungen ist, jene Bereiche des Halbdunkels zu bewahren, die die Kunst des Malers ausmachen.
Denn sie sind es, die das Licht sichtbar werden lassen, von dem hier so viel die Rede ist.
Wir verfälschen das Leben, wenn wir es zu sehr vereinfachen.
Wir betrügen es, wenn wir um jeden Preis seine Geheimnisse entschleiern wollen.

Dieses Buch liegt mir sehr am Herzen
und ist nicht ohne Schmerzen entstanden.
Ich hoffe, daß es alle Frauen berühren wird,
nicht nur diejenigen, die sich für Yoga interessieren.
Es ist keine Anweisung.
Es ist ein Spiegel,
in dem eine Frau, die ein Kind erwartet,
sich wiedererkennen kann.
Nicht schwach, krank und zerbrechlich,
sondern in ihrer Größe und ihrem Glanz.
Der Mensch ist eine merkwürdige Mischung
aus Erde und Licht.
Licht, das nirgends so strahlend sichtbar wird
wie in der Mutterschaft.
In einer Zeit der Dunkelheit
möchte ich die Frauen daran erinnern,
daß sie während dieser leuchtenden Monate
vom Leben selbst erfüllt sind,
von seiner ganzen Stärke
und unerschöpflichen Kraft.

Mögen die Frauen deiner Sprache und deines Landes
das Abenteuer noch einmal erleben,
die Schritte zu verfolgen
auf unserem Weg zurück
zur Mutter.

Dank dir, liebe Adriane, daß du mit Liebe und Geduld die schwierige und oftmals wenig anerkannte Aufgabe übernommen hast, dieses Buch in deine Sprache zu verwandeln.

Blatten, im Juni 1979 F. L.

Vorwort
von
B. K. S. Iyengar

Es ehrt mich als einen Schüler des Yoga, daß mein Name in Verbindung mit Frédérick Leboyer und diesem Buch genannt wird. Ein guter Stern hat uns vor etwa 10 Jahren zusammengeführt, als er selbst ein Bewunderer und eifriger Schüler des Yoga geworden ist. Er hat sehr bald die außerordentliche Wirksamkeit der Yogastellungen und Atemübungen begriffen und sich entschlossen, diese Erfahrungen den Frauen zur Verfügung zu stellen, die ein Kind erwarten und sich auf die Geburt vorbereiten. Obwohl wir aus sehr verschiedenen Ländern und Kulturen kommen, verbindet uns das gemeinsame Bemühen um das Wohlbefinden der werdenden Mutter und die harmonische Entwicklung des Kindes.
Bei meinen Besuchen im Westen hat Frédérick Leboyer gesehen, wie ich schwangere Frauen unterrichtete, und er hat später mit ihnen über ihre Erfahrungen gesprochen.
Es hat ihn so überzeugt, daß er dieses Buch geschrieben hat, welches vor allem auf seinem enormen Wissen um die Vorgänge der Geburt beruht. Als er dann hörte, daß meine Tochter, Vanita, schwanger war und in zwei Wochen ihr erstes Kind zur Welt

bringen würde, ist er schnell nach Poona geflogen, um sie vor und während ihrer täglichen Yogaübungen zu photographieren.
Mögen diese wunderbaren Bilder, die so entstanden sind, alle Frauen inspirieren, die ein Kind erwarten. Möge Yoga ihnen helfen, eine Schwangerschaft und eine Geburt zu erleben, die frei von Leid und Komplikationen ist.
Es ist zudem ein großes Glück, daß die indische Philosophie Frédérick Leboyer so vertraut ist. Er sagt der Frau, daß sie nicht fliehen darf vor dem, was ihr als Schmerz erscheint. Sie muß den Mut haben, dem Schmerz zu begegnen und ihn anzunehmen. Nur so wird sie die Angst vor der Geburt überwinden und ein für allemal frei davon werden. Diese Angst ist die Frucht unseres Karmas, entstanden durch gewußte und nicht mehr erinnerte Geburtsschmerzen aus diesem und früheren Leben. Für mich gibt es keinen Zweifel, daß Yoga ein ideales Instrument ist, mit dem wir die Knoten dieser Angst lösen können.
Es ist wahr, daß Yoga keine trockene Theorie ist sondern Philosophie in Aktion. Es ist Kunst und Wissenschaft zugleich. Die praktische Übung schärft die Sinne, den Geist, den Intellekt und die Vernunft, es stärkt den Willen und berührt die Seele.
Gleichzeitig ist Yoga Wissenschaft im wahrsten Sinne, denn die anatomischen und physiologischen Vorgänge und Wirkungen sind genau beobachtet worden und beruhen auf einer hundertjährigen Erfahrung.
Yoga verändert Geist und Körper. Es erzieht zu Klarheit und Genauigkeit im Denken und Handeln. Es kräftigt die Gesundheit. Darüber hinaus lehrt es dich Wissen und Weisheit und vor allem: Geduld, Ruhe und Bescheidenheit.
Der, der aufrichtig Yoga übt, wird sehen, daß sich sein ganzes Leben verwandelt, und er der Herr seines Schicksals wird. So ist Yoga eine Philosophie ohnegleichen.
In jedem Asana, in jeder Atemübung kannst du Erfüllung erfahren, jenes innere Licht, das mit Worten nicht mehr zu beschreiben ist.

Frédérick Leboyer führt seinen Leser behutsam und mit klarem Verständnis in die Technik ein. Sorgfältig, ohne Zögern, ohne Ambivalenz. Er weist die Richtung zu Anmut, Harmonie, Leichtigkeit und Genauigkeit. Die Sprache ist einfach. Jeder kann sie verstehen. Aber jenseits dieser Einfachheit ist ein Feuer, das eine Frau begeistern wird. Es wird ihr den Mut geben, ihren Körper in einen Tempel der Reinheit zu verwandeln, in dem das Kind wachsen kann.
»Was du sähst, das wirst du ernten. Was du dir vorstellst, das wird auch wachsen.« Das Geheimnis einer guten Haltung sind die Füße. Auf einer guten Grundlage findet der ganze Körper seinen Platz und die Seele kann sich harmonisch entfalten. Das Kind in ihrem Bauch ist vollkommen davon abhängig, wie die Mutter es trägt, und wie sie sich während der Schwangerschaft fühlt. Darum ist ihr körperliches und seelisches Gleichgewicht die beste Grundlage für die physische, geistige und spirituelle Entwicklung des Kindes.
Ich bin überzeugt, daß Yoga einer Frau helfen kann, ein widerstandsfähiges und gesundes Kind zu gebären. Ihr Körper kräftigt sich. Gleichzeitig lösen sich ihre Verkrampfungen, denn Yoga lehrt sie die Kunst der Entspannung. Durch das Ausstrecken und Dehnen bei den Asanas und Atemübungen entsteht so viel Raum in ihrem Leib, daß das Kind sich strecken, strampeln und sich bewegen kann und leichter aus ihr herausfinden wird. Die Wehen werden nicht mehr weh tun. Es wird Freude sein in ihrem Gebären, ein Gefühl von Freiheit, Erfüllung und unbeschreiblicher Liebe.

Möge dieses Buch Frauen ermutigen, dem Beispiel dieser Übungen zu folgen, und möge es ihnen einen Weg zeigen, daß ihre Geburt Verwandlung werde.

Um so größer wird meine Dankbarkeit und Freude sein, daß ich dazu habe beitragen können.

B. K. S. Iyengar

Einführung

Was dieses schwierige Maß betrifft,
sei vorsichtig:
Widme dem Körper die Aufmerksamkeit,
die er verdient.
Aber nicht mehr.
Erinnere dich an den unvorsichtigen Schwimmer,
der einen reißenden Fluß durchqueren will
und plötzlich von der Kraft der Strömung überrascht wird.
Angstvoll klammert er sich an einen Baum,
einen treibenden Stamm,
und entdeckt im nächsten Augenblick,
daß er ein Krokodil
in den Armen hält.

Shankaracharya

Die Asanas im Yoga sind nicht nur körperliche Übungen.
Yoga ist nicht einfach eine Form von Gymnastik, die dich gesund hält. Auch wenn es deiner Gesundheit und deinem Schlaf ohne Zweifel gut tun wird.

Ebensowenig ist Yoga ein Sport. Man kann es nicht vorführen oder darin wetteifern.
Yoga ist die Begegnung mit dir selbst. Die Auseinandersetzung mit dem, was steif und unbeweglich in dir ist. Mit allem, was ›Nein‹ sagt.

Yoga ist auch kein Freizeitvergnügen, mit dem man herumspielen kann.
Yoga ist eine Lebensauffassung, und die Asanas sind nur ein Teil davon.
Yoga und seine Übungen sind eine kraftvolle Medizin. Insofern können sie heilen, lindern und verwandeln. Aber sie können auch ebenso leicht Schaden anrichten und verheerende Folgen haben.
Sicherlich würdest du nicht einfach Strychnin oder Arsen kaufen, um es ›auszuprobieren‹, oder?
Und genausowenig kannst du die Yogastellungen allein ausprobieren, nachdem du sie dir in diesem Buch angeschaut hast.
Mit anderen Worten: Du brauchst unbedingt einen Lehrer.
Wenn du diese Notwendigkeit nicht einsiehst, kann das schlimme Folgen für dich haben.
Abgesehen davon, daß dir etwas sehr Wesentliches verloren geht: die Beziehung zwischen Lehrer und Schüler.

Ein Lehrer. Nicht nur ein Trainer.
Körper und Seele sind eine Einheit. Yoga wird sie beide verwandeln.
Ein guter Athlet, ein geschickter Akrobat genügt darum nicht.
Yoga wirkt auf dein ganzes Wesen, und du brauchst einen Lehrer, der sowohl die körperlichen als auch die seelischen Verwandlungen wahrnimmt, die sich in dir vollziehen.
Es genügt nicht, wenn er nur Gelenke, Muskeln und Knochen kennt. Mit einem solchen Lehrer wirst du nicht weit kommen.
Nein. Der dich führt, muß die Wege der Seele ebensogut kennen.
Er muß vollkommenes Wissen und unendliche Geduld haben, gepaart mit absoluter Ehrlichkeit und innerer Freiheit.
Was du brauchst, ist die Weisheit, die Umsicht und die ganze Liebe eines echten spirituellen Meisters.
Das bedeutet auch, daß der Meister nichts von dir erwartet. Er wird nur geben.

Du bist nicht dazu da, seinem Ruhm oder etwa seinen finanziellen Interessen zu dienen.

»Aber wo soll ich ein solches Juwel finden?« magst du jetzt fragen.
Und es ist wahr, daß solche Meister selten sind. Mindestens genauso selten wie jene idealen Schüler, die ihrerseits bereit sind, alles aufzugeben.
Und doch ... dies ist das Geheimnis des Weges: Wenn dein Verlangen wahrhaftig ist, wird dir ein solcher Mensch auch begegnen.
Oftmals ist er gar nicht weit.
Mag sein, daß er noch nicht der vollkommene Meister ist. Aber er wird dich zu ihm hinführen.

Bevor ich fortfahre, möchte ich ein Mißverständnis klären.
Es ist richtig, daß ich oft in Indien gewesen bin. Und daß das Schicksal mich dort zu einem solchen vollendeten Meister geführt hat.
Dieser Meister, der mir so lieb ist wie meine Mutter und mein Vater, ist nicht B. K. S. Iyengar, dem ich erst viele Jahre später begegnete.
Um ehrlich zu sein: Mein Meister hat mich nie Asanas gelehrt und auch keine Atemübungen.
In Indien lehnen viele sogar das Hatha Yoga als ›Weg‹ ab.
Sie sagen, es sei vergeudete Kraft, sich so stark dem Körper zuzuwenden und Stellungen zu üben.
In Indien hat der geistige Weg Vorrang.

Körper und Seele sind eine Einheit.
Das Denken allein kreist um sich selbst.
Die Verspannungen in unserem Körper entsprechen Spannungen in unserem Innern.
Die Wurzeln liegen viel tiefer in unterdrückten Gefühlen und ungelösten Konflikten.

Keine körperliche Übung wird die Ursache einer Neurose beseitigen.
Erst wenn die Gefühle frei werden, löst sich auch der Körper.

Warum dann dieses Buch?
Warum die Yogastellungen? Wonach suchen wir?
Nach einer größeren Selbstkenntnis? Sicherlich.

Die Übungen können dir helfen, deine körperlichen Verspannungen zu erfahren. Das ist schon ein wichtiger Schritt.
Am wichtigsten jedoch ist die Beziehung zwischen dir und deinem Lehrer.
Ist sie blindes Nachahmen, neurotische Abhängigkeit?
Oder das Hingeführt-Werden zu dir selbst, deiner Freiheit, deinem Selbstvertrauen?

Es gibt ein altes Sprichwort:
»Ein Pfuscher bringt auch mit dem besten Werkzeug nur schlechte Arbeit zuwege.
Der Könner aber schafft selbst mit unvollkommenen Mitteln Meisterwerke.«

Yogaübungen sind ein solches Werkzeug:
Alles hängt davon ab, wie sie gelehrt werden. Und warum.

Praktisch gesprochen:
Geben dir die Yogaübungen die Garantie für eine perfekte Entbindung?
Nein. Eine solche Sicherheit gibt es nicht. Eher das Gegenteil. Ich habe viele Frauen erlebt, die nicht einmal das Wort Yoga kannten und die eine ideale Entbindung hatten. Und ich habe andererseits erlebt, daß Frauen, die regelmäßig Yoga geübt hatten, bei der Entbindung plötzlich unerwarteten Schwierigkeiten gegenüberstanden.

Yoga gibt dir keinerlei ›Recht‹.
Es lehrt dich eine Haltung. Ein neues Sich-Öffnen.
Ist es unbedingt notwendig?
Sicherlich nicht. Es ist einer unter vielen möglichen Wegen.
Ich möchte nicht, daß eine Frau, die ein Kind erwartet und dieses Buch liest, erschreckt und denkt:
»Wenn ich mich nicht mit all diesen schrecklichen Stellungen abquäle, dann werde ich keine gute Entbindung haben.«
Das wäre das Gegenteil von dem, was ich mit diesem Buch erreichen möchte.
Es soll ermutigen und inspirieren:
Für eine Frau, die im richtigen Üben des Yoga sich selbst tiefer kennengelernt hat, kann eine Entbindung ein so überwältigendes Erlebnis sein, daß sie verwandelt daraus hervorgeht.

Prolog

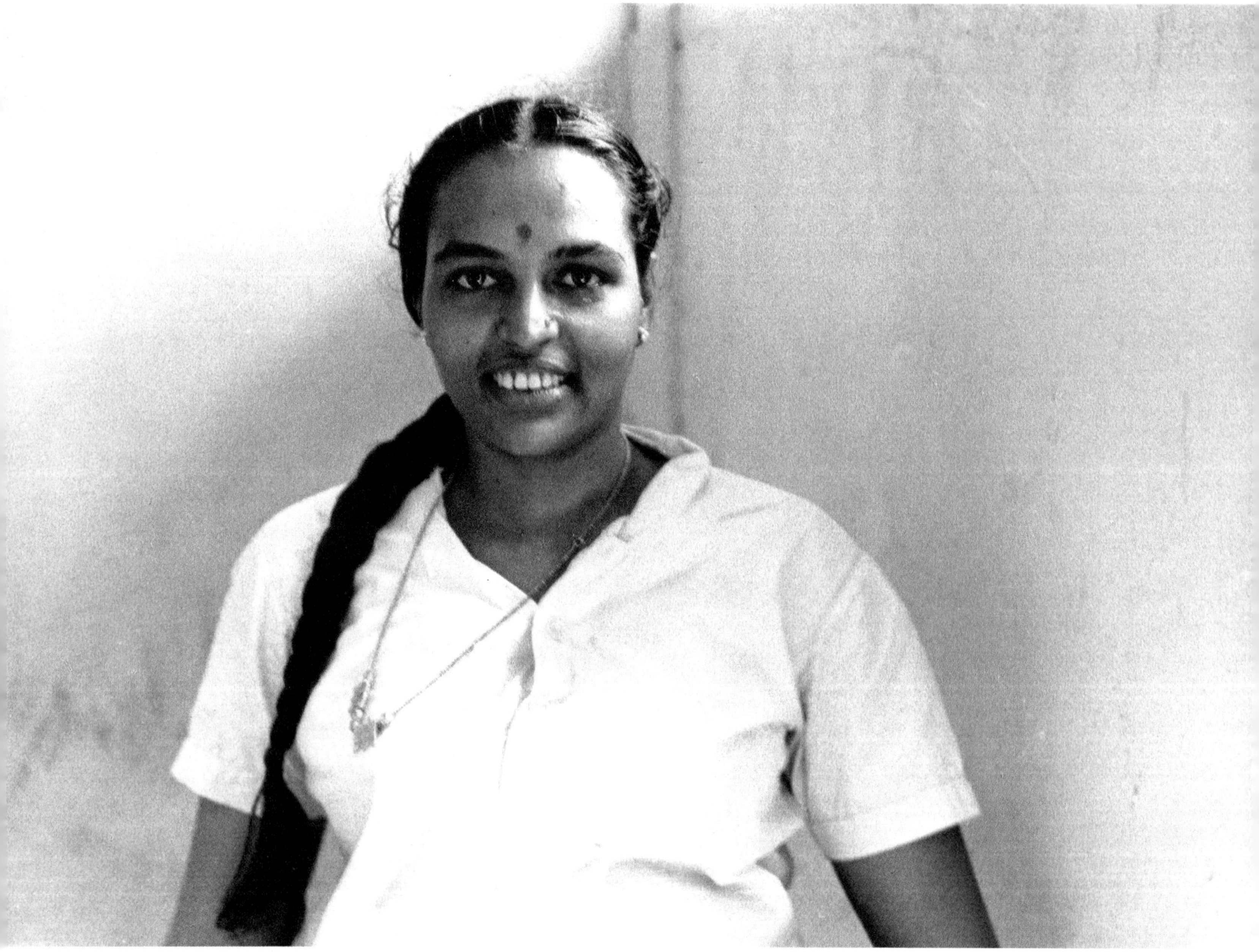

— Darf ich euch Vanita vorstellen?

— Das also ist Vanita.
— Ja.
— Wer ist sie, wenn ich fragen darf?
— Eine junge Frau, die in Poona lebt.
— Eine Inderin also? Ich hatte es fast vermutet. Die Augen, die Haare, der Teint.
— Nun, fällt dir irgendwas an dieser Frau auf? Findest du sie schön?
— Schön? Nun ja, eigentlich nicht. Gesund, ja, ohne Zweifel. Kerngesund sieht sie aus. Sie hat ein offenes Gesicht und einen natürlichen Charme. Wie alle Frauen in ihrem Alter.
— Gut. Einverstanden. Eine junge Inderin. Nichts ungewöhnliches.
Aber was sagst du zu dieser anderen Frau ...

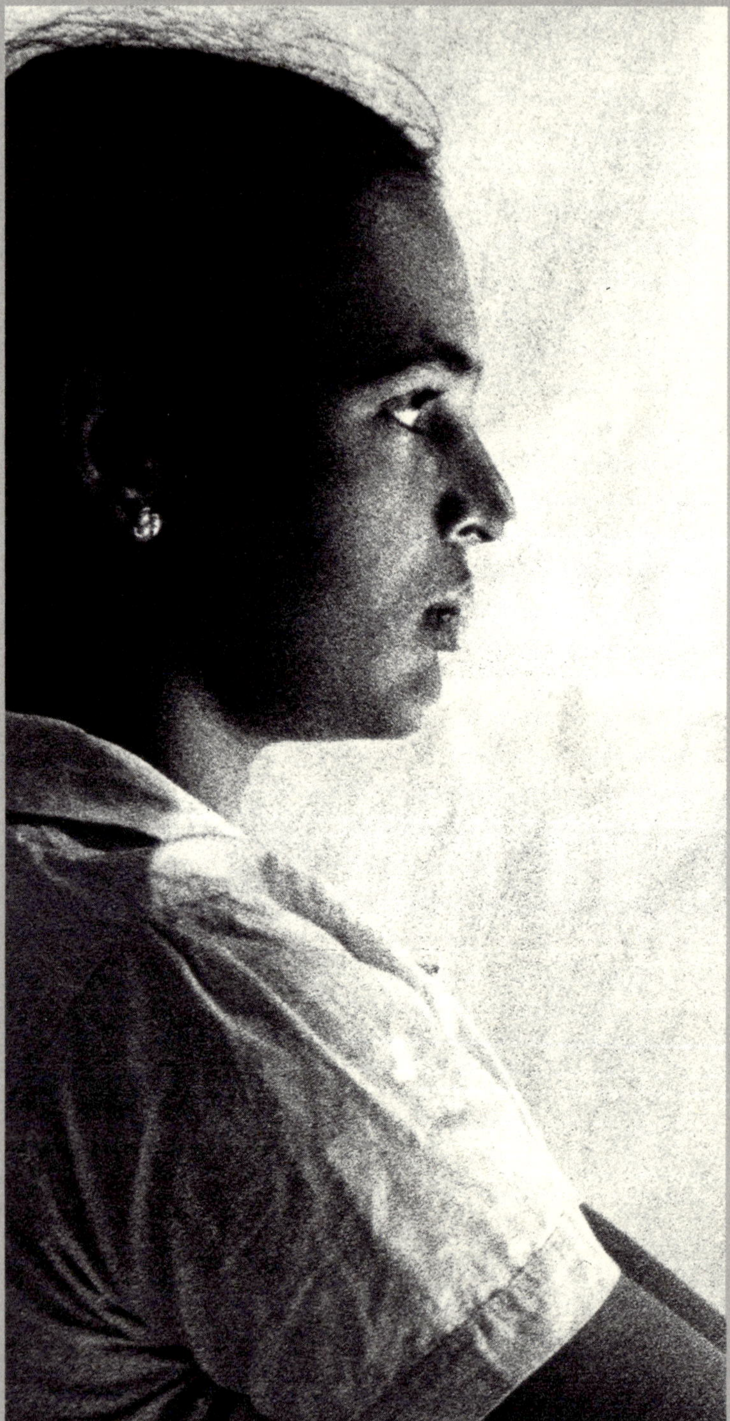

— Oh, welche Schönheit!
— Nicht wahr?
— Ja, die Schönheit selbst. Aber nicht nur schön. Da ist noch etwas anderes. Etwas Geheimnisvolles. Eine stille und edle Ausstrahlung...
— Und siehst du irgendeine Verbindung zu Vanita?
— Du meinst zu dem jungen, kraftstrotzenden Hindumädchen? Aber nein. Die eine ist ein einfaches Mädchen, die andere eine Prinzessin.
— Wirklich?
— Siehst du nicht ihren Adel und ihre Würde? Fühlst du nicht die Intensität ihres Blickes? Hier ist gesammelte Kraft und stillschweigende Autorität. Respekteinflößend und anmutig zugleich.

Ich habe selten einen Menschen mit solch einer Ausstrahlung gesehen: Innere Größe und gleichzeitig – welche Schlichtheit. Das erinnert mich an China.

— China?

— Ja, an ein Wort von Lao Tse zur Beschreibung des vollendeten Menschen:

»Jenen, in dem sich die Einheit wiedergefunden hat,
erfüllt ein großer Frieden.
Vollendung und Harmonie
leuchten aus ihm,
wohltuend wie das Himmelslicht.«

— Meinst du den vollkommenen Menschen? Den Heiligen? Den Weisen?

— Ja, den, der eins ist mit dem Universum. Der nicht mehr getrennt ist vom Absoluten. Der in das höchste Geheimnis eingeweiht ist.

Und jenes ›Etwas‹, das sich durch ihn, in ihm, verwirklicht, *das* ist Schönheit
und Wahrheit.

Zu allen Zeiten haben Künstler versucht, dies einzufangen: in Stein, Holz, Bronze, Malerei, Musik und Poesie.

Selten habe ich es so meisterhaft, so lebendig vor mir gesehen.

Und das Wunder ist, daß es diese Frau wirklich gibt. Schließlich ist dies eine Fotographie und kein Gemälde, das der Maler nach seinen eigenen Wünschen und Träumen formen kann.

— Diese Frau gibt es wirklich. Das ist vollkommen richtig. Und sie erinnert dich wirklich nicht an Vanita?
— Absolut nicht.
— Nun, da muß ich dir widersprechen: diese Königin und Vanita sind ein und dieselbe Person. Du kannst sie besuchen, wenn du nach Poona kommst.
— Das ist doch nicht möglich!
— Offensichtlich doch.
— Aber es liegen Welten zwischen diesen beiden Bildern. Welch ein Wunder, welch ein Zauberstab hat dieses einfache Mädchen so verwandelt?
— Ein Wunder? Vielleicht. Ein Zauberstab? Nein. Es ist das Ergebnis einer harten Arbeit.
— Arbeit?
— Sie hat, sagen wir, bestimmte Übungen gemacht.
— Einfach nur Übungen?
— Einfach? ... Einfachheit ist eine schwierige Kunst!
— Was für Übungen? Jetzt werde ich neugierig.
— Sie hat gelernt loszulassen, anzunehmen, sich zu öffnen, zu entspannen.
— Aber woher kommt dann diese Kraft?
— Daher, daß sie ihr nichts entgegensetzt. Sie läßt sie fließen. Ihre Stärke liegt in ihrer absoluten Demut.
— Demut? Solch eine erhabene Erscheinung...
— ... ist das Ergebnis vollkommener Ergebenheit.
— Das ist doch paradox!
— Aber gerade darin liegt die Wahrheit.

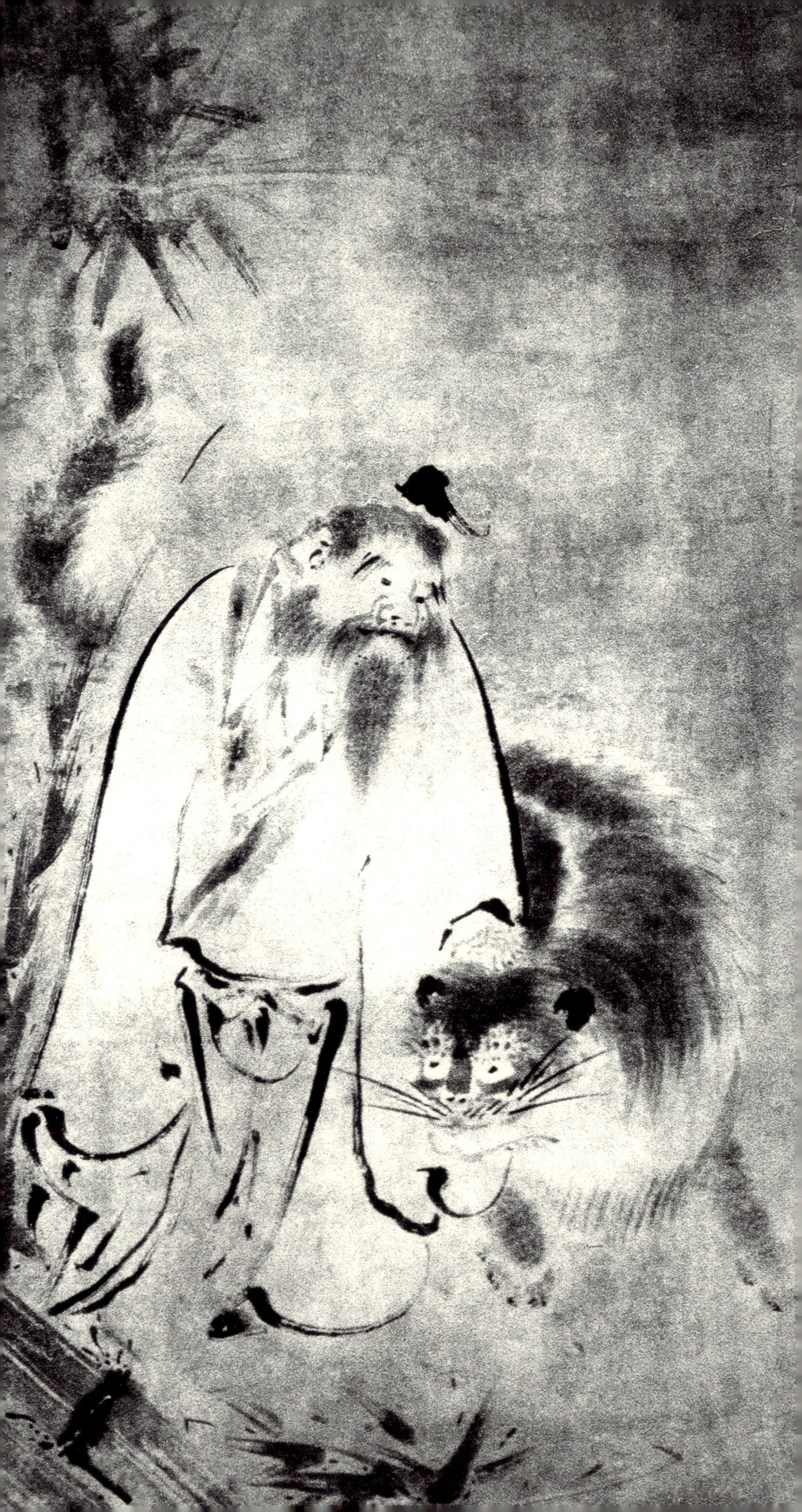

— Sind diese Übungen denn schwierig?
— Das ist relativ. Sieh, es ist einfach sich zu entspannen, wenn man am Strand in der Sonne liegt, sich den Wind um die Nase wehen läßt und etwas Kaltes zum Trinken in der Nähe hat. So entspannt zu bleiben, wenn man sich plötzlich einem Tiger gegenübersieht ... das ist schon ein bißchen heikler.
— Einem Tiger?
— Einem wilden Tier lächelnd zu begegnen, ist eine Kunst.
— Das kann man wohl sagen.
— Das ist sogar die höchste Kunst.
— Und das ist die Kunst, die Vanita beherrscht?
— Ganz genau.
— Und wie heißt sie?

— Yoga.
— Yoga! Natürlich habe ich schon davon gehört, daß Yoga einem Menschen außergewöhnliche Kräfte verleihen kann. Und du meinst, daß man damit sogar einen Tiger bändigen kann?
— Sicherlich. Sogar den Teufel.
— Den Teufel! — Lohnt sich denn dieser Aufwand überhaupt? Du hast selbst gesagt, daß man lange arbeiten muß, um so weit zu kommen. Teufel und Tiger sind doch heute ziemlich selten geworden.
— Hast du eine Ahnung. Eine Zeitlang bin ich jeden Morgen einem Tiger begegnet.
— Wirklich? Das war sicherlich in Indien.
— Es war nicht in Indien. Aber kommen wir zurück zu Vanita. Denn es ist wahr, daß ein Wunder mit ihr geschehen ist.
— Also doch. Willst du mir erzählen, daß sie in Trance ist?
— Sie ist schwanger.
— Schwanger? Und das nennst du ein Wunder?
— Ja, es ist ein Wunder, wenn eine Frau ein Kind erwartet.
— Na gut, in gewisser Hinsicht schon. Aber ein sehr verbreitetes Wunder.
— Die Welt ist voller Wunder. Die Welt besteht aus lauter Wundern. Aber wir sind wie kleine Kinder und wollen immer noch mehr haben.
— Also gut. Aber was hat ihre Schwangerschaft damit zu tun, daß sie so übernatürlich schön ist?
— Wie?
— Ich verstehe nicht den Zusammenhang zwischen ihrer Ausstrahlung und der Tatsache, daß sie ein Kind erwartet.
— Ich fürchte, jetzt bin ich derjenige, der nicht versteht.
— Die Schwangerschaft hat noch keine Frau verschönert.
— Wie bitte?
— Schwangere Frauen sind furchtbar häßlich. Ganz zu schweigen von ihrer grotesken Figur und ihrem schleppenden Gang. Das kleine Ungeheuer in ihrem Bauch frißt sie richtig auf!

— Wie kommst du denn darauf?
Ich glaube, du hast noch nie eine solche Frau wirklich angeschaut. Ihre Augen leuchten und in ihren Zügen liegt Zufriedenheit und Stolz.
Häßlich? Sie haben den Glanz und die Schönheit einer Frau, die geliebt wird und in sich ruht.
Aufgefressen? Im Gegenteil! Dies kleine Kind in ihr verbindet die Frau mit den unerschöpflichen Quellen des Lebens. Es erneuert sie.
— Jetzt bringst du mich vollständig durcheinander. Welches ist nun das Geheimnis von Vanitas Schönheit? Ist es ihre Schwangerschaft, oder ist es das Yoga? Schließlich kann sie mit ihrem dicken Bauch ja keinen Kopfstand oder Ähnliches machen.
— So?...

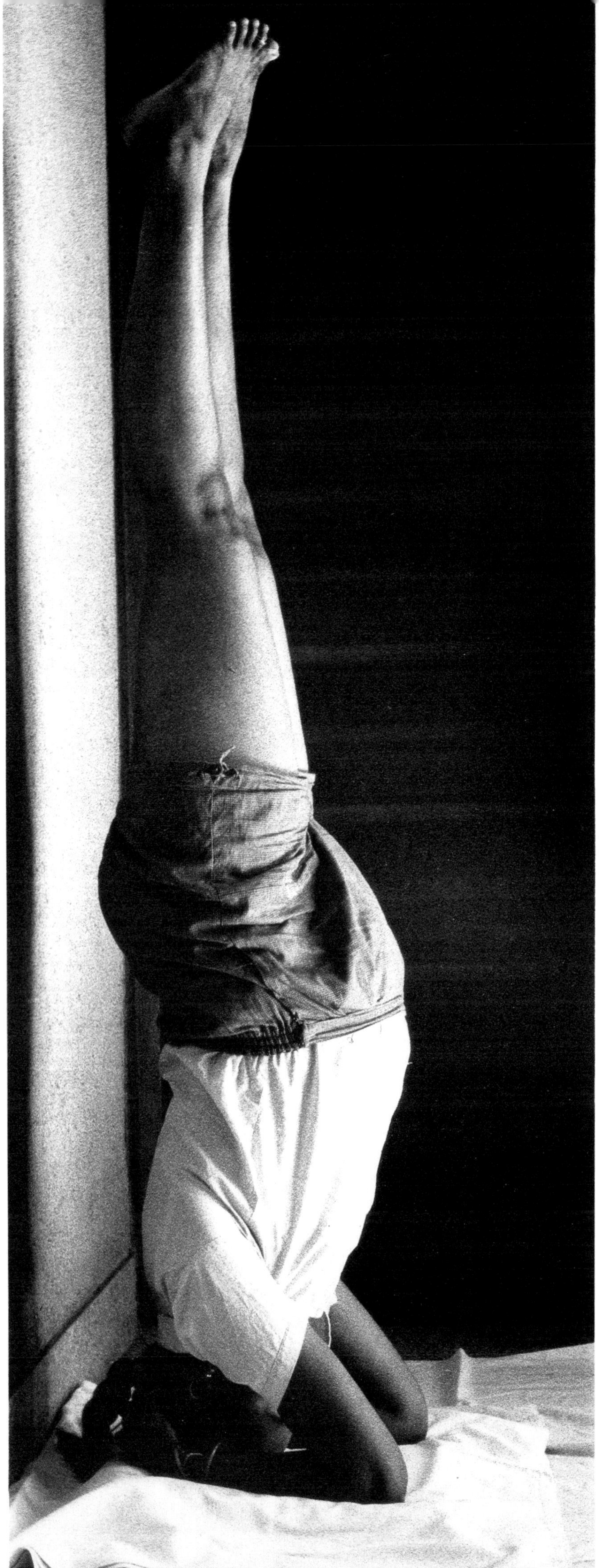

Und was ist das?

— Oh, das ist ja kaum zu glauben. Ihrem Bauch nach zu urteilen muß sie mindestens im fünften, sechsten Monat sein.
— Im sechsten Monat? Einige Tage nachdem dieses Bild aufgenommen wurde, hat sie geboren.
— Was soll das heißen?
— Daß sie im neunten Monat schwanger ist und bald ein Kind zur Welt bringen wird.
— Im neunten Monat? ... Auf dem Kopf?
— Nun, man braucht nicht gleich auf dem Kopf zu stehen, wenn man Yoga lernt. Yoga besteht aus sehr einfachen Dingen. Dingen, die du tagtäglich tust. Nur führst du sie meistens nachlässig und unbewußt aus:
gehen, sitzen, aufstehen, sich aufrecht halten ...
— Gehen, stehen ... Das kann ich auch, ohne es jemals gelernt zu haben.
— Ja, mein armer Freund. Man sieht's: Dein Rücken ist krumm, der Nacken verspannt, die Schultern hochgezogen, der Mund verbittert zusammengepreßt ...
— Ja, sicher. Ich habe auch meine Probleme. So wie jeder andere auch. So wie Vanita. Schließlich ist sie schwanger.
— Auch das noch! Schwangerschaft ein Problem? Ich sagte es schon: die Schwangerschaft ist ein begnadeter Zustand.
— Ein begnadeter Zustand?
— Ja, eine Frau, in der ein Kind wächst, ist von Gott gesegnet, und dieser Segen gibt ihr Schönheit und Würde.

Denke an Odysseus, von dem Homer uns sagt:

»Aber Athene, die ihn beschützte,
hatte über sein Haupt und seine Schultern ihren Segen gelegt.
Dadurch wurde seine Erscheinung großartig
und flößte jedem,
der ihm begegnete,
Respekt und Ehrfurcht ein.«

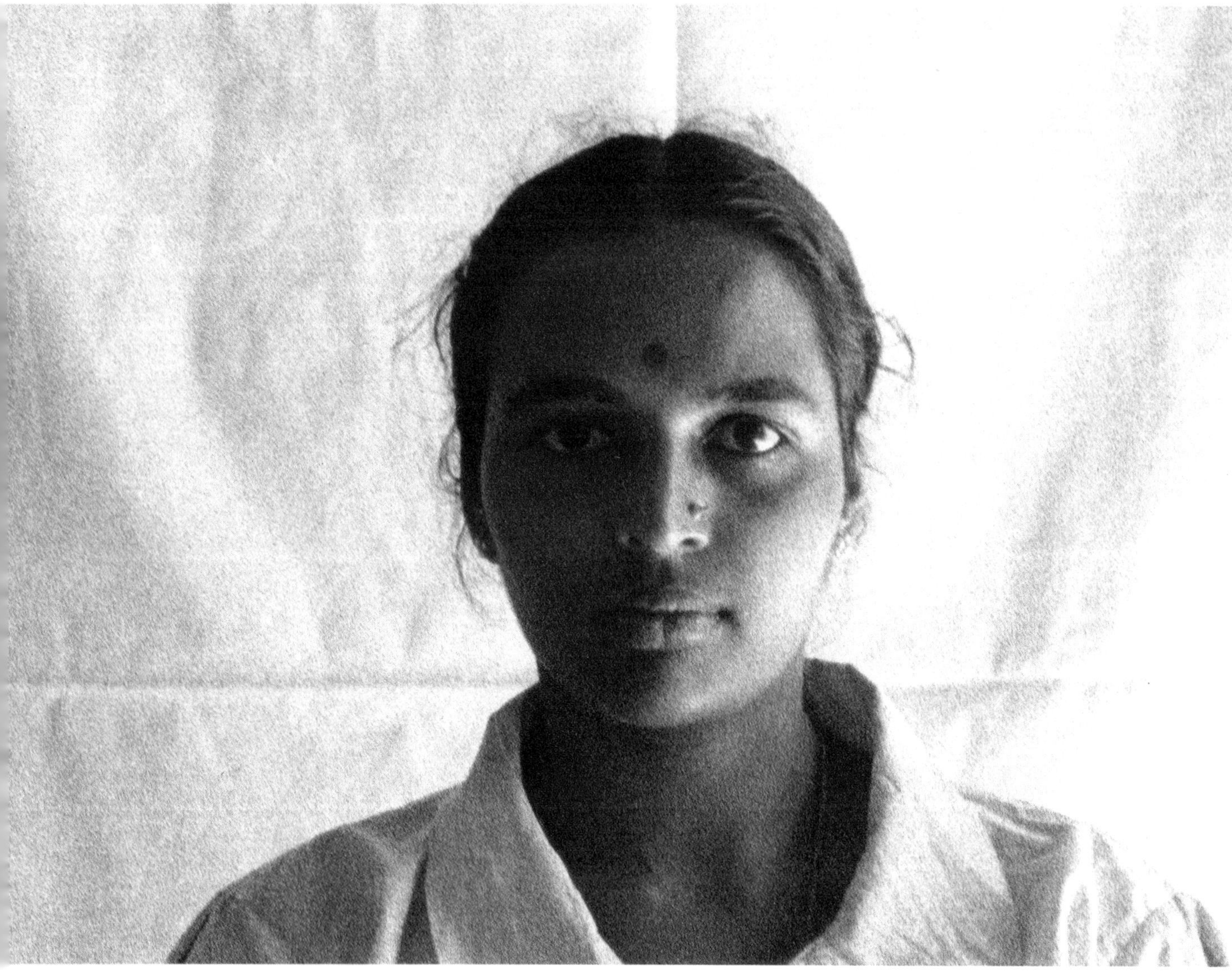

— Komm mit mir, mein Freund.
Ich möchte, daß du das Wunder selbst siehst.
Wir wollen Vanita bei ihren täglichen Übungen beobachten.
Wir wollen zuschauen, wie sie sich verwandelt.
Wir werden Vanita begleiten
bei ihrem langsamen Hinabsteigen in sich selbst.
Bei ihrer Begegnung mit dem Feuer.
Ein Brand der Liebe,
dessen Glut du schon vergessen hast.
In diesem Licht badet das Kind.
Das Kind,
das jenes Feuer eines Tages vergessen wird,
so wie du, so wie ich,
geblendet und gefangen
von jenem trügerischen Lichtschein,
der unseren grauen Alltag beleuchtet.

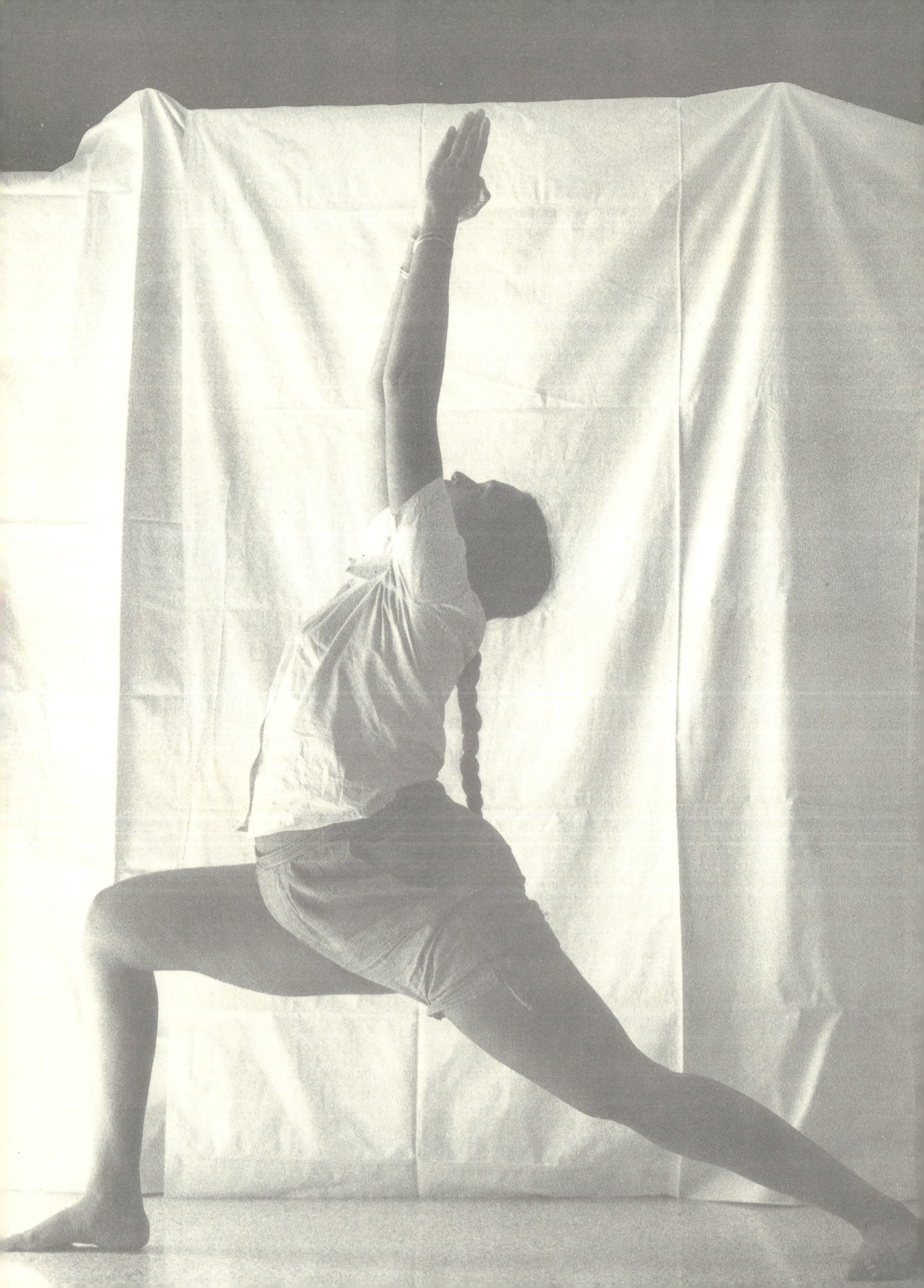

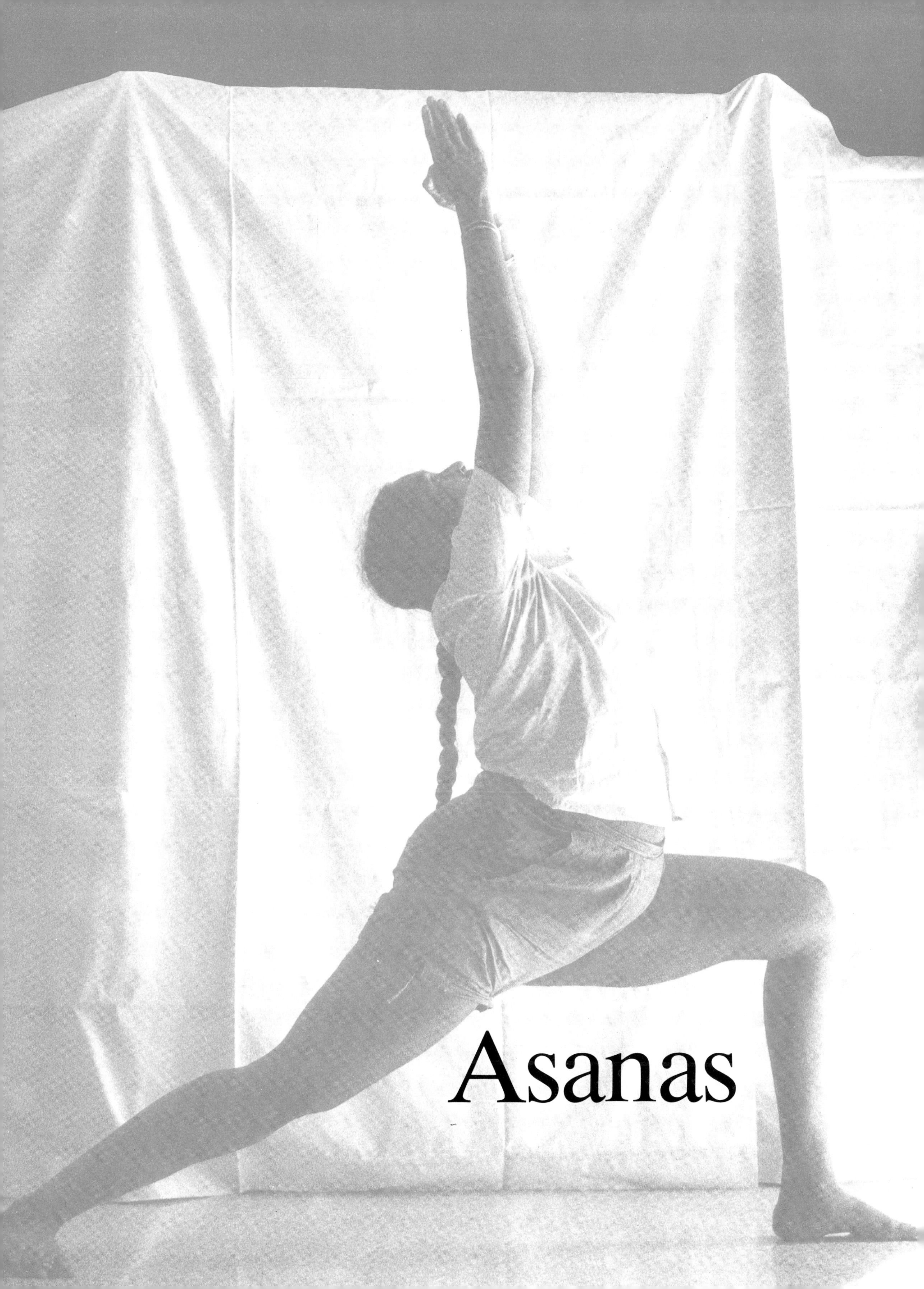

Asanas

Im Anfang ist das Ende,
und das Ende ist ein Anfang

Die Asanas und wie sie während der Schwangerschaft geübt werden können.

Wir werden eine Position im Detail beschreiben:
Sirasana, den ›Baum‹, den Kopfstand.
Natürlich ist dies keine Anfängerübung. Im Gegenteil: Sirasana ist die höchste Yogastellung, im geistigen wie im körperlichen Sinn. Sie erfordert Mut, Geschicklichkeit — und Verständnis.
Diese Übung steht am Ende eines langen, geduldigen Bemühens, und ist der Anfang für etwas Neues.

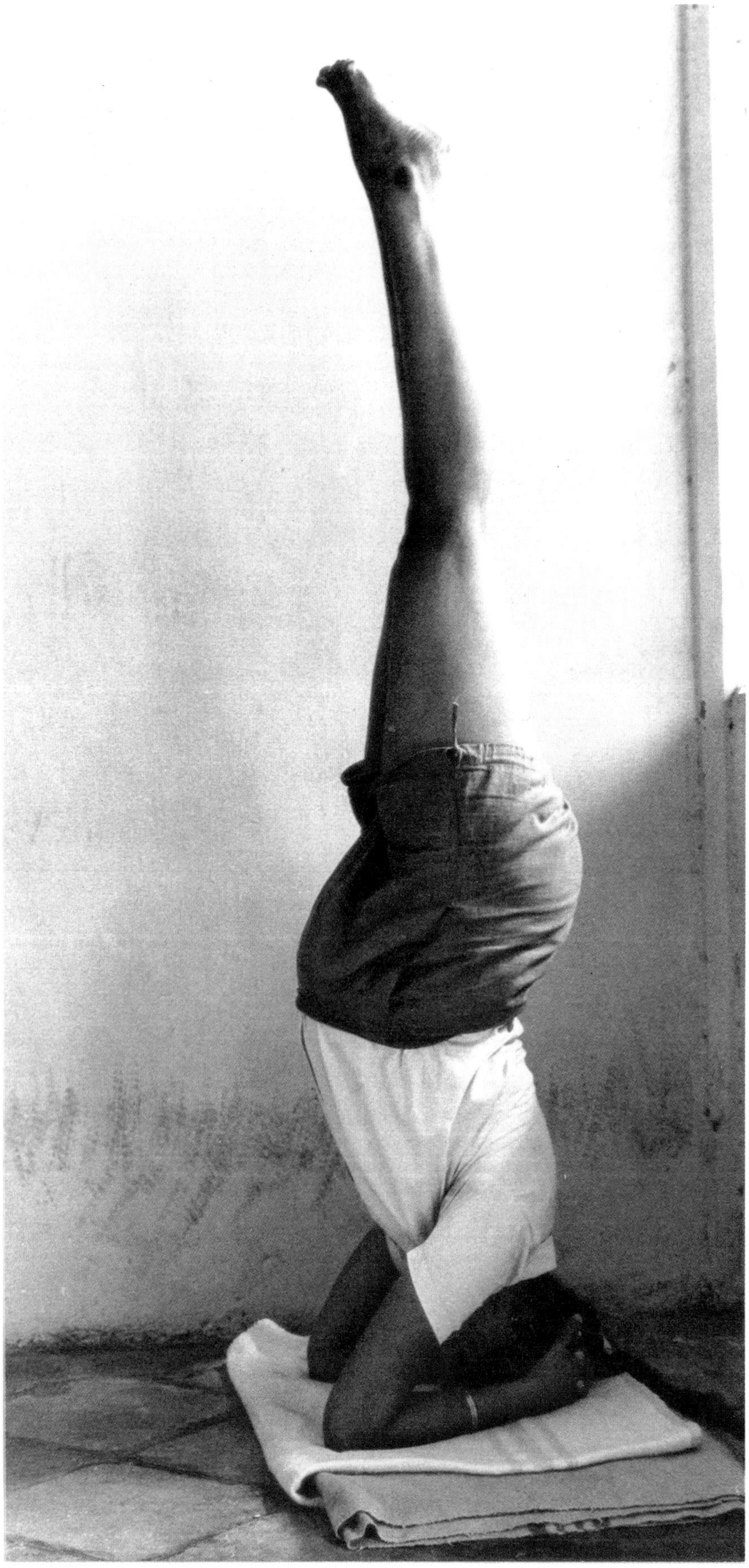

Wer würde es für möglich halten, daß eine schwangere Frau mit ihrem dicken, schweren Bauch solch eine akrobatische Leistung vollbringen kann.
»Diese Vanita muß ja stark wie ein Pferd sein«, mögen manche Leute sagen.
Stark?
Nein. Gerade das lernst du im Yoga, daß Stärke dich nicht weiterbringt.
Yoga ist ein sanfter Weg.
Und der Weg des Verstehens.

Um dies zu zeigen, haben wir Sirasana ausgewählt.
Wer mit Yoga schon vertraut ist, wird den Kopfstand vielleicht in den ersten Monaten der Schwangerschaft noch weiterüben. Ab dem vierten, fünften Monat aber wird es unmöglich erscheinen: »Ich bin jetzt zu schwer dafür. Und wer weiß, ob es für das Baby gut ist?«
Oh, nein, nein. Es ist ausgezeichnet für dein Kind. Bis zum Schluß. Und für dich ebenso.
Allerdings ist diese Stellung eine Probe, ob deine Technik und dein Verständnis richtig sind:
Wenn du nur mit deiner Muskelkraft und deinem Willen gearbeitet hast, so wirst du damit jetzt nicht mehr weiterkommen. Es fehlt dir die Erfahrung einer ganz anderen Form von Energie.

Denjenigen, für die Yoga noch neu ist, rate ich, das nächste Kapitel durchzublättern, ohne allzusehr auf den Text zu achten. Schaut vor allem die Bilder an.
Vielleicht werden euch ein paar Einzelheiten entgehen, die ihr erst nach und nach entdecken werdet.

Aber die Eleganz, die Ausgewogenheit und die Schönheit der Bilder wird sich euch einprägen und euch in eurem Üben inspirieren.

Der Bewegung der Hand folgen die Augen.
Wo die Augen sind, ist auch die Aufmerksamkeit.
Wo die Aufmerksamkeit ist, ist auch das Gefühl
und mit ihm die Verzückung.

Sirasana

Der Hinweg

Versuche einen Ort zu finden, an dem dich niemand stört.
Wenn möglich einen Ort, wo du nichts anderes tust als deine täglichen Übungen.
Gut gelüftet und immer sauber.
Lege deine Tageskleider ab. Ziehe dir etwas Leichtes an.
Wasche deine Hände und Füße, bevor du dort hingehst.
Und dein Gemüt.

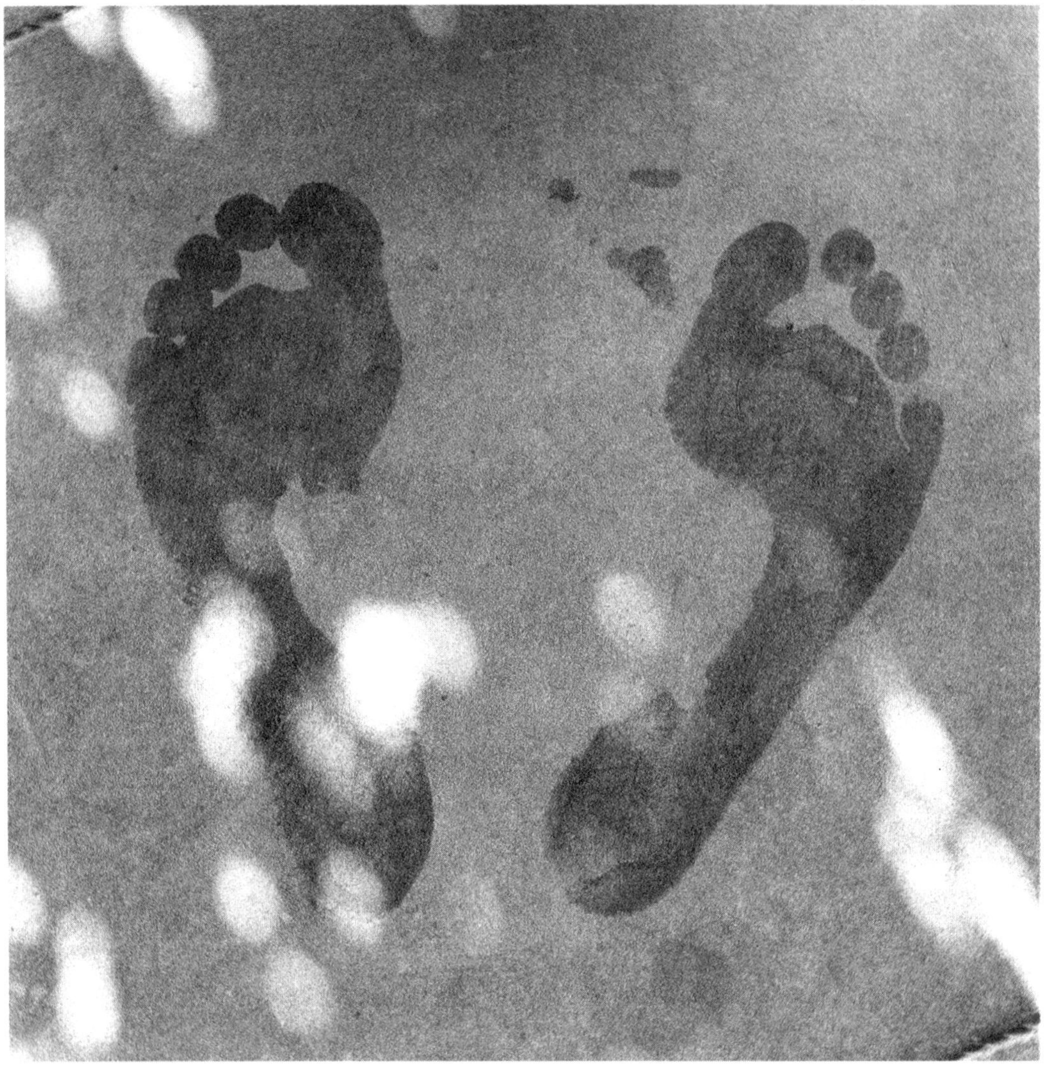

Falte eine Decke zusammen und lege sie vor dich auf den Boden. Wolle oder Baumwolle. Niemals Nylon, Dacron oder irgendein anderes synthetisches Gewebe.

Du stehst aufrecht mit geschlossenen Füßen.
Dann kniest du dich langsam hin.
Deine Knie berühren den Boden, und du setzt dich auf die Fersen.
Die Hände ruhen leicht auf den Schenkeln.
Halte einen Augenblick inne und spüre in dich hinein.

Du bist im Begriff, dich auf eine weite Reise zu begeben,
eine Art Pilgerfahrt.
Und wie jeder, der auf eine weite Reise geht,
solltest du dich vorher noch einen Augenblick ganz still hinsetzen und dich sammeln.

Nun laß uns anfangen.
Falte deine Hände vor der Brust, als wolltest du beten.
Lege die Finger locker ineinander, so daß die Handflächen und die Daumen eine kleine Kappe bilden.
Diese Kappe legst du nicht *auf* den Kopf.
Vielmehr wird sich dein Kopf *unter* die Kappe legen.
Die Umkehrung der Welt.
Das, was wir im Yoga lernen.

Du beugst dich nach vorn.
Langsam, langsam.
Deine Hände berühren den Boden.
Dann die Unterarme, die Ellbogen.
Und der Kopf.
Das geschieht in strenger Reihenfolge und mit viel Gefühl.

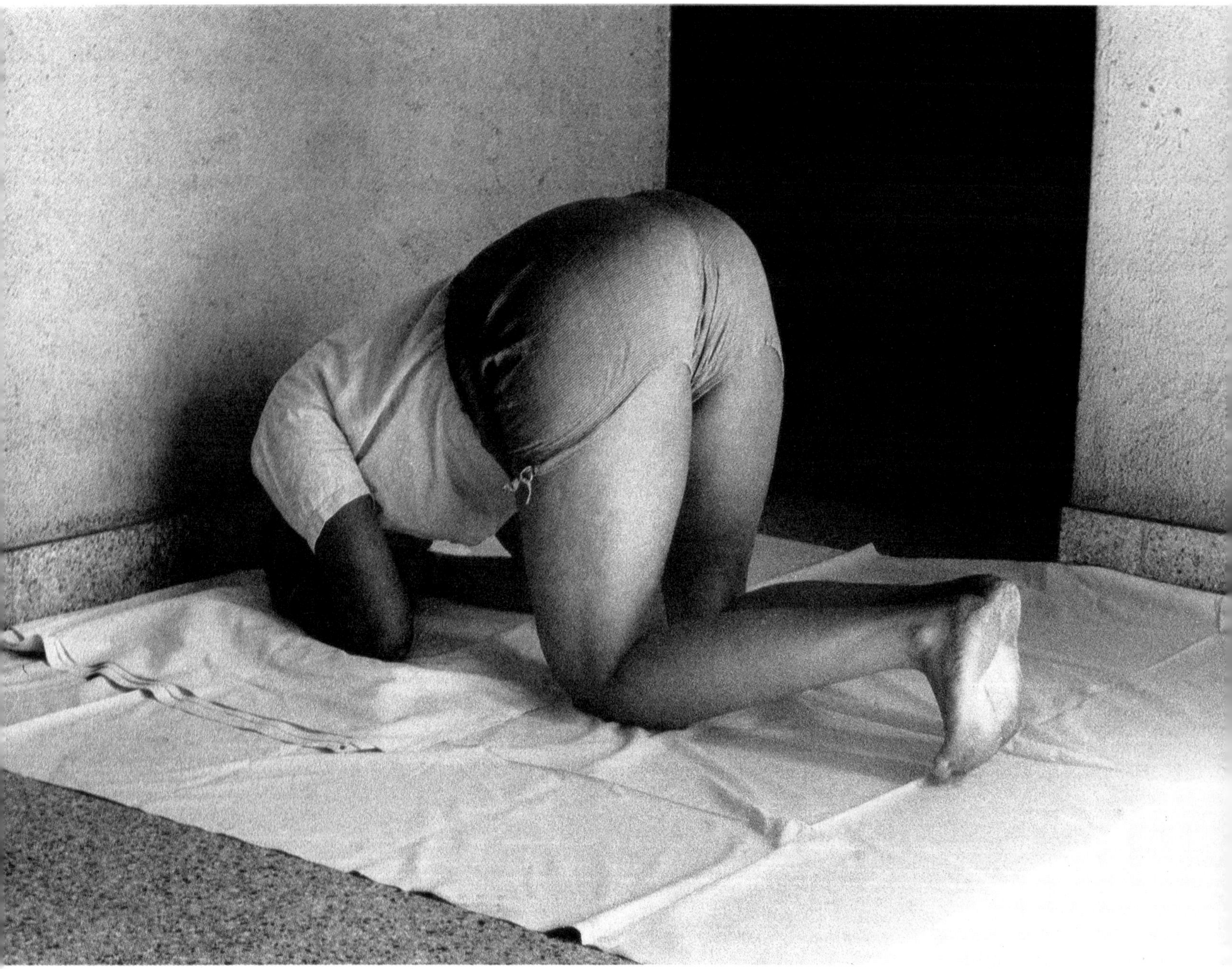

Es ist nicht nur dein Körper, der sich beugt.
Dein ganzes Wesen verneigt sich hier mit großer Hingabe.
Sich erniedrigen?
Nein. Dies ist eine Geste vollkommener Ergebenheit und Demut.
So als wollte dein Lehrer dir sagen:
»Wenn du dich erheben möchtest,
so mußt du erst lernen,
zu Boden zu gehen.«

Vergegenwärtige dir nun, welche Teile deines Körpers den Boden berühren.
Fußspitzen und Knie
auf der einen Seite,
Handaußenflächen, Unterarme und Ellbogen
auf der anderen Seite.
Dein Körper ruht auf diesen zwei Säulen wie eine Brücke.
In ihrem Bogen hängt dein schwerer Leib
und in ihm das Kind,
das mit dir reist,
wie ein kleiner Fürst
in seiner goldenen Sänfte.

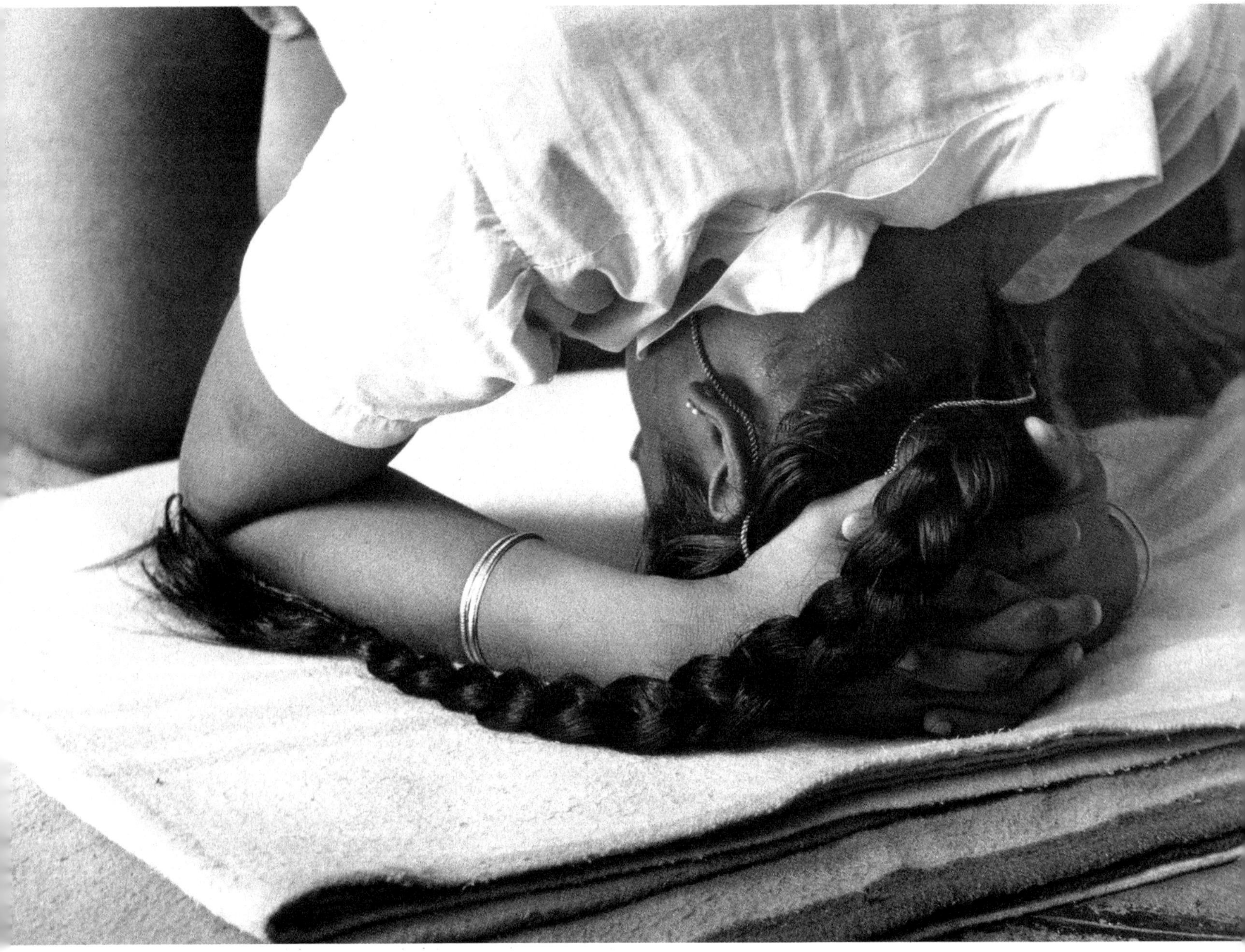

Hiermit hast du die Grundlage geformt, auf der sich die ganze Übung aufbaut:
Hände, Kopf und Unterarme bilden ein Dreieck, auf dem das ganze Gewicht deines Körpers ruhen soll.
Yoga lehrt dich Aufmerksamkeit und Genauigkeit.
Bereite diese Struktur mit großer Sorgfalt vor und achte darauf, daß alle Teile vollkommen aufeinander abgestimmt sind.

Der Kopf und die Hände bilden die Spitze des Dreiecks.
Die Unterarme bilden die beiden Seiten.
Achte darauf, daß die Ellbogen symmetrisch zueinander liegen.

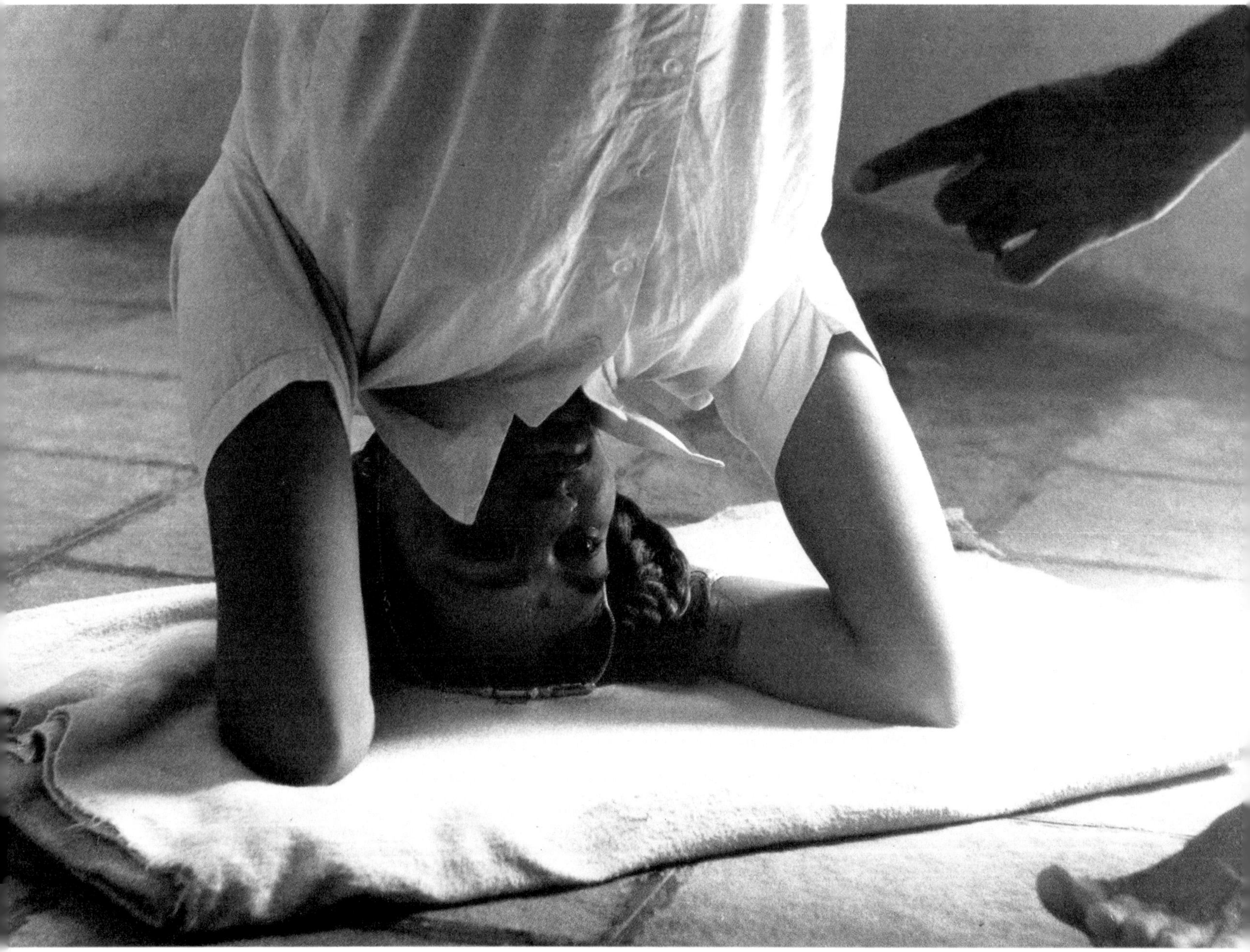

Der Kopf soll so stehen, daß er mit einem Punkt, der zwischen Scheitelmitte und Stirn liegt, den Boden berührt. Er entspricht etwa der großen Fontanelle beim Kind.
Der Kopf berührt den Boden.
Auf keinen Fall darf er das ganze Gewicht des Körpers tragen, das wäre verheerend für deinen Nacken.
Vielmehr verteilt sich dein Gewicht gleichmäßig auf Hände, Arme und Kopf. Die Finger sind verschränkt und die Daumen halten den Hinterkopf dort, wo der Übergang zum Nacken ist.
Der Griff der Hände wird recht fest sein, denn es entwickelt sich eine enorme Kraft in den Unterarmen, die sich bis in die Finger hinein fortsetzt.
Und nun der Aufstieg.
Du brauchst nur noch die Füße hochzuheben.
Nur noch ...?
Das ist leichter gesagt als getan.

Es gibt eine Wahrheit und viele Irrtümer.
Und es gibt unzählige Möglichkeiten, es falsch zu machen, aber nur einen richtigen Weg.
Du könntest zum Beispiel versuchen, die Beine mit Schwung hochzuwerfen.
Wenn du Glück hast, kommst du damit sogar hoch.
Vielleicht ein Mal bei hundert Versuchen.
Wenn du noch mehr Glück hast, gelingt es dir sogar, dich oben zu halten.
Mit größter Sicherheit aber wirst du mit verdrehtem oder gar gebrochenem Hals wieder auf dem Boden landen.
Nein. Mit Schwung geht es nicht.
Abgesehen davon bist du ja nicht allein.
Das kleine Wesen in dir hat auch seine oder ihre Empfindungen — und Mißempfindungen. Und es ist sicherlich nicht begeistert, wenn es geschüttelt und geschubst wird.
Also bitte: nicht springen!

Was dann?
Wenn du sehr stark bist, dann kannst du deine Kraft erproben.
Du schwingst dich auf die Ellbogen und ziehst die Beine mit der Kraft deines Nackens nach oben.
Eine großartige Muskelleistung, die du in den ersten vier, fünf Monaten der Schwangerschaft vielleicht noch vollbringen kannst.
Aber danach könnten auch die stärksten Muskeln deinen schweren Bauch nicht mehr hochhebeln.

Welches ist der richtige Weg?
Ganz einfach: Du gehst langsam hoch.
Systematisch.
Du brauchst Beweglichkeit, Aufmerksamkeit
und das Gefühl für Gleichgewicht.

Es ist nicht wichtig, daß du oben ankommst.
Das Vergnügen einer Reise liegt im Reisen.
Nicht darin, ans Ziel zu kommen.
Langsam also. Langsam.

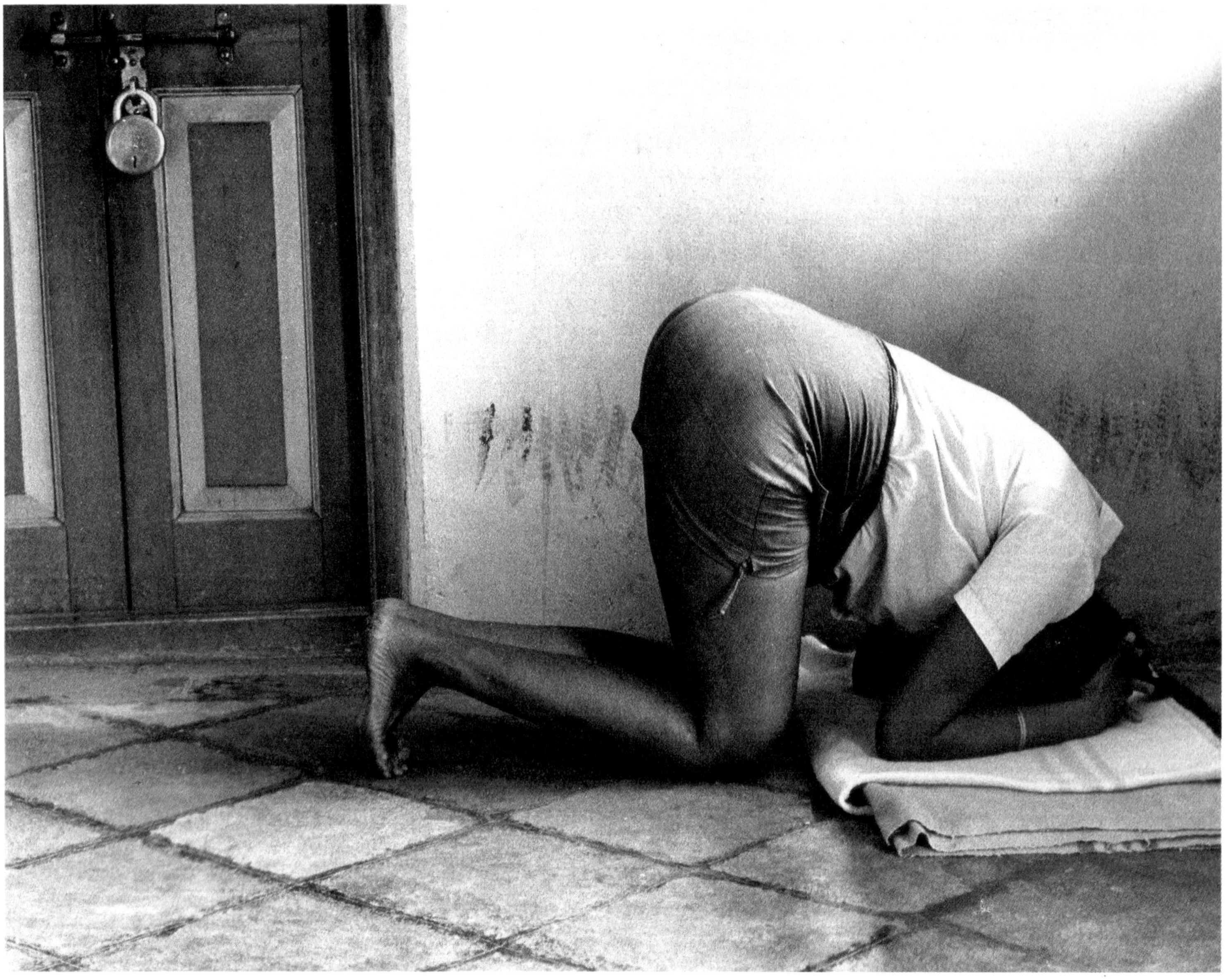

Dein Körper ist jetzt gleichsam zusammengefaltet.
Nach und nach wirst du ihn entfalten.
Du bewegst dich von einem Gleichgewichtszustand zum nächsten
und wieder zum nächsten.
Mühelos.
Aber bewußt.

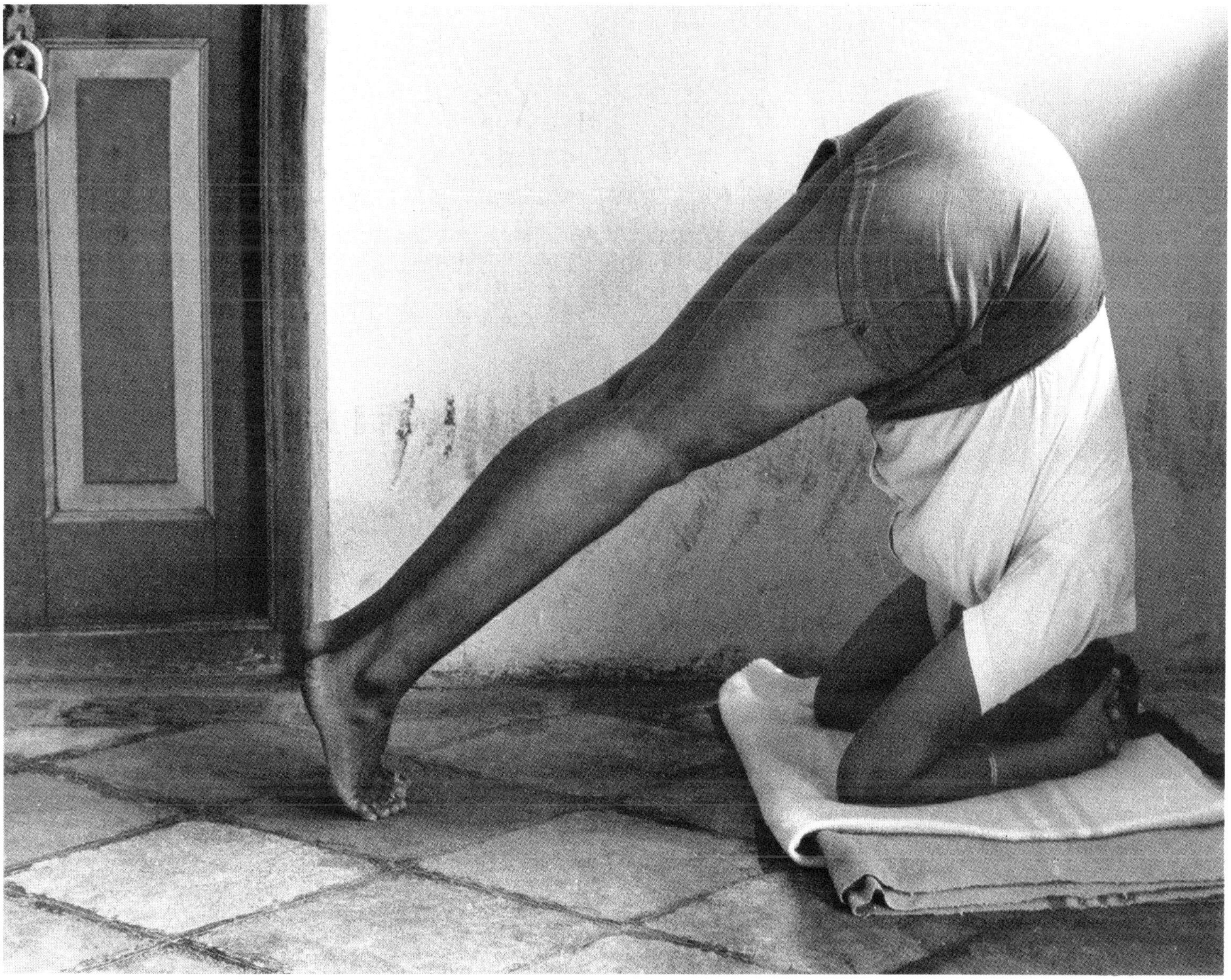

Du streckst die Beine aus und stößt dich nach vorne ab auf die Fußspitzen.
Achtung: die Beine müssen ganz durchgestreckt sein, auch wenn es dir schwerfällt.
Mit dieser einfachen Bewegung hast du den schwersten Teil des Körpers, den Rumpf, annähernd in die Vertikale gebracht.

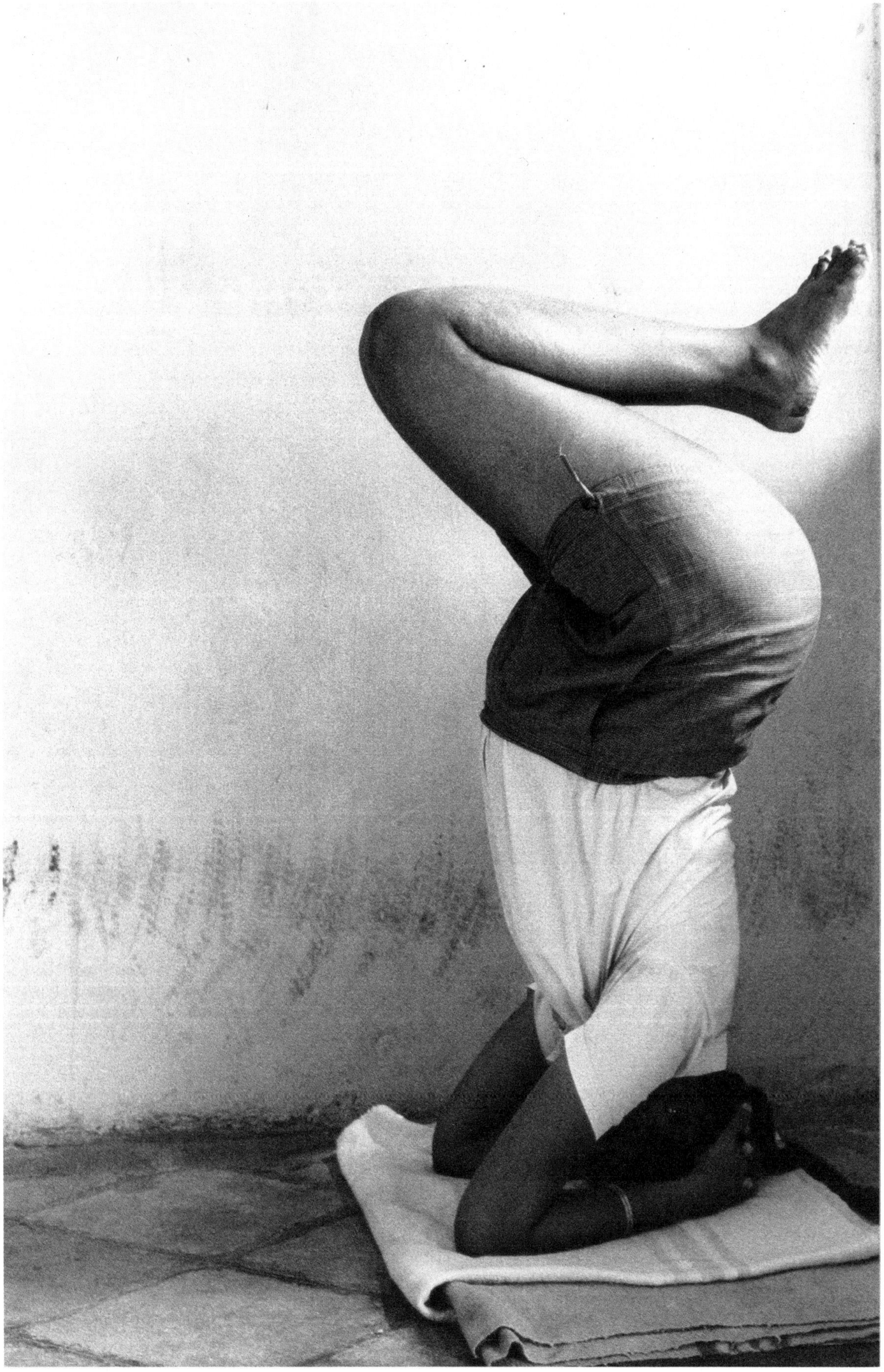

Damit hast du schon die Hälfte geschafft.
Nun stößt du dich nochmal mit den Füßen ab, so daß diese sich ganz strecken. Jetzt bist du fast in der Vertikalen.
Achte darauf, daß keine Spannung im Nacken entsteht. Stütze dich fest auf die Ellbogen. Und schon bist du da. Dein Rumpf steht vollkommen aufrecht.

Wer in den Himmel steigen will, braucht eine Leiter.
Deine Leiter ist der Rücken.
Bevor du hochsteigst, mußt du die Leiter erst aufrichten.
Genau das hast du jetzt getan.

Nun soll diese Leiter von selbst stehen.
Im absoluten Gleichgewicht.
Ein kleiner Druck in den Füßen und Ellbogen genügt, um das Gewicht deiner Hüften auf die andere Seite deines neuen Schwerpunktes zu verlagern.
Damit ist das Gleichgewicht vollkommen:
Auf der einen Seite dein Po,
auf der anderen Seite dein schwerer Bauch,
in der Mitte, im Schwerpunkt, dein Kopf.

Spürst du, wie deine Beine leicht werden, leer und gewichtslos?
Nun kannst du sie mühelos hochnehmen und langsam anziehen.
Halte einen Augenblick ein.
Bist du im Gleichgewicht?
Ist der Druck gleichmäßig auf den Kopf und beide Arme verteilt?
Ist der Nacken frei und locker?
Denke immer wieder daran: der entspannte Nacken ist das Geheimnis dieser Übung.

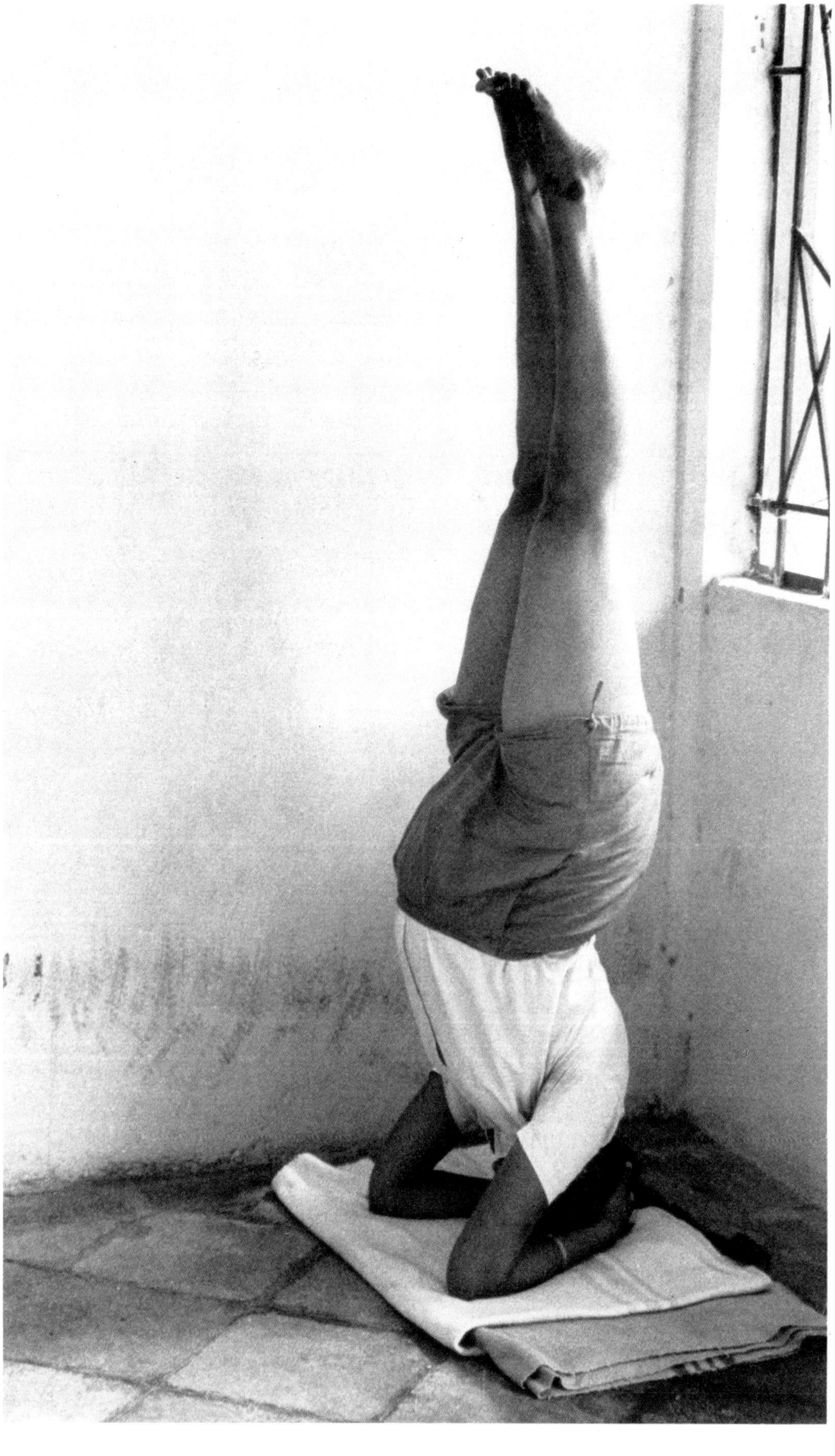

Die Füße heben sich mühelos in die Höhe.
Wie von selbst.
Die Beine recken sich senkrecht nach oben.
Es ist ein herrliches Ausstrecken, in dem sich dein ganzer Körper entfaltet.

Muskelkraft? Willen?
Nichts von alledem.
Einsicht und Verständnis.
Und jene übergeordnete Kraft,
die die Bäume senkrecht in die Höhe wachsen läßt.

Hast du jemals einem Vogel zugeschaut, der zum Fliegen ansetzt?
Zuerst läuft er noch, schwerfällig und ungeschickt.
Seine ausgebreiteten Flügel scheinen ihn zusätzlich zu behindern.
Dann wird er plötzlich bewegungslos.
Seine Füße verschwinden unter den Federn.
Er läuft nicht mehr: er schwebt.
Ganz ruhig erhebt er sich und verschwindet in der Ferne.
Er gleitet von einer Welt in die andere.
Die Erde hat ihn festgehalten.
Die Luft macht ihn frei.
Eben ist er noch angestrengt gerannt.
Jetzt läßt er sich davontragen.
Mühelos. Bewegungslos.
Was ist geschehen?
Unser Auge kann dieses Wunder nicht erfassen.
Von einer Welt...
in eine andere.

Ist es dir nicht ähnlich ergangen?
Spürst du, wie du leichter wirst?
Du kannst loslassen und fliegen.
Der älteste Traum der Welt wird wahr:
Der fliegende Teppich liegt dir zu Füßen.

Am Gipfel des Berges: Verweilen.

Das wärs. Ich bin angekommen.
Ich bin da.

Der Erfolg berauscht dich.
Du bist oben.
Wie benommen vor Freude.
Aber ... wird dein Glückstaumel von Dauer sein?

In jedem Asana gibt es drei Stadien:
Die Stellung einnehmen, aufbauen: der Hinweg.
Die Stellung halten, genießen: das Verweilen.
Die Stellung verlassen, aufgeben: das Zurückkommen.
Brahma, Vishnu, Shiva.
Die heilige Dreiheit.

Brahma erschafft,
Vishnu erhält,
Shiva zerstört,
denn ohne Zerstörung keine Erneuerung.

Den schwierigen Aufstieg hatten wir betrachtet.
Laß uns nun sehen, wie du dich oben fühlst.
Ist die Luft gut?
Wie schmeckt sie dir, die Frucht deiner Anstrengung?
Es kommt vor, daß diese Frucht bitter ist:
sobald du oben bist, bleibt dir die Luft weg.
Du fängst an zu wackeln. Du schwankst.
In dem verzweifelten Versuch, das Gleichgewicht nicht zu verlieren, spannst du die Hüften an, die Knie, die Füße.
Hältst dich hier, verspannst dich dort.
Anstatt loszulassen fügst du immer neue Anstrengungen hinzu und verkrampfst schließlich die Muskeln, die vorher frei und locker waren.
Je mehr du dich verkrampfst, desto mehr leidest du.
Und je mehr du leidest, desto mehr verkrampfst du dich weiter.

Ein Teufelskreis.
Leichtigkeit, Freiheit, wo bist du?

Wie lange soll dieses Martyrium dauern?
Das kommt auf deinen Mut an, auf deine Ausdauer, deine Willensstärke und deinen Stolz.
Dennoch läßt sich das traurige Ende nicht verhindern:
In deiner Verzweiflung hältst du den Atem an,
und dann, natürlich,
bricht das Ganze schließlich zusammen.
Das Abenteuer ist vorbei.
Du liegst am Boden, erleichtert und enttäuscht zugleich.
Deine Konstruktion hat der Prüfung der Zeit nicht standgehalten.
Die Zeit, der große Zerstörer.
Die Zeit, unser Herr und Meister.

Was ist geschehen?
Ist das Yoga? Natürlich nicht. Worin liegt das Mißverständnis?

Es ist wohl notwendig, ausdauernd und zäh zu sein.
Aber Yoga ist der Weg des Verstehens.
Es geht nicht darum,
die Zähne zusammenzubeißen und das Leiden
lächelnd zu ertragen.

In diesem Punkt besteht so große Verwirrung,
daß ich mich hier näher erklären möchte.

Du wirst dem Schmerz begegnen.
Du mußt ihn auf dich nehmen,
du darfst nicht weglaufen.
Du wirst leiden.
Warum? als Strafe?
Nein. Wofür auch.

Der Schmerz ist eine Botschaft. Er sagt dir:
»Da stimmt etwas nicht.«
Das mußt du in Ordnung bringen.
Was tust du, wenn eine Alarmglocke läutet?
Wirst du dich hinsetzen und denken:
»Das ist ja eine schreckliche Glocke. Aber ich muß tapfer sein und sie ertragen.«
Wirst du nicht eher aufstehen und nachsehen, warum sie läutet?

Genauso ist es mit dem Schmerz.
Du sollst ihm nicht ausweichen.
Du sollst ihn aber auch nicht verherrlichen.
Der Schmerz selbst hat keinerlei Wert.
Er versucht dir etwas zu sagen...

Nun wird es langsam klarer.
Ich wiederhole: du mußt den Schmerz annehmen.
Nicht um dich zu bestrafen.
Nicht um dich zu verkrampfen.
Sondern um zu erkennen. Wiederzuerkennen.
Du mußt dich dem Schmerz stellen.
Du mußt ihn anschauen,
mußt *sehen.*
Sehen und verstehen.
Verstehen bedeutet: frei werden.
Ja, versuche zu spüren. Versuche zu sehen.
Da ist Schmerz.
Was ist das genau? Wo ist es?
Es ist Spannung.
Spannung ist Schmerz und Schmerz ist Spannung.
Und nun? Wie geht es weiter?
Willst du dich wehren? Mit noch mehr Spannung antworten?
So, wie wir es üblicherweise tun?
Nein.

Du kannst dich dem Schmerz öffnen.
Und du wirst erstaunt entdecken,
daß du Angst hast.
Die Angst trennt dich
von deiner wahren Empfindung.
Und du empfindest Schmerz,
weil du getrennt bist.

Öffne dich. Lasse den Schmerz tief in dich hinein.
Gib dich ihm ganz hin.
Du öffnest ... öffnest ...
›Du‹ verschwindest, es gibt nur noch diesen Schmerz.
Und plötzlich geschieht ein Wunder:
Es öffnet dich mit ungeheurer Intensität.
Ein tiefer, erlösender Atemzug entsteht in dir
und erfaßt dich wie eine große Welle.
Er durchströmt deinen ganzen Körper und erfüllt dich
mit einer ganz neuen Lebenskraft.
Der Schmerz verwandelt sich
in Ekstase.

Wenn du dies erlebt hast,
dann hast du etwas verstanden,
was im Leben ebenso gilt wie in den Asanas:
Nicht ausweichen.
Auch nicht kämpfen.
Sondern sich öffnen:
wie die Mutter ihrem Kind,
wie das Meer dem Orkan.

Kommen wir zu Sirasana zurück.
Worin lag dein Miß-ver-stehen?
Dein falsches Stehen?
Als deine Konstruktion zu wackeln begann,
hast du die Beine und die Füße angespannt und versucht,
von oben her auszugleichen.
Lag aber der Fehler nicht viel eher in deiner Grundlage:
Kopf, Hände und Ellbogen?

Wenn ein Baum krank ist,
würdest du seine gelben Blätter behandeln?
Würdest du nicht statt dessen nach den Wurzeln schauen?

Die Pyramiden stehen immer noch.
Und die griechischen Tempel.
Und die römischen Bögen.
Durch welches Wunder?
Wunder? Nein. Eine vollkommene Architektur, die ein einfaches Geheimnis hat:
Wenn eine Struktur senkrecht zum Boden steht
und die Steine vollkommen rechteckig sind,
dann ruht Stein auf Stein.
Mühelos.
Ewig.
Im reinen Gleichgewicht, durch die Schwerkraft allein gehalten.
Weder Mörtel noch Zement waren notwendig.
Du aber hast nur Mörtel benutzt.
Spannung hier und Spannung da.
Spannung ist der aussichtslose Versuch,
eine Struktur zu erhalten,
die grundsätzlich falsch ist.

Was mußt du also tun?
Überprüfe deine Grundlage:
Ist das Gewicht deines Körpers *gleichmäßig* auf drei Punkte verteilt: Kopf *und* Ellbogen? In den Unterarmen muß eine enorme Kraft sein. Deine Finger sind fest verschränkt.

Deine Brust öffnet sich.
Ganz von selbst beginnt ein tiefes Bauchatmen.
Nicht, weil du jetzt tief atmen sollst.
Es kommt ganz von selbst.
Du läßt es geschehen.
Du läßt es fließen.
Wenn etwa sechs tiefe Atemzüge durch dich hindurchgegangen sind, komme zurück.
Für den Anfang ist das genug.
Nach und nach, wenn du mehr Übung hast, wirst du länger bleiben können. Langsam. Langsam.
Du hast viel Zeit.

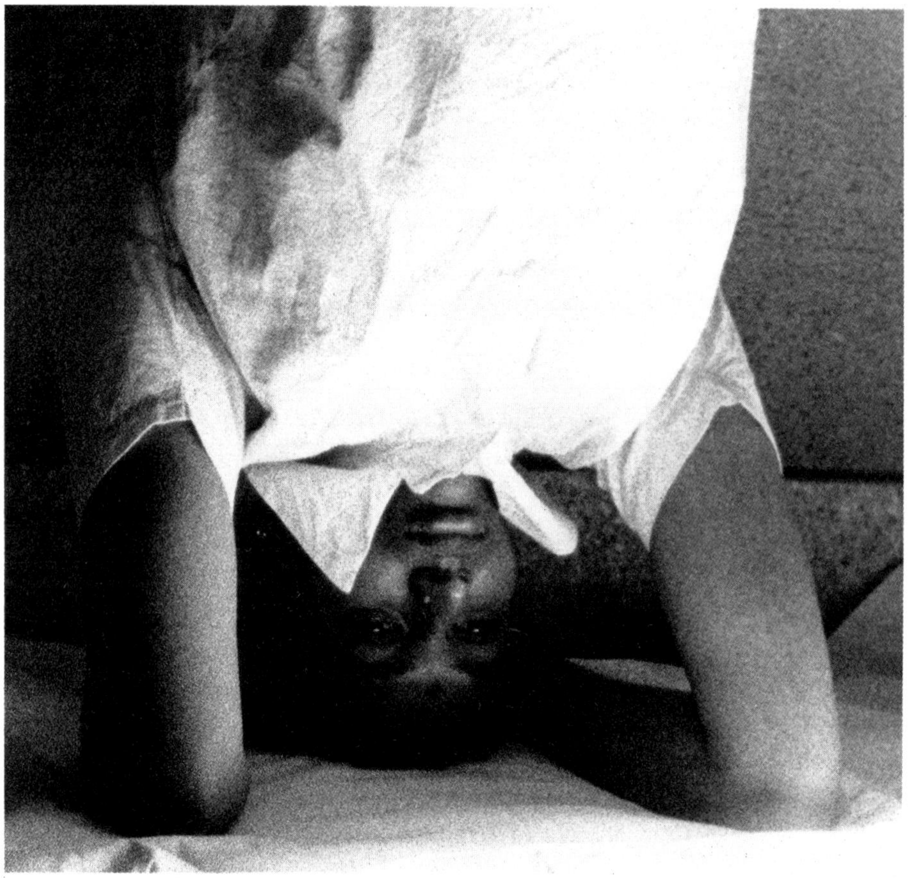

Keinen Ehrgeiz bitte.
Erkenne deine Grenzen. Versuche nicht, sie zu überschreiten.
Mit anderen Worten: Warte niemals so lange, bis du erschöpft bist, die Kraft in den Armen nachläßt und dein Körpergewicht sich schwer auf Hals und Kopf preßt.
Das ist nicht der richtige Weg.

Denke daran, daß Patanjali sagt:
»Die Stellung soll angenehm und leicht sein.«

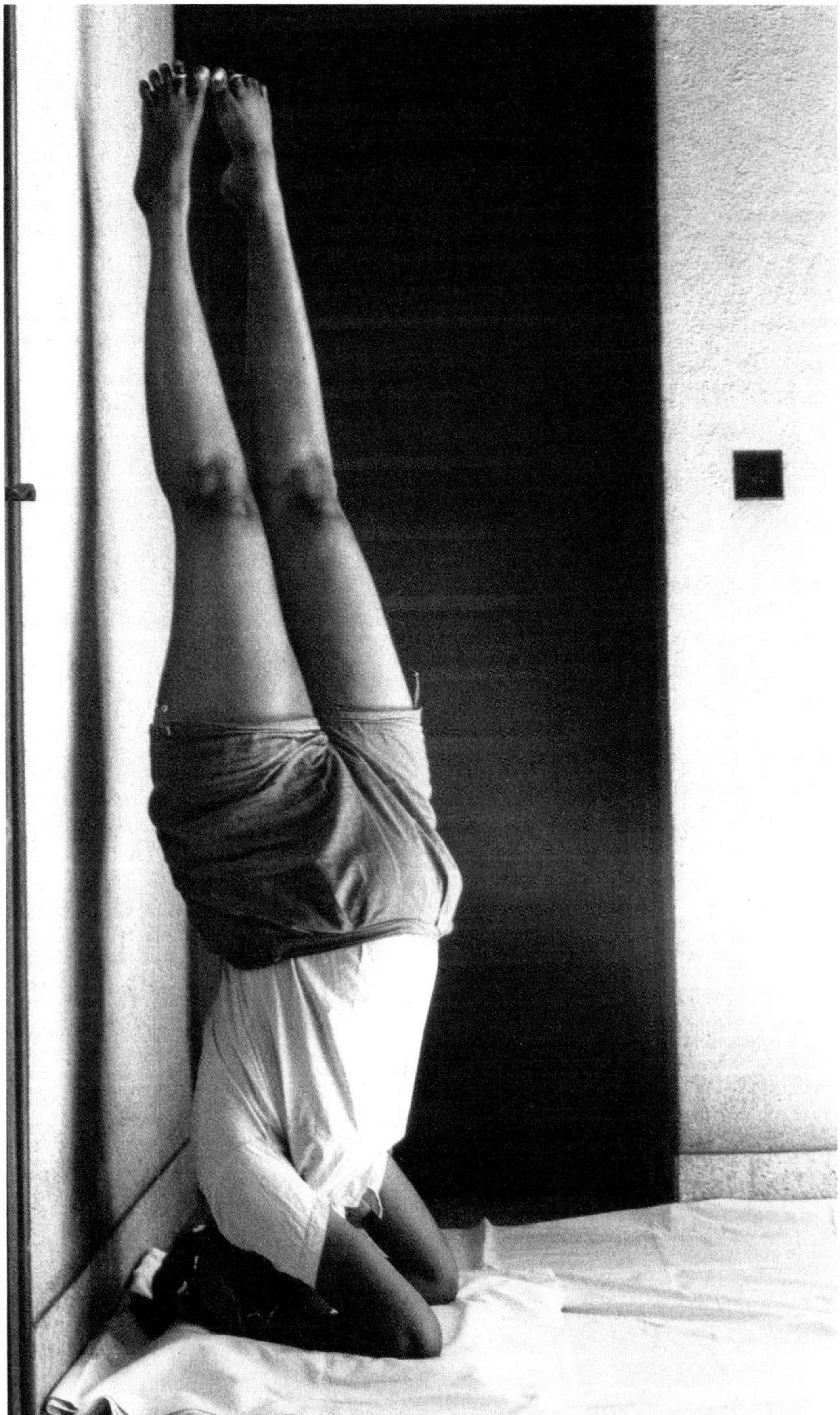

Variation

Nur für sehr fortgeschrittene Schüler!

Wenn du überhaupt keine Schwierigkeiten mehr hast,
die Position einzunehmen,
und wenn du sie mit Leichtigkeit halten kannst,
dann versuche die folgende Variation:

Du benutzt den Hals als Achse und drehst den Körper langsam zu einer Seite, indem du dich auf dem entsprechenden Ellbogen fest abstützt.
Dann zur anderen Seite.
Das soll ganz ohne Anstrengung geschehen.
Diese Bewegung zeigt dir deutlich, wie wichtig es ist,
eine gute Stütze durch die Ellbogen zu haben
und im Nacken frei beweglich zu bleiben.

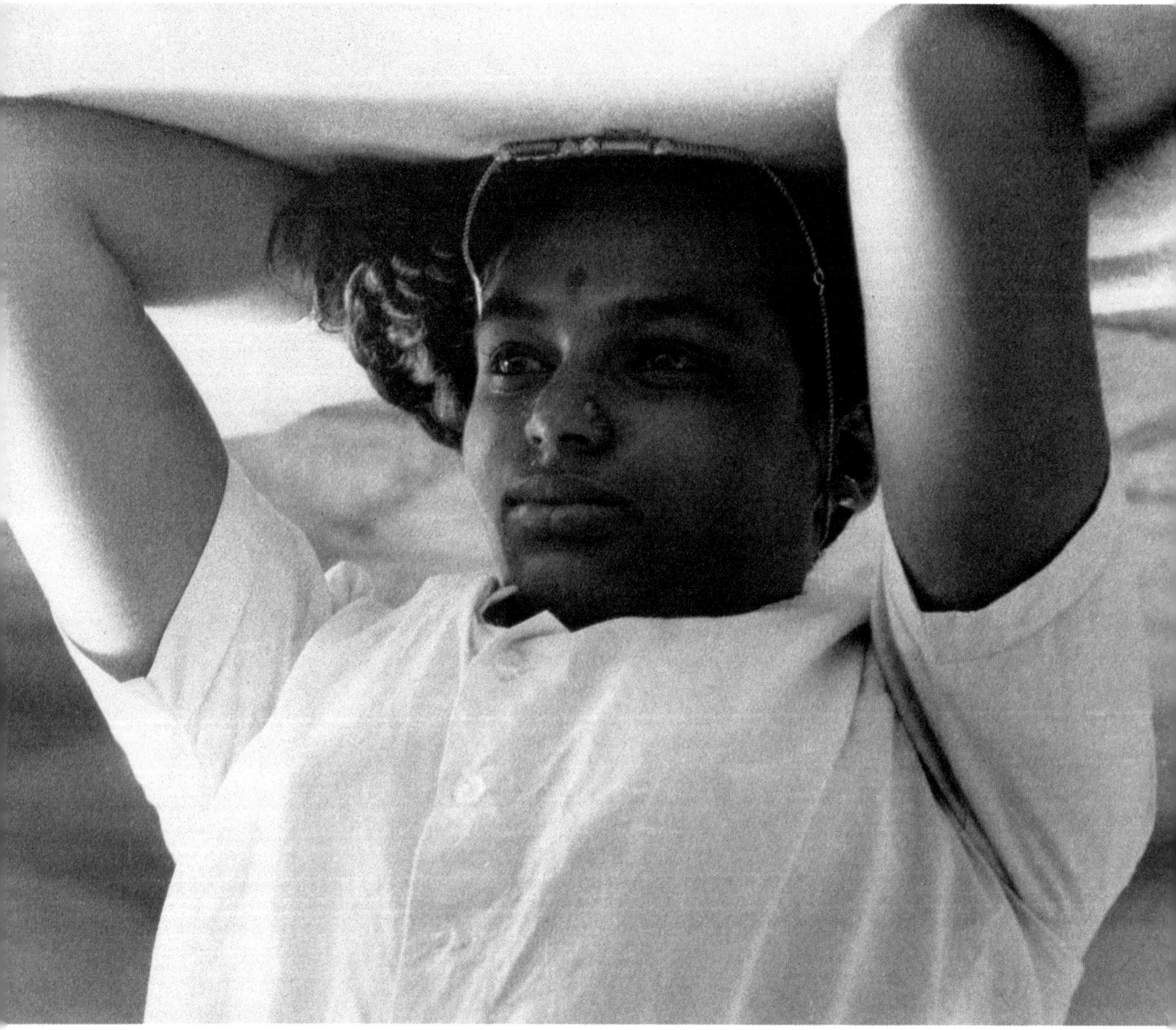

Zurückkommen

Wie hoch er auch steigen mag:
der Pfeil, den du in den Himmel schießt,
muß irgendwann wieder zur Erde zurückkehren.
Du kannst nicht immer weiter fliegen.
Die Erde hält dich.
Du mußt zu ihr zurückkehren.
Was du empfangen hast, mußt du zurückgeben.
So ist es Gesetz.
Darum, komme nun herunter.

Du gehst denselben Weg wieder zurück.
Dabei triffst du auf vertraute Orte.
Punkte, an denen du dich wohlfühlst und andere,
die dir große Mühe bereiten.
Du begegnest noch einmal deinen Freuden, deinen Schwierigkei-
ten und deinen Überraschungen.
Nur ist jetzt dein Gesicht entspannt
und dein Herz ist ruhig und glücklich.

Eine elegante Landung ist nicht einfach.
Jeder Pilot wird dir sagen, daß Fliegen ein Kinderspiel ist,
verglichen mit der Schwierigkeit zu landen.
Im langsamen, kontrollierten Herunterkommen zeigt sich dein Können.

Dies ist kein Absturz.
Es ist ein Abstieg.
Fallenlassen kommt nicht in Frage.
Du mußt sehr, sehr langsam zurückkommen.
Du brauchst absolute Kontrolle auch in der kleinsten Bewegung.
Stück für Stück, bewußt und methodisch,
löst du deine Konstruktion wieder auf.

Du beginnst, indem du die Knie beugst und die Füße anziehst.
Dabei bleibt dein übriger Körper vollkommen still.
Deine Fersen berühren wieder die Oberschenkel.
Der Rumpf ist immer noch vollkommen vertikal.
Halt.
In dieser Stellung, mit angezogenen Beinen, kannst du einmal versuchen, das Gewicht deines Körpers auf den Kopf allein zu verlagern.
Wie fühlt sich das an?
Oh, dein armer, zusammengedrückter Kopf!
Er sieht fast so aus, als wollte er sich in den Boden hineinbohren.

Weißt du, woran mich das erinnert?
An eine Geburt.
An deine Geburt.
So sieht ein Kind aus, das sich durch den Geburtskanal zwängt.
Diesen enormen Druck auf den Kopf und im Nacken...
hast du selbst empfunden, als du vor langer, langer Zeit geboren wurdest.
Der Körper erinnert sich.
Verweile einen Augenblick.
Spüre und erkenne, auch wenn es unangenehm ist.
Das Erkennen macht dich frei.

Du erlebst dich wieder in der eingezwängten Lage eines ungeborenen Kindes.
Das Kind in dir aber fühlt sich plötzlich herrlich frei.
Es empfindet in dieser Stellung nämlich keinerlei Druck auf den Kopf. Die genaue Umkehrung zu dir.
Wer kann da noch bezweifeln, daß ihm dieses Asana ganz besonders gut gefällt.

Du und dein Kind,
wie man euch dreht:
Ist einer aufrecht,
so steht der andere auf dem Kopf.
Wie die Figuren einer Spielkarte.
Herzdame
und Bube.

Ihr seid beide auf dem gleichen Weg,
wenn auch in entgegengesetzten Richtungen.
Einer kommt, der andere geht.
Und doch werdet ihr beide ankommen
und einander am selben Ort begegnen.

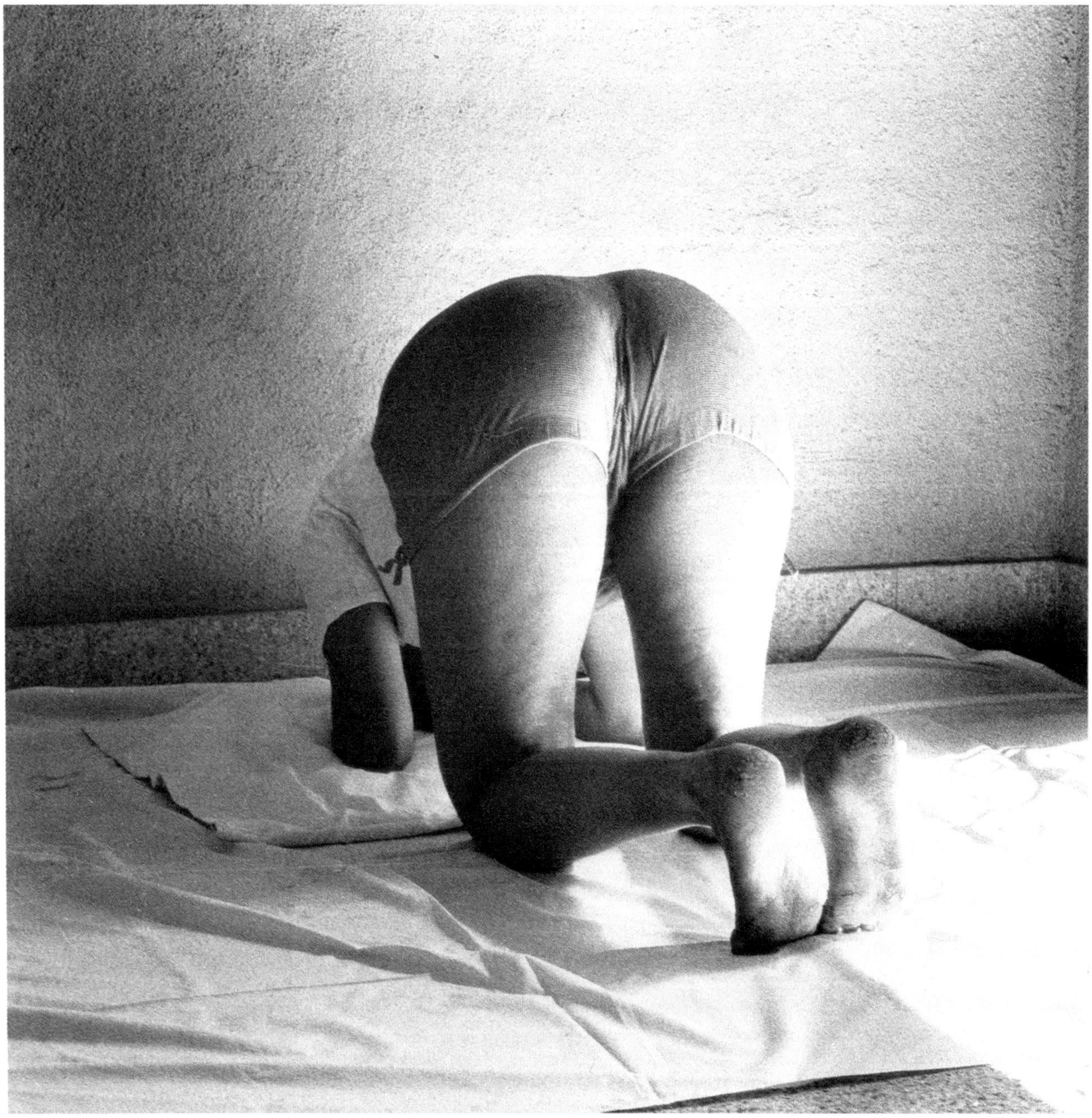

Hast du gesehen, erkannt?
Dann bringe deinen Abstieg nun zuende.

Dein Körper neigt sich leicht nach vorne, um das Gleichgewicht zu halten.
Im Nacken kannst du dabei etwas nachgeben.
Deine Ellbogen sind fest abgestützt und sorgen dafür, daß alles sehr langsam und kontrolliert vor sich geht.
Du streckst die Beine aus.
Die Füße berühren den Boden und übernehmen Gewicht.
Nun ziehst du die Beine an, bis die Knie den Boden berühren.
Mit der nächsten Bewegung bringst du den ganzen Körper herunter und deine Hüften ruhen wieder auf den Fersen.

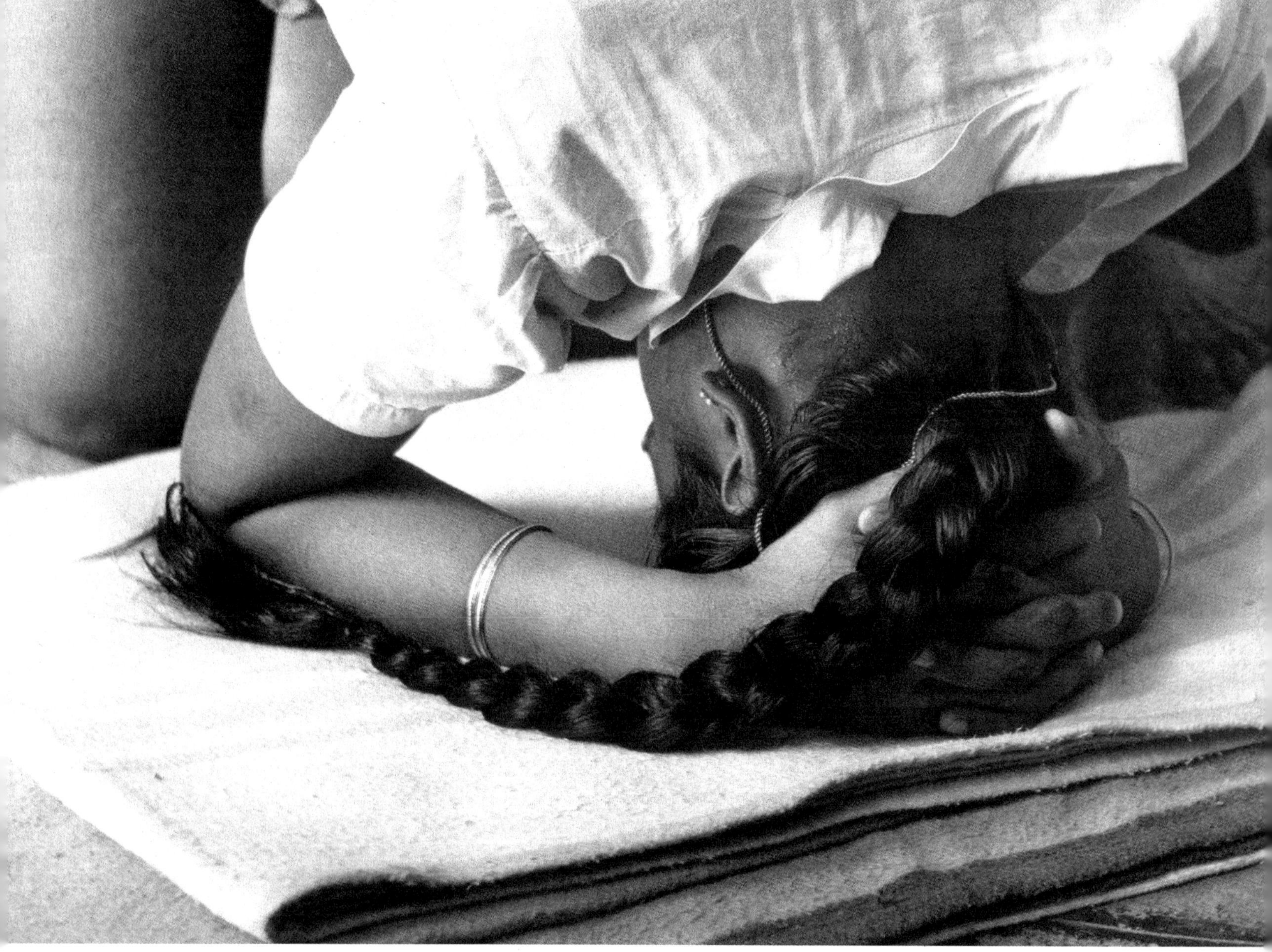

Lasse den Kopf noch unten. Das ist wirklich sehr wichtig.
Als du geboren wurdest, hat man dich so grob behandelt.
Diesmal soll deine Ankunft sanft und mit Liebe geschehen.
Laß dir für diesen Übergang viel, viel Zeit, damit du jeden Schritt darin genießen kannst.
Spürst du den langen, herrlichen und tiefen Atemzug, der durch dich hindurchgeht und deinen ganzen Rücken, vom Sitzbein bis zum Nacken, weit öffnet?
Ja, laß dich. Entspanne. Genieße.
Es ist überstanden.
Du bist geboren.

Der Kopf bleibt am Boden, und du streckst beide Arme aus.
Die Hände greifen weit nach vorne.
Der Rücken dehnt sich vom Kreuz bis in die Fingerspitzen.
Du streckst dich aus und räkelst dich, wohlig und genußvoll wie eine Katze.

Erst jetzt kannst du die Horizontale verlassen und wieder in die Vertikale, ins Sitzen zurückkehren.
Auch hier wieder: langsam, langsam.
Du beginnst mit einer Bewegung des Beckens, das du leicht nach vorne kippst. Dabei runden sich die untersten Rückenwirbel.
Laß diesen Impuls durch den ganzen Rücken weiterschwingen.
Wirbel für Wirbel rundet sich und richtet sich von unten nach oben auf.
Wie ein junger Bambusstengel,
der von einem starken Wind gebogen wurde
und jetzt wieder zurückfedert.
Die Arme hängen und folgen passiv der Bewegung des Rückens.
Sie streichen leicht über den Boden, bis sie wieder auf den Schenkeln ruhen.
Der Kopf hängt bis zuletzt schwer nach unten und hebt sich erst, wenn der Rücken vollständig aufgerichtet ist.

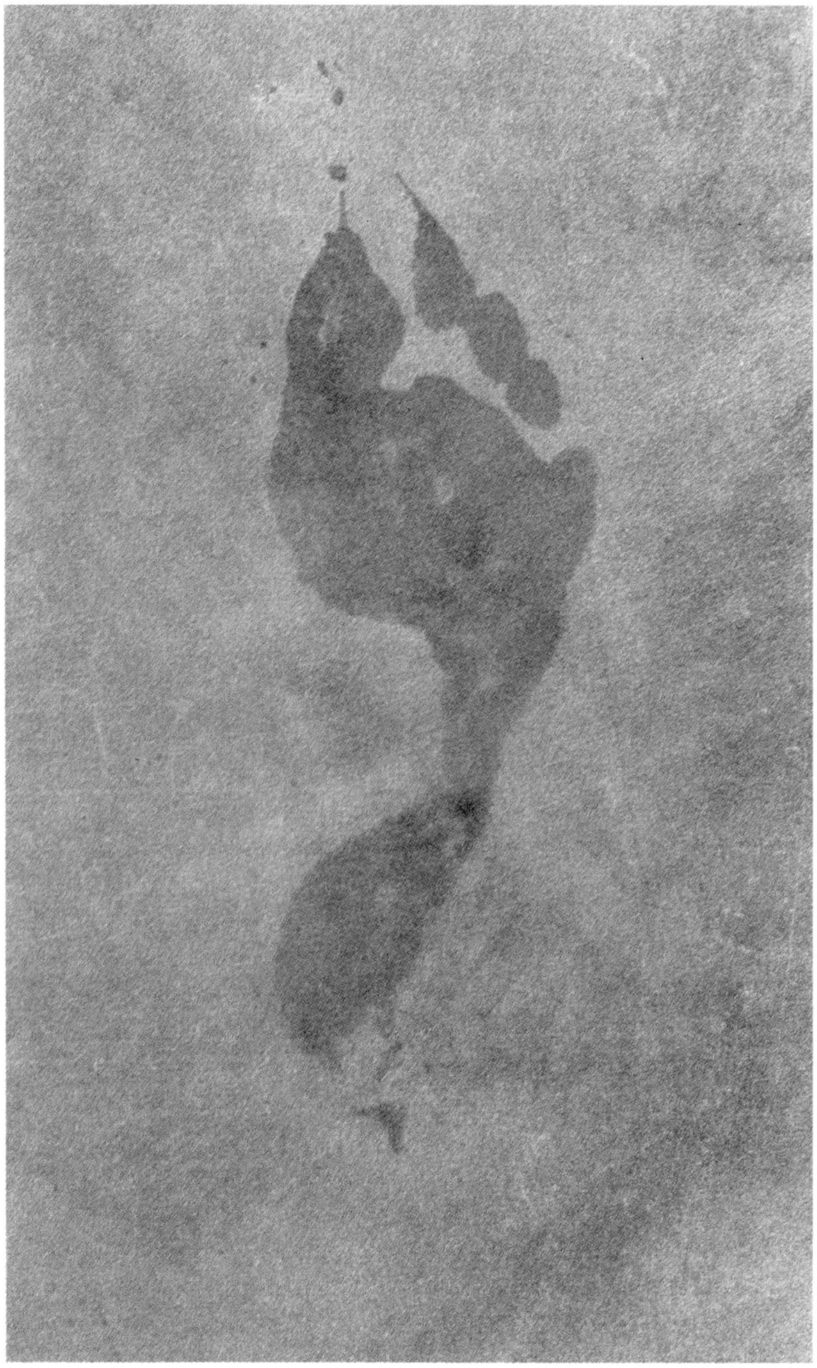

Die Augen, halb geschlossen,
schauen noch immer
nach innen, zurück.

Da bist du wieder
auf deinen Fersen.
Da bist du wieder
am Anfang.

Du hast einen weiten Weg zurückgelegt
und hast dich doch keinen Zentimeter fortbewegt.
Eine große Reise.
Von den Zehen
zu den Fersen.
Ein weiter, weiter Weg.

Was ist geschehen?
Fast nichts.
Du bist geboren worden.

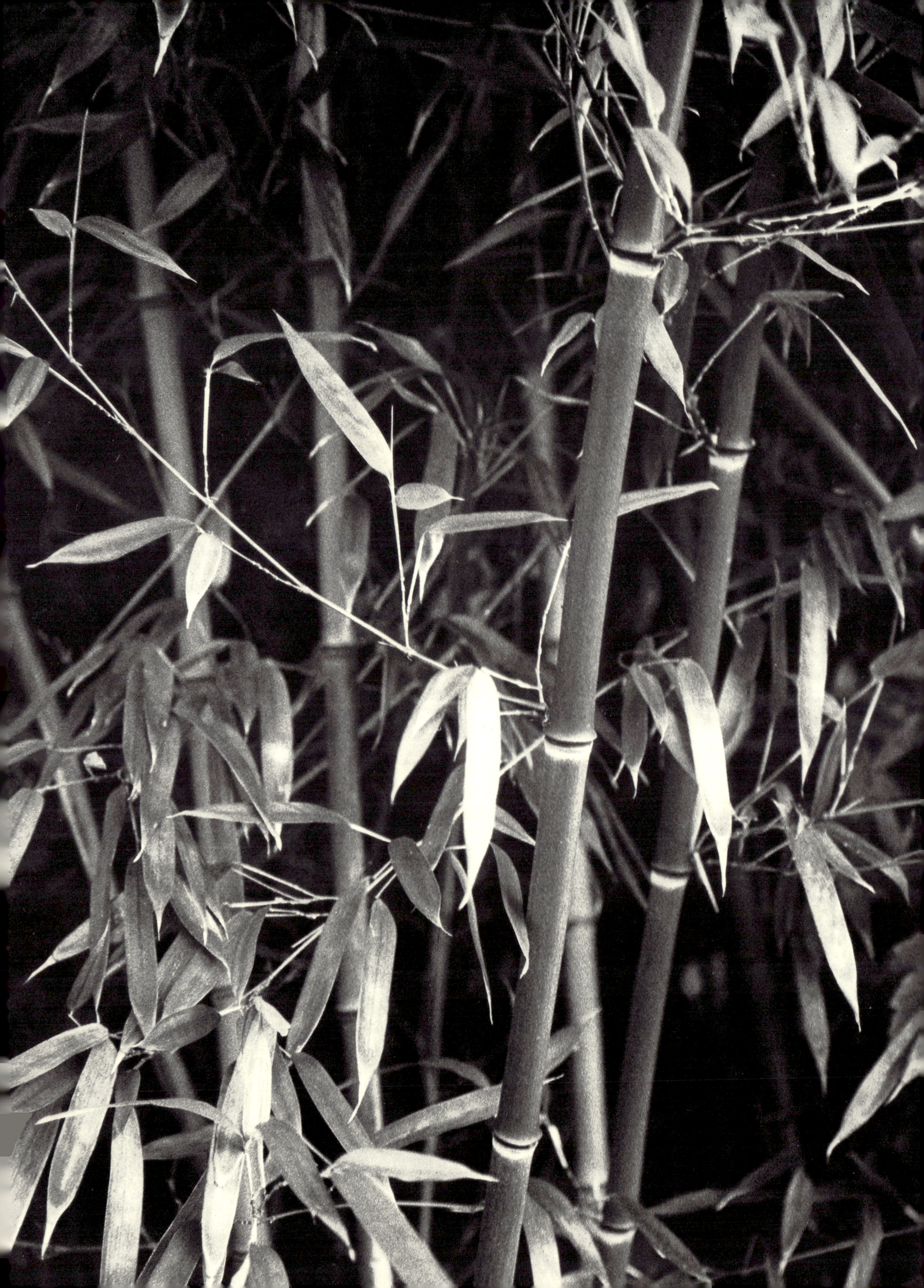

Wer hätte gedacht,
daß die Wurzeln
dieses zarten Bambus
so stark sind
und so tief in die Erde reichen?

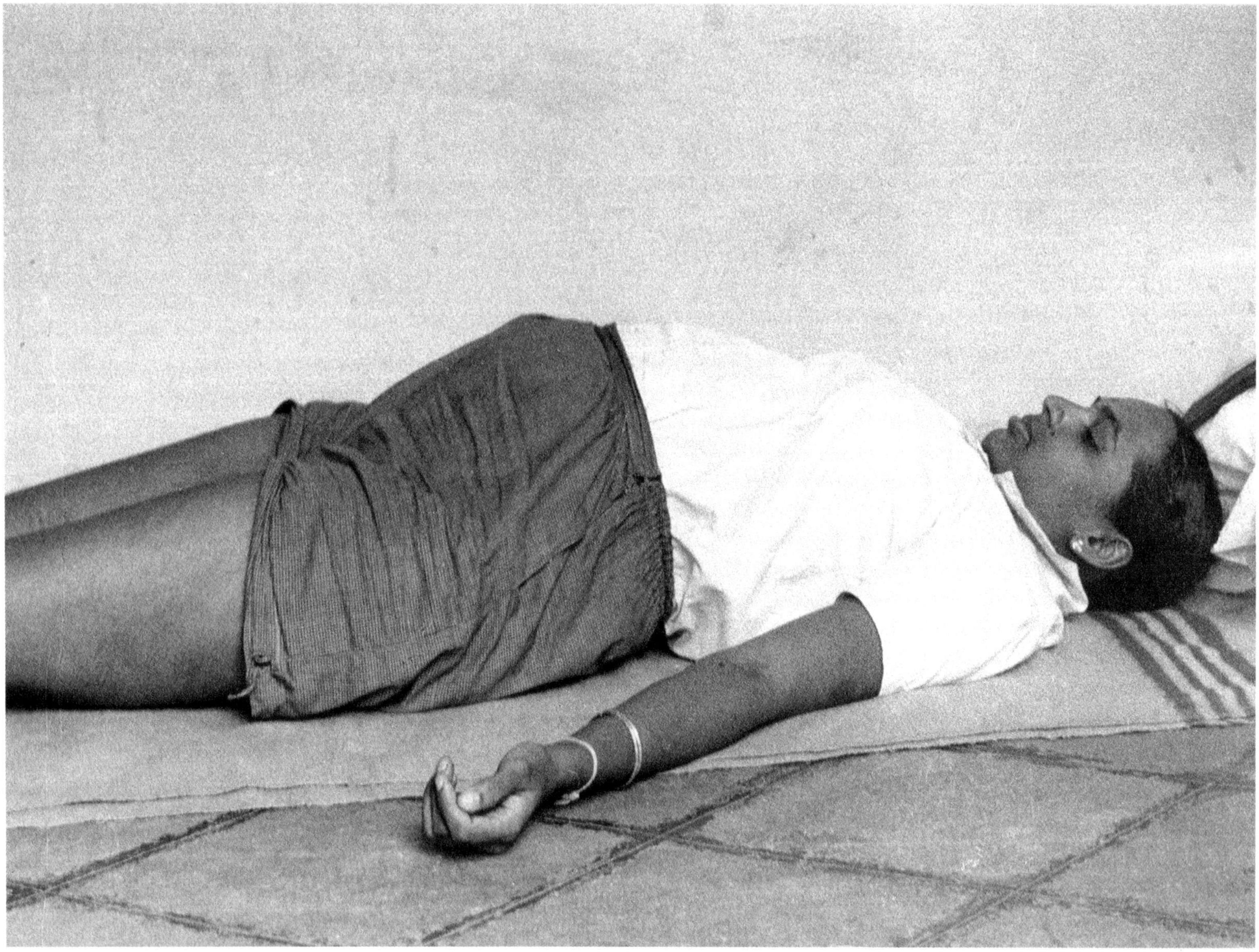

Bevor du weitergehst, solltest du dich eine Weile hinlegen
und ausruhen.
Das ist äußerst wichtig.
So wie die Musik die Stille braucht,
so brauchst du diese Atem-Pause
zwischen zwei Asanas.
Passiv und neutral werden. Nichts tun.

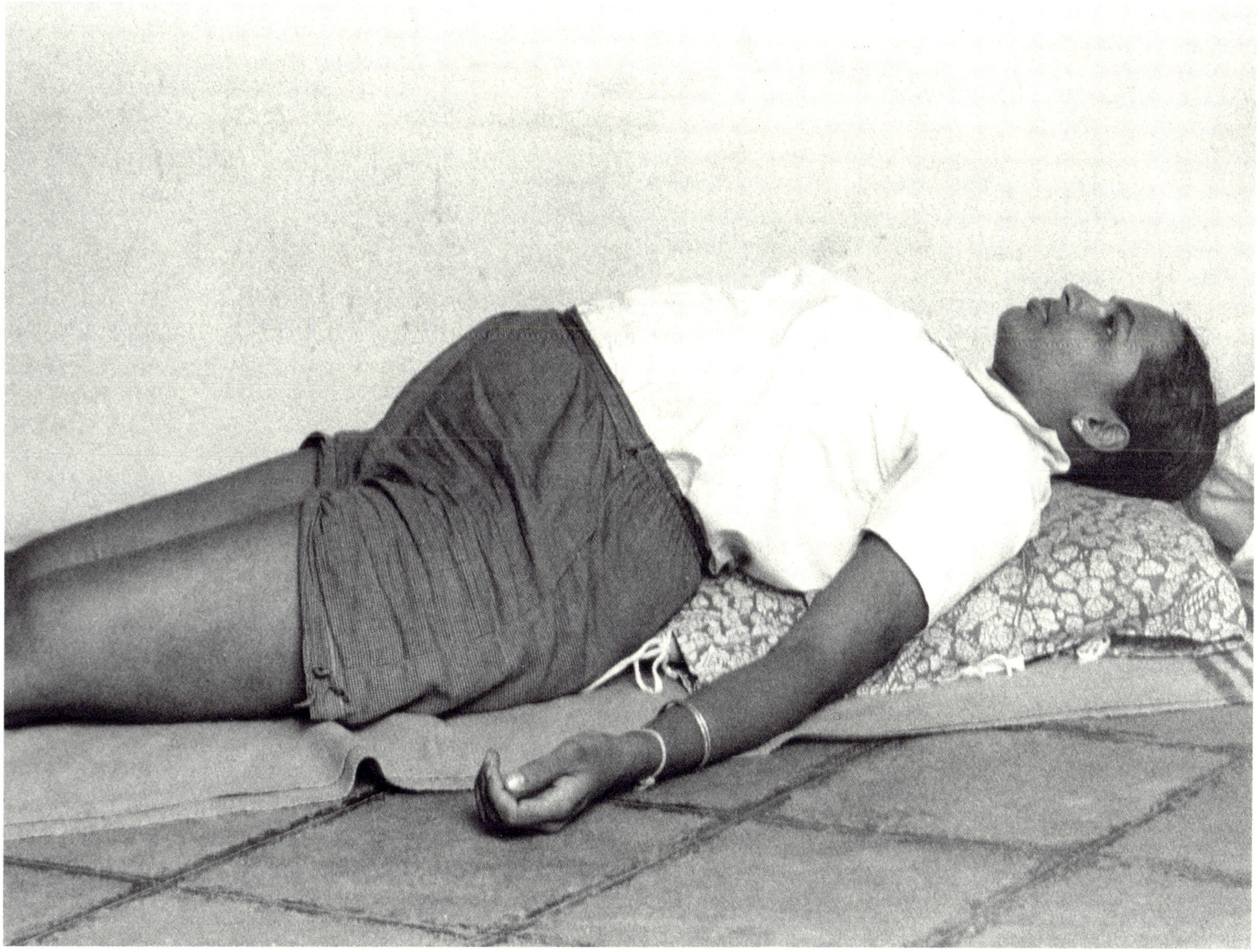

Dabei solltest du nicht flach auf dem Rücken liegen.
Am Beispiel dieser beiden Bilder kannst du gut sehen,
daß das besonders in deinem augenblicklichen Zustand sehr ungünstig ist:
Die Brust sinkt ein und der Hals ist beengt.
Lege dir darum ein festes Kissen unter die Schultern,
damit der Nacken frei ist und die Brust sich öffnen kann.

Wir wollen nun die anderen Asanas betrachten,
die du während der Schwangerschaft üben kannst.

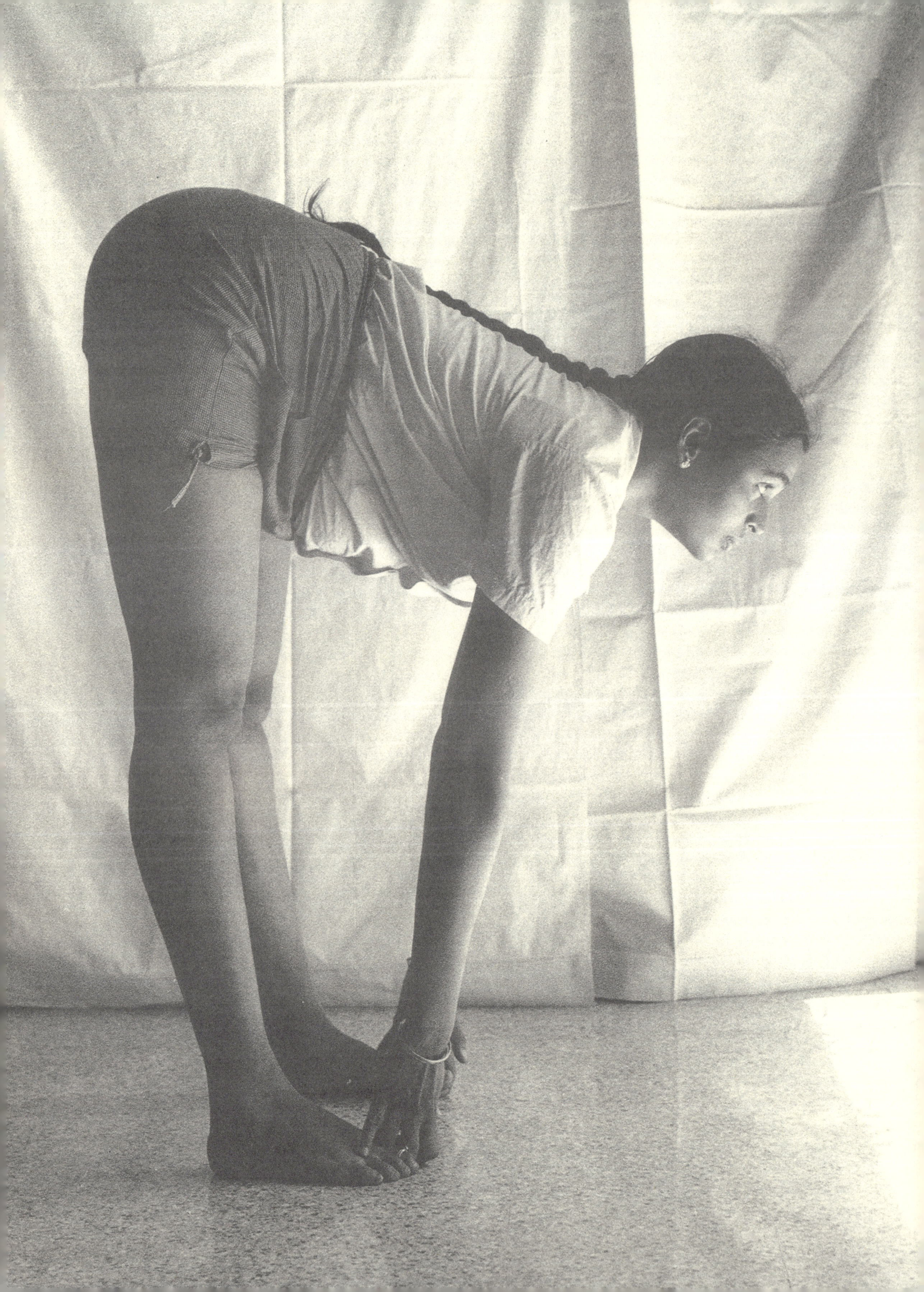

Die anderen Stellungen

Die aufrechten Stellungen

uttita trikonasana

Auch dieses Asana kannst du bis zum Ende der Schwangerschaft üben.

Siehst du die vielen Dreiecke,
die der Körper in dieser Stellung bildet?
Brahma, der Schöpfer, ist ein großer Architekt
und liebt die Geometrie.
Und ist nicht Yoga Geometrie in Bewegung?

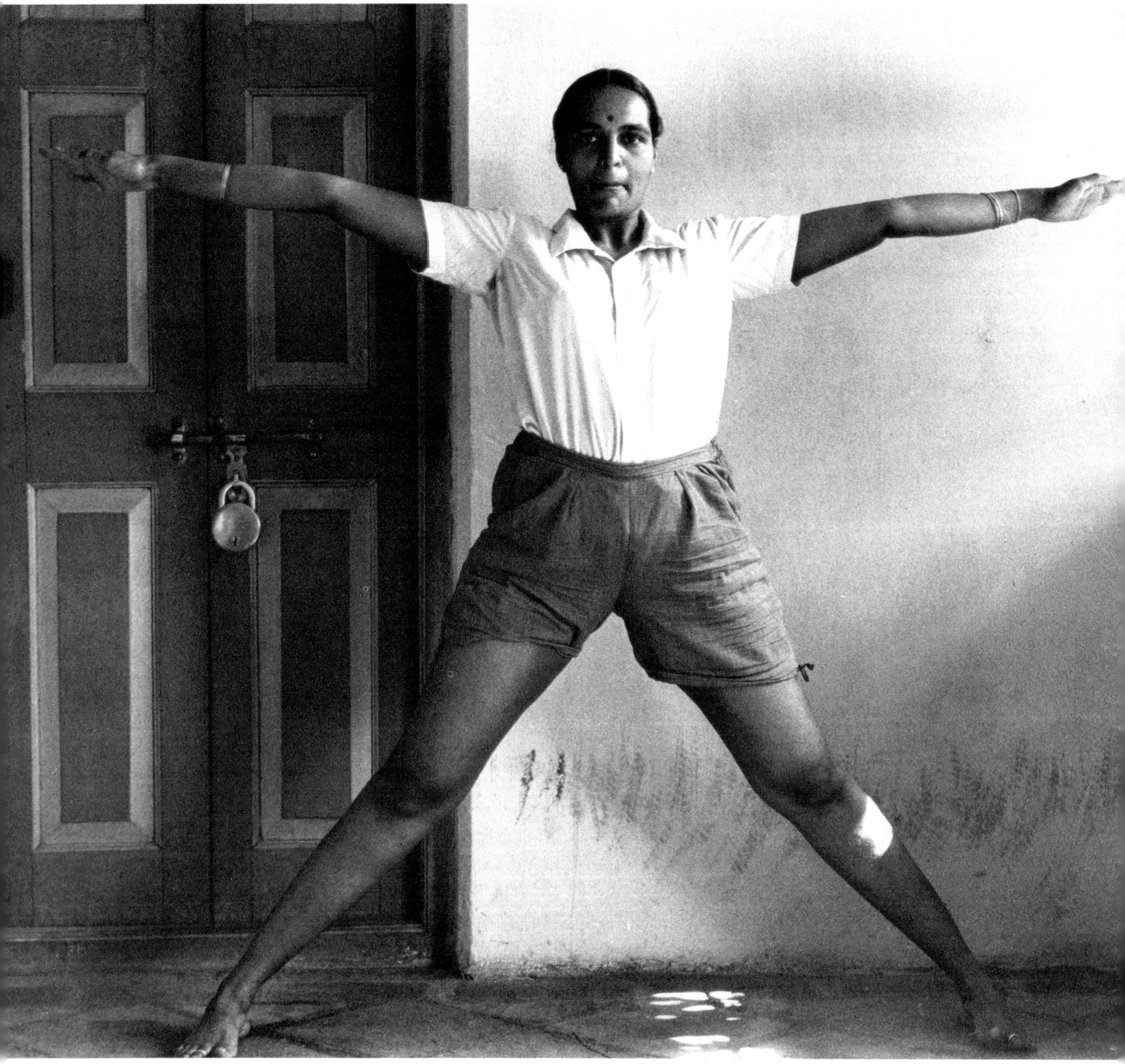

Achte auch hier auf eine gute Grundlage.
Die Kraft dieses Asanas kommt aus den Füßen.
Deine Beine sind gespreizt, fest gestreckt und bilden ein gleichschenkliges Dreieck.

Deine Füße stehen in einer Linie, so wie in Position 2.
Du bewegst dich von 1 nach 2 indem du dich um die Fersen drehst.

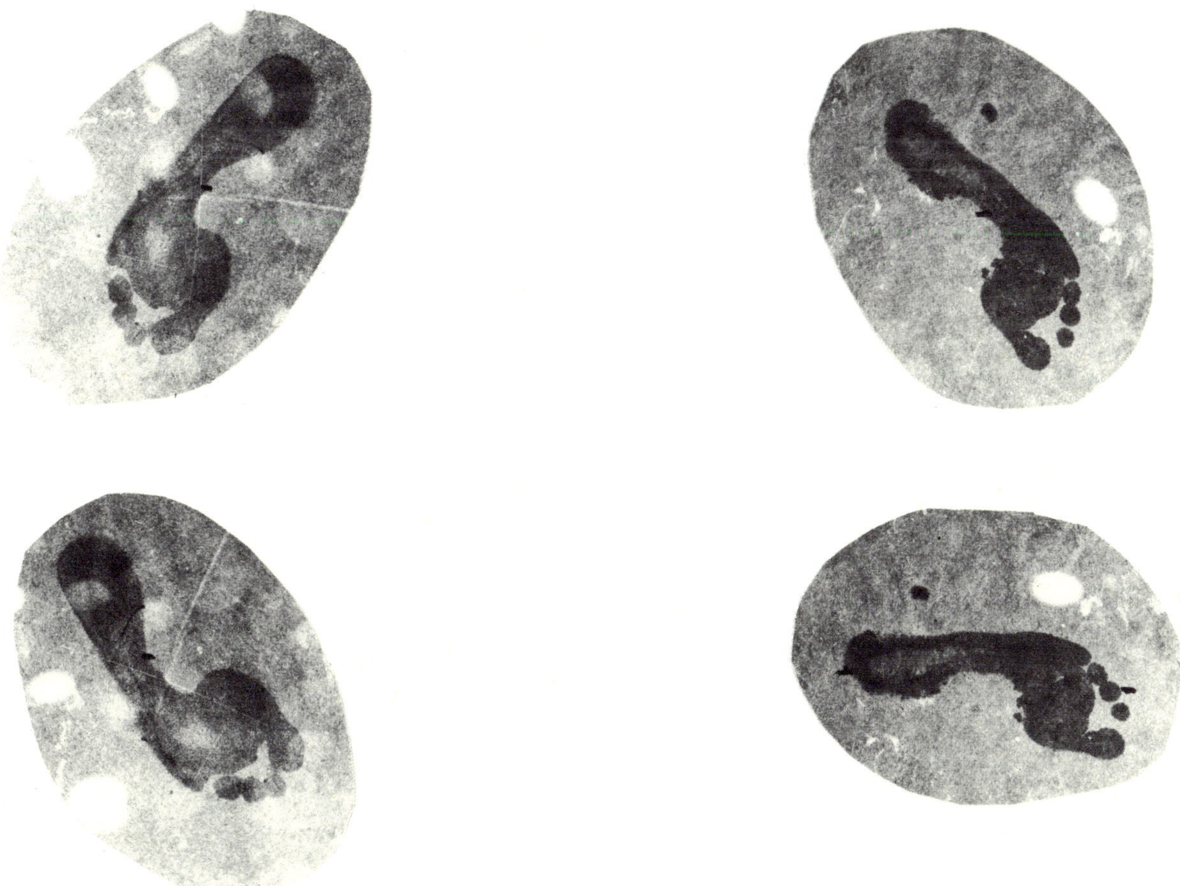

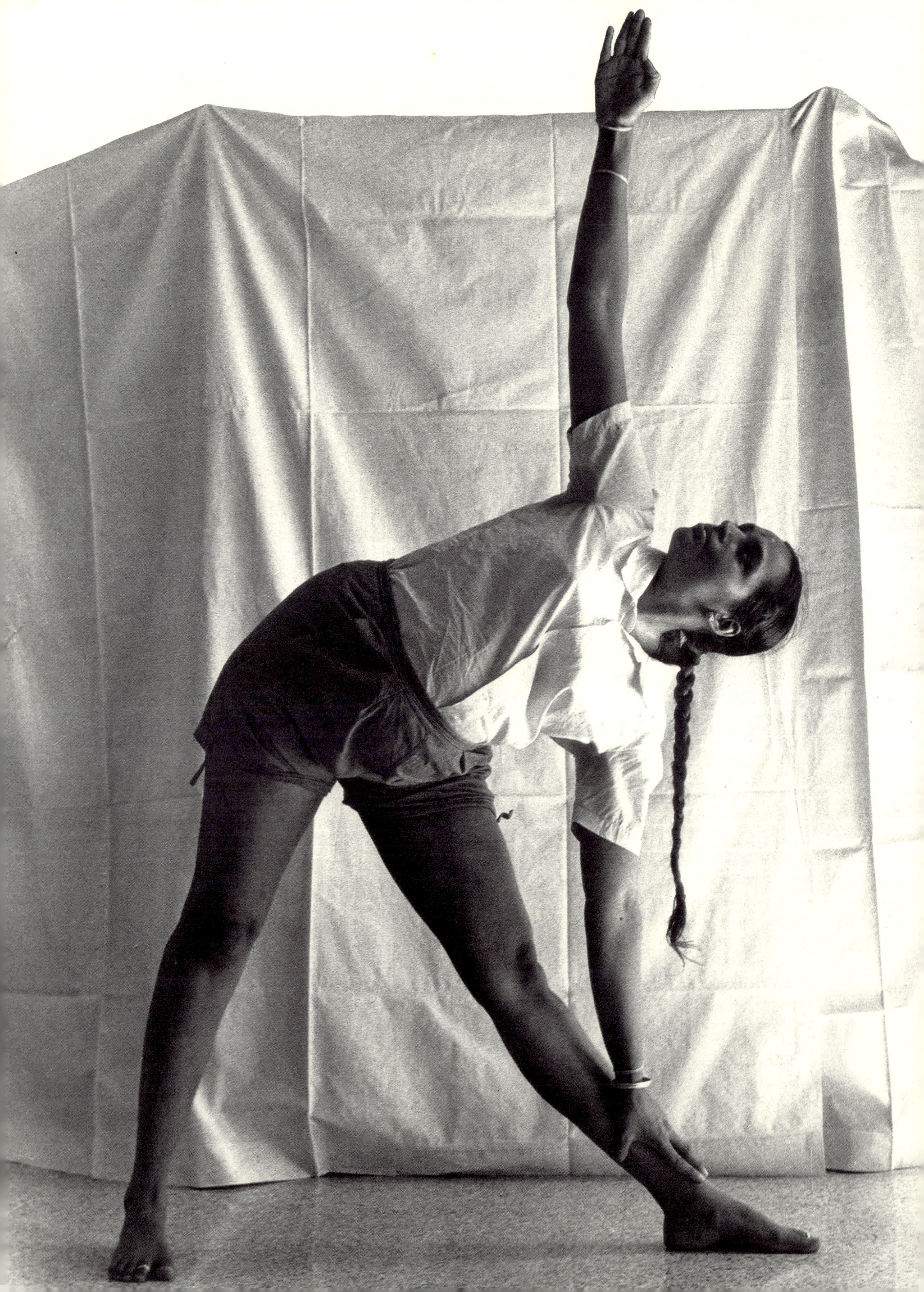

Damit hast du deine feste Grundlage.
Füße, Beine und vor allem das Becken müssen jetzt so stehen bleiben und dürfen sich nicht mehr bewegen.
Der Oberkörper neigt sich zur Seite.
Die Arme folgen und bleiben dabei streng in einer Linie,
der eine Arm die Verlängerung des anderen,
bis sie die Vertikale erreichen.
Deine linke Hand gleitet an deinem linken Bein herunter,
während sich die rechte nach oben streckt.
Sehr langsam. Im Rhythmus deines Atems.
Mit jedem Ausatmen gleitet die Linke noch ein wenig weiter nach unten, bis sie fast den Boden berührt.
Mit jedem Einatmen streckt sich die Rechte noch höher hinauf.
Du dehnst dich, dehnst dich.
Versuche, soviel Raum und Weite zwischen deinen Händen zu schaffen, wie möglich ist.

Dabei solltest du nicht bewußt einatmen.
Das Einatmen geschieht passiv.
Es ist die natürliche Antwort auf das Ausatmen.
Im Ausatmen kannst du aktiv werden
und dich weiter nach unten strecken.
Ausatmen.
Wenn du vollkommen leer bist,
vollzieht sich das Einatmen ganz von selbst
und erfüllt dich.
»Leer, leer,« sagt Yoga, »Geben, Geben«.
Und wahrlich, Geben ist empfangen.

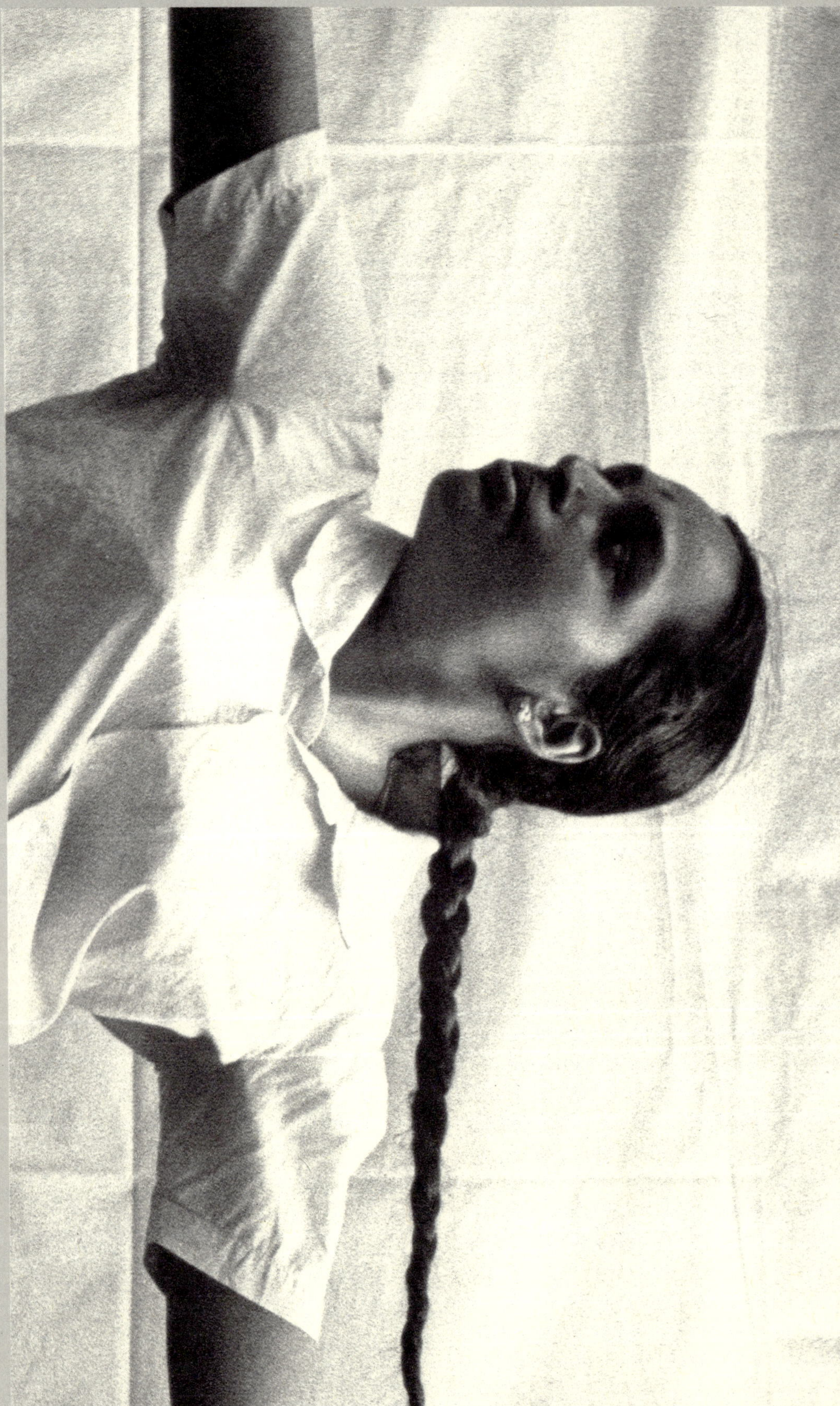

Wo sind die Augen?
Nirgends? Im Leeren?
Nein. Dein Blick wendet den Kopf nach oben, und deine Augen ruhen auf der rechten Hand.

Wo ist deine Aufmerksamkeit?
Sie begleitet den Atem.
Beim Ausatmen konzentrierst du dich auf die untere, die linke Hand,
beim Einatmen auf die obere, die rechte Hand.
Du mußt lernen, deine Aufmerksamkeit unaufhörlich zu lenken,
von rechts nach links, wieder nach rechts,
von oben nach unten, wieder nach oben.
Hier sein, dann dort, dann dort.
Im Einklang mit dem Atem.
Die Augen bleiben immer auf der rechten Hand und geben so der ganzen Position eine Richtung.
Vorsicht, daß dein Blick sich nicht in die Ferne verliert.
Vorsicht, daß dir die Gedanken nicht entgleiten
und in den Himmel fortfliegen.

»Der Bewegung der Hand folgen die Augen,
wo die Augen sind, ist auch die Aufmerksamkeit...«

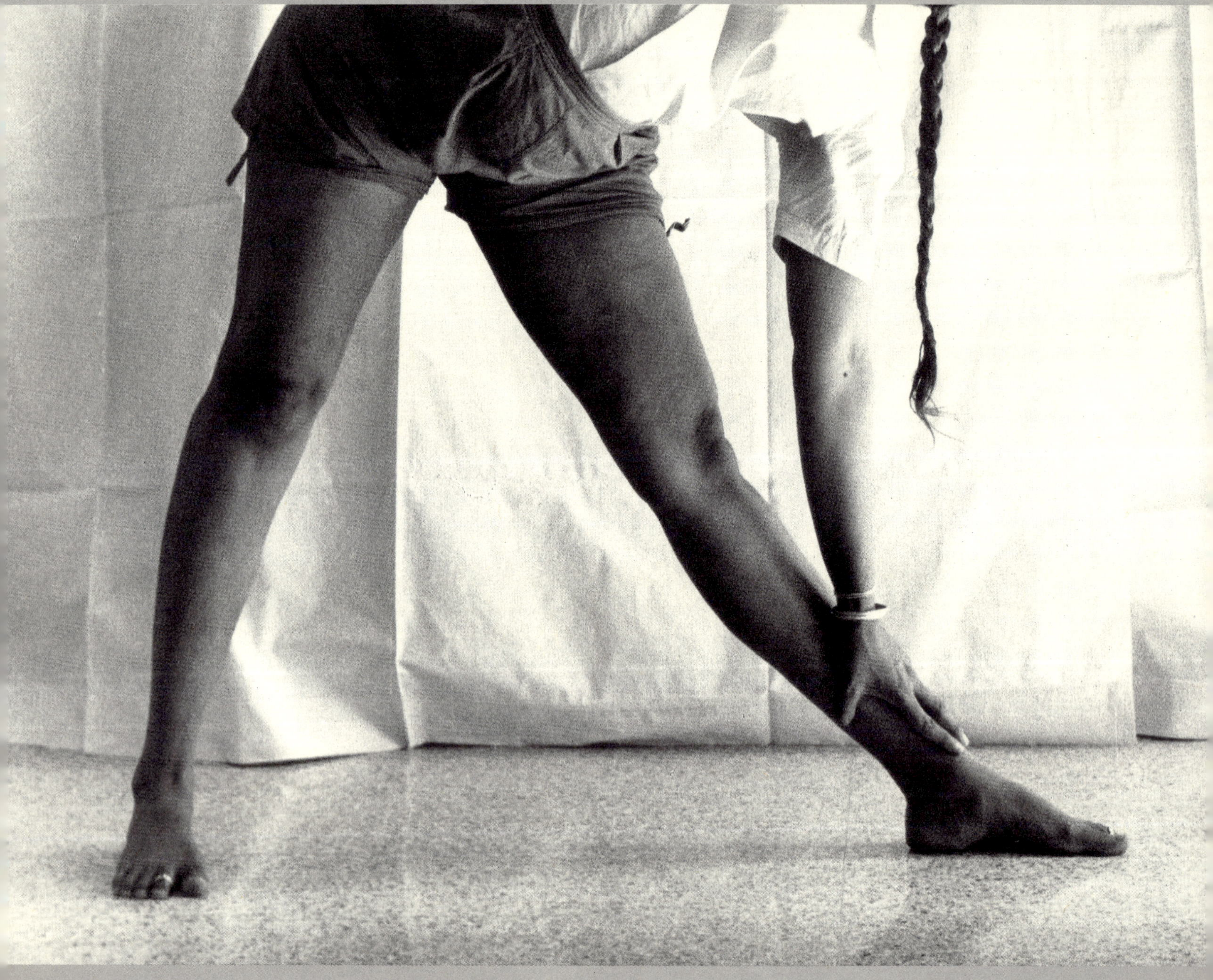

Worauf es ankommt:
Beine absolut gerade. Keine krummen Knie.
Die Arme genau in einer Linie senkrecht zum Boden.
Entscheidend ist vor allem,
daß das Becken sich nicht dreht.
Die Hüften müssen absolut parallel zur Ebene der Füße bleiben.
Sobald das Becken sich dreht oder kippt, wird dieses Asana viel, viel einfacher.
Aber es nützt dir auch nicht mehr.
Du kannst diese Drehung verhindern, indem du ganz dicht vor einer Wand übst.
In dem Augenblick, wo sich die Hüften bewegen, weicht eine Pobacke nach hinten aus (was sie nicht soll).
Die Wand wird das verhindern oder dir deinen Fehler zumindestens bewußt machen.

Deine ganze Aufmerksamkeit in den Händen.
Welch ein großartiges Ausstrecken.
Eine Hand reckt sich zum Himmel, die andere berührt die Erde.
Und du spürst, wie mit jedem Atemzug diese ungeheure Entfernung noch weiter wächst.

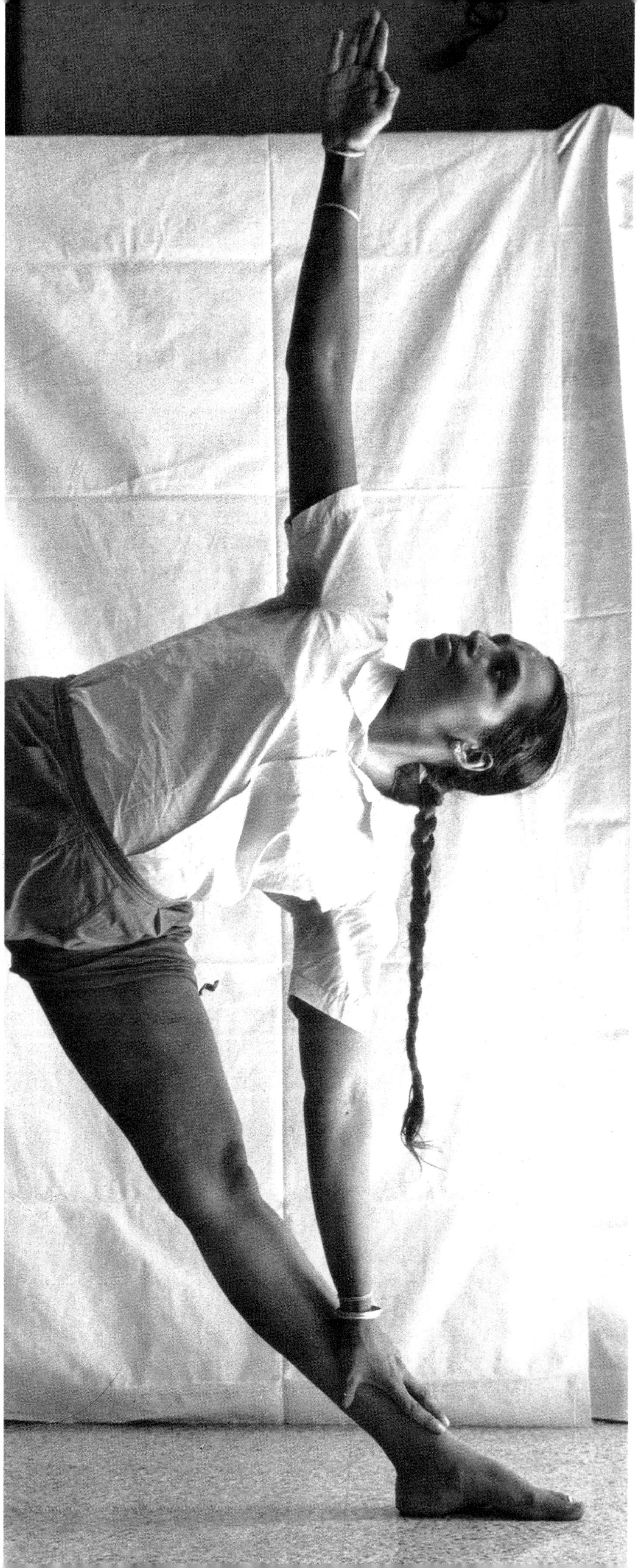

Dann kam Rama.
Und er nahm Govinda, den mächtigen Bogen, den keiner der anderen Prinzen auch nur zu heben vermochte,
und spannte ihn mühelos.

Ramayana

Aber Odysseus, der Weise, ergriff den Bogen,
den die anderen Prinzen vergeblich mit all ihrer Kraft
zu spannen versucht hatten,
und mühelos,
mit der Leichtigkeit eines Musikers, der die Leier schlägt,
spannte er ihn.
Als wolle er sie nur prüfen, spannte er die Bogensaite
und ließ los.
Da ertönte ein herrlicher Laut,
so rein und fröhlich wie Lerchengesang am Morgen.
Und im gleichen Augenblick,
wie ein Echo,
hörte man einen Donnerschlag,
den Zeus, Sohn des Cronos,
als Antwort los ließ.

Odyssee, 21. Gesang

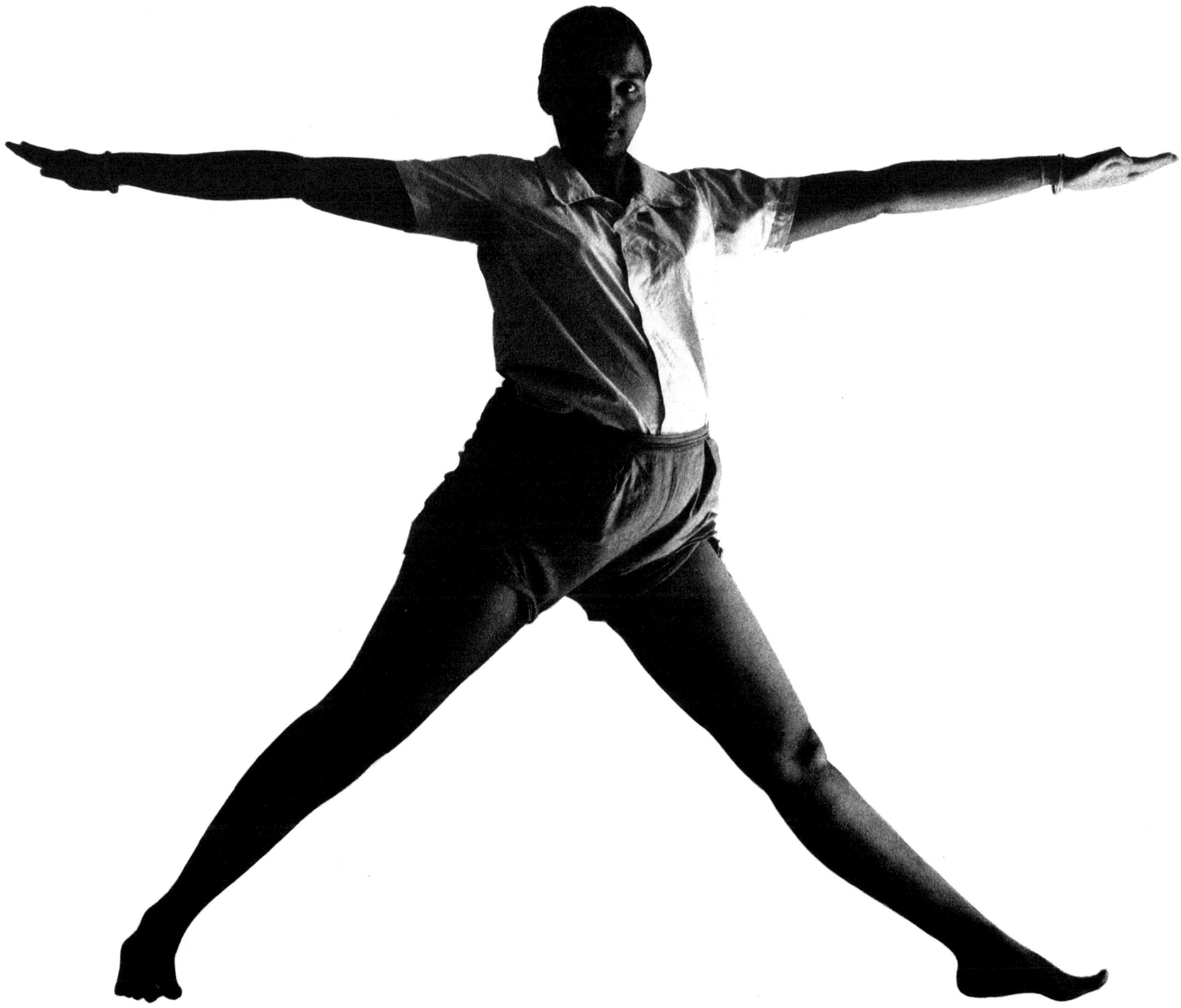

utthita parsvakonasana

Auch dieses Asana kannst du ohne Einschränkungen und Abwandlungen bis zum Ende der Schwangerschaft üben.

Schau es dir auf den folgenden Seiten genau an.
Die Fußstellung ist die gleiche, wie in uttita trikonasana beschrieben.
Spürst du die enorme Dehnung von den Fingerspitzen bis zur Ferse?
Siehst du, daß dein linker Arm und das linke Bein absolut rechtwinklig zum Boden stehen?

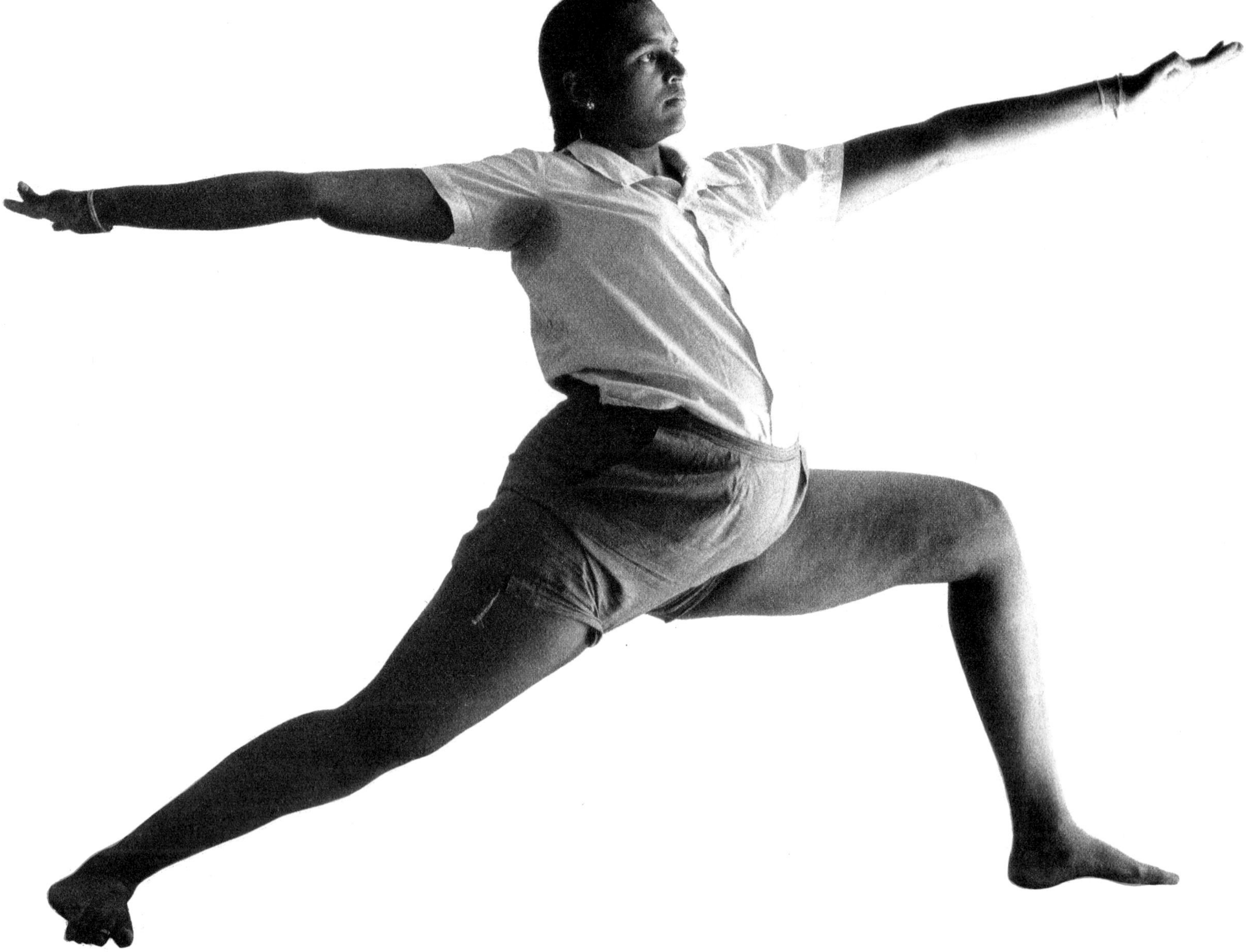

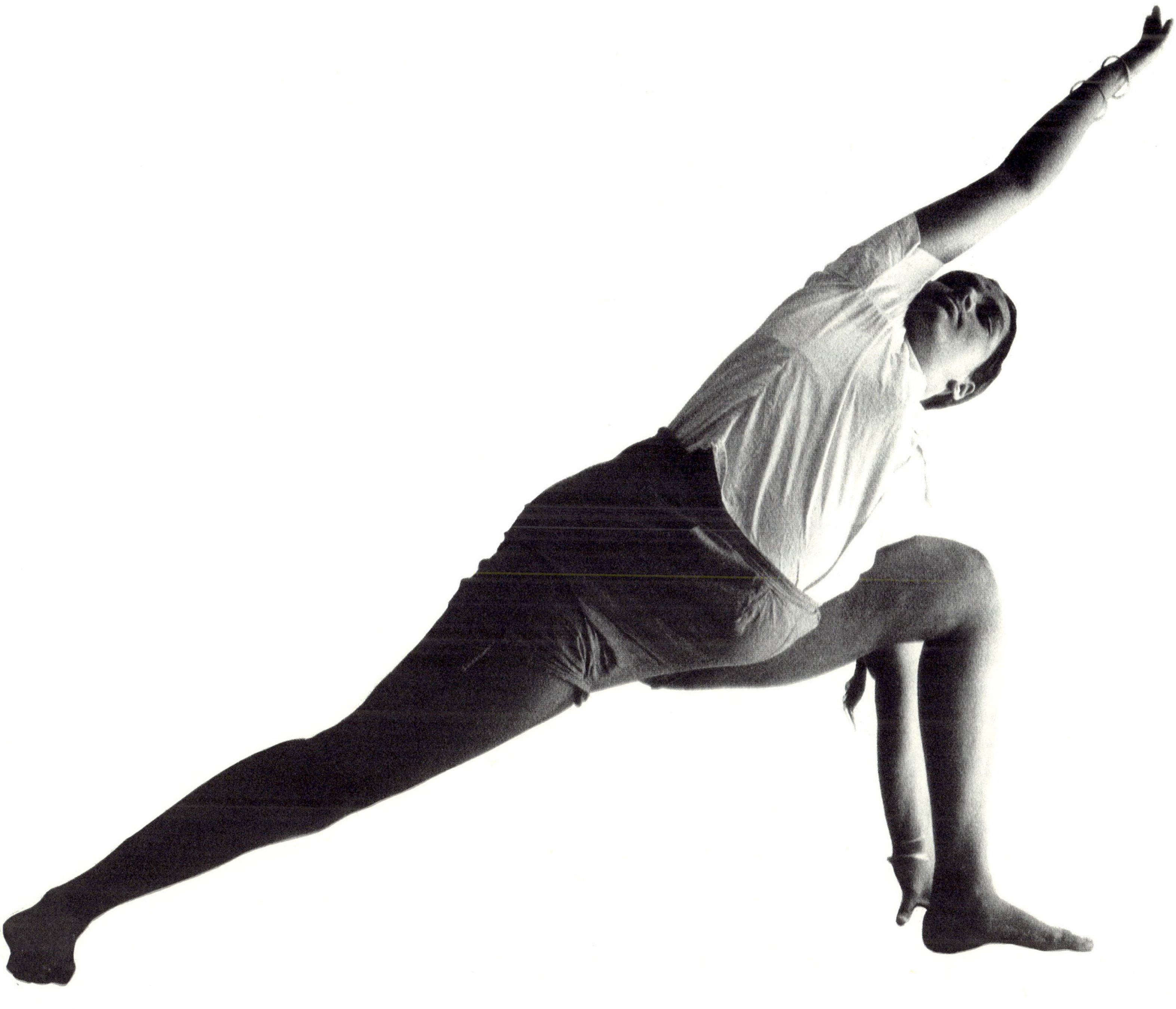

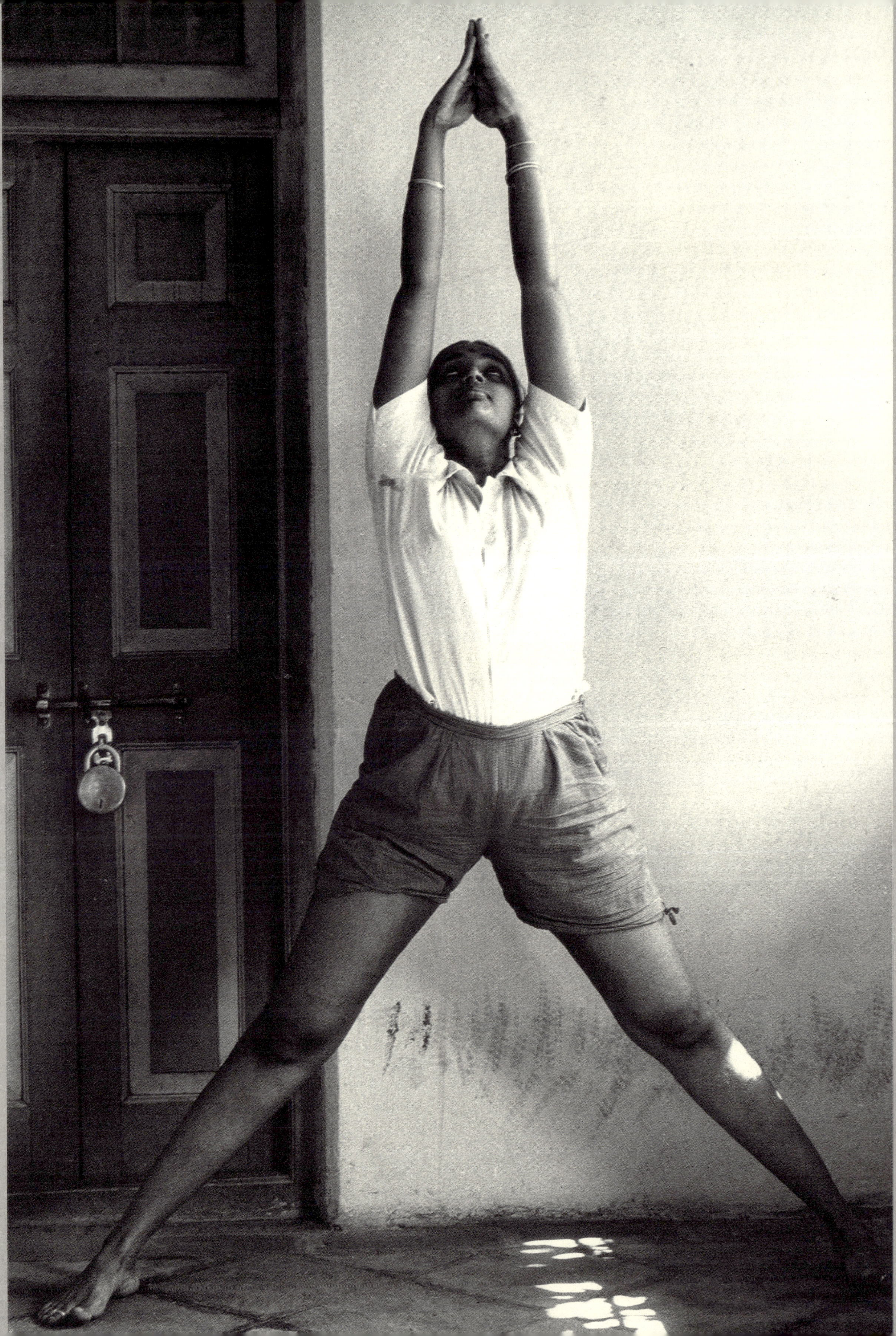

virrabhadrasana

Welch eine Kraft liegt in diesem Asana!
Und welche Schlichtheit.
Auch hier: keine Einschränkung während der Schwangerschaft.

Die gleiche Fußstellung wie eben:
Die Beine sind zunächst breit gespreizt, die Füße fest am Boden.
Dann drehst du dich um die Fersen.
Die Hände streckst du weit nach oben.

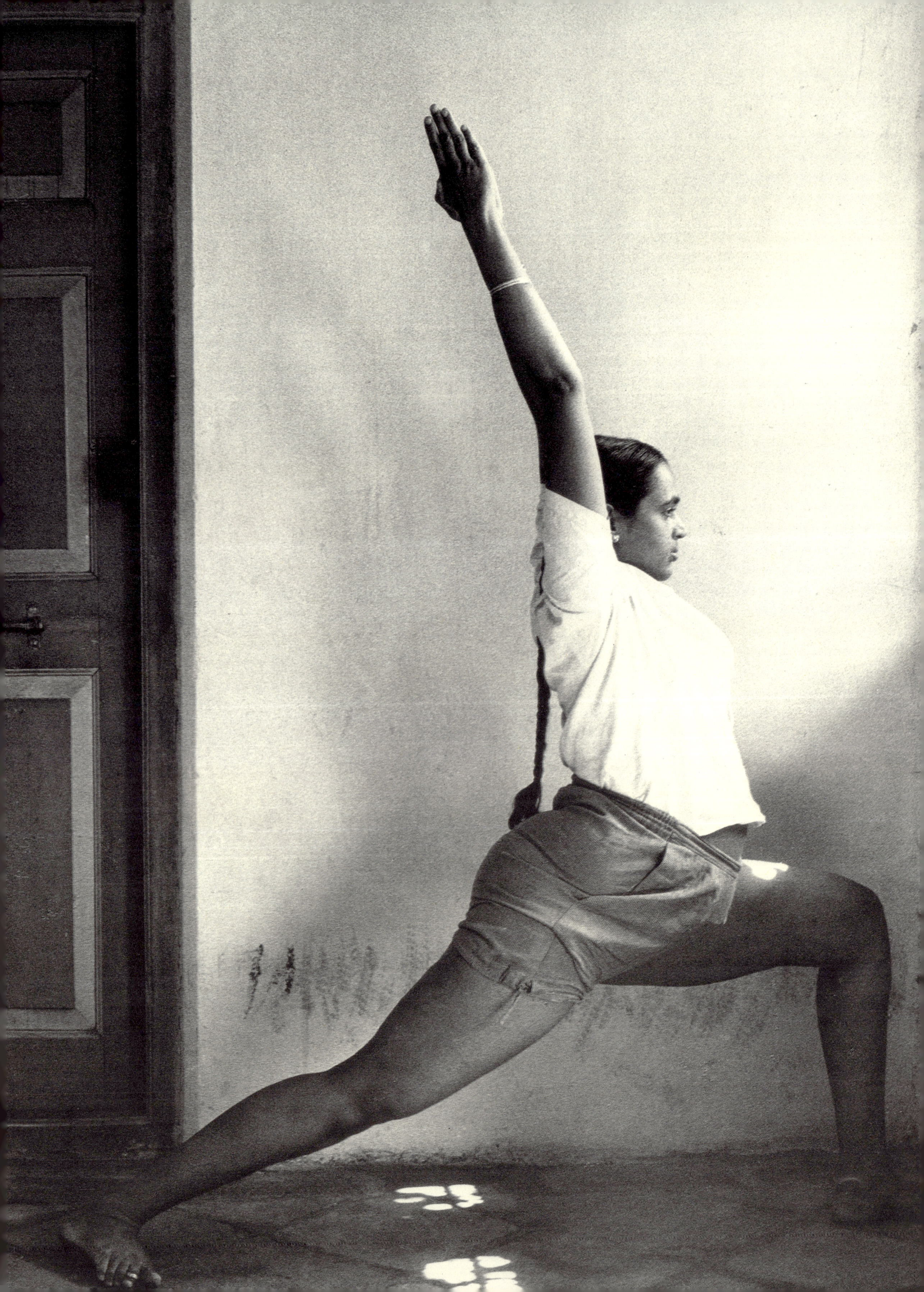

Mit jedem Einatmen ein wenig höher.
Du wirst spüren, daß du nur die Hände zusammenzupressen brauchst, damit die Brust sich öffnet und sich füllt.

Bei jedem Ausatmen drückst du dich mit dem hinteren Fuß nach vorne auf das linke Knie.
Du wirst spüren, wie der Körper sich leicht senkt und der Rücken sich öffnet.

Und doch ist diese Bewegung so innerlich, daß ein nicht eingeweihter Beobachter sie nicht sehen wird.
Nach außen hin wird es scheinen, als ob garnichts geschieht.

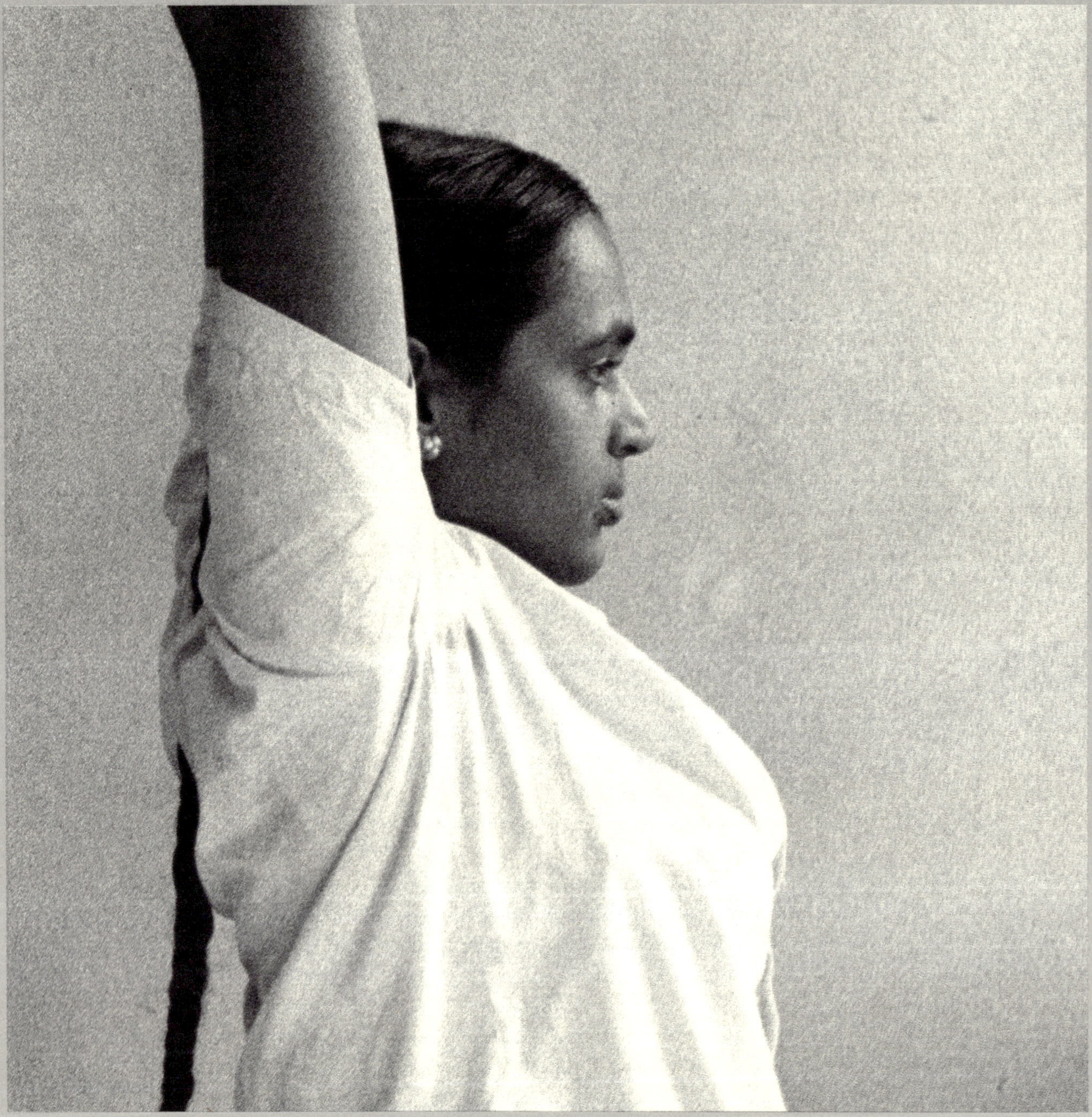

Sieh Vanitas Gesicht,
das auch in dieser kraftvollen Stellung
vollkommen ruhig und ohne die geringste Spannung ist.
Das Gesicht ist der Spiegel des Körpers.
Und da Vanitas Körper gelöst ist,
ist auch Frieden in ihrem Gesicht.

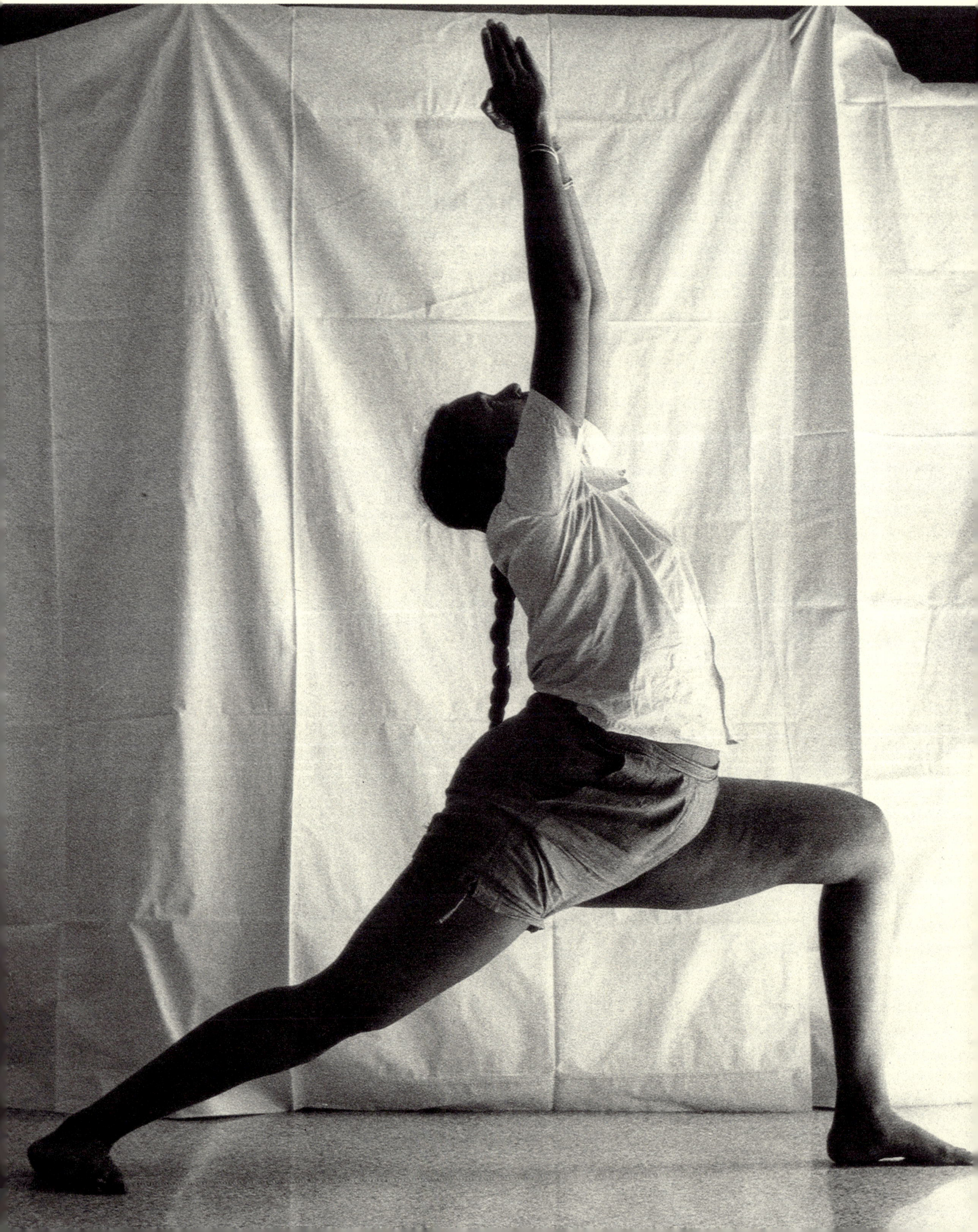

Noch ein Schritt weiter.
Du hast dich kaum bewegt.
Nur die Augen haben sich verändert.
Sie hatten in die Ferne geschaut.
Jetzt richten sie sich nach oben, auf die Hände,
zum Himmel.
Der Kopf folgt deinem Blick und neigt sich nach hinten.

Wenn du einatmest,
strecken sich deine Hände noch weiter in die Höhe.
Wenn du ausatmest,
stützt du dich wieder auf dem hinteren Fuß ab
und dehnst dich nach vorne.

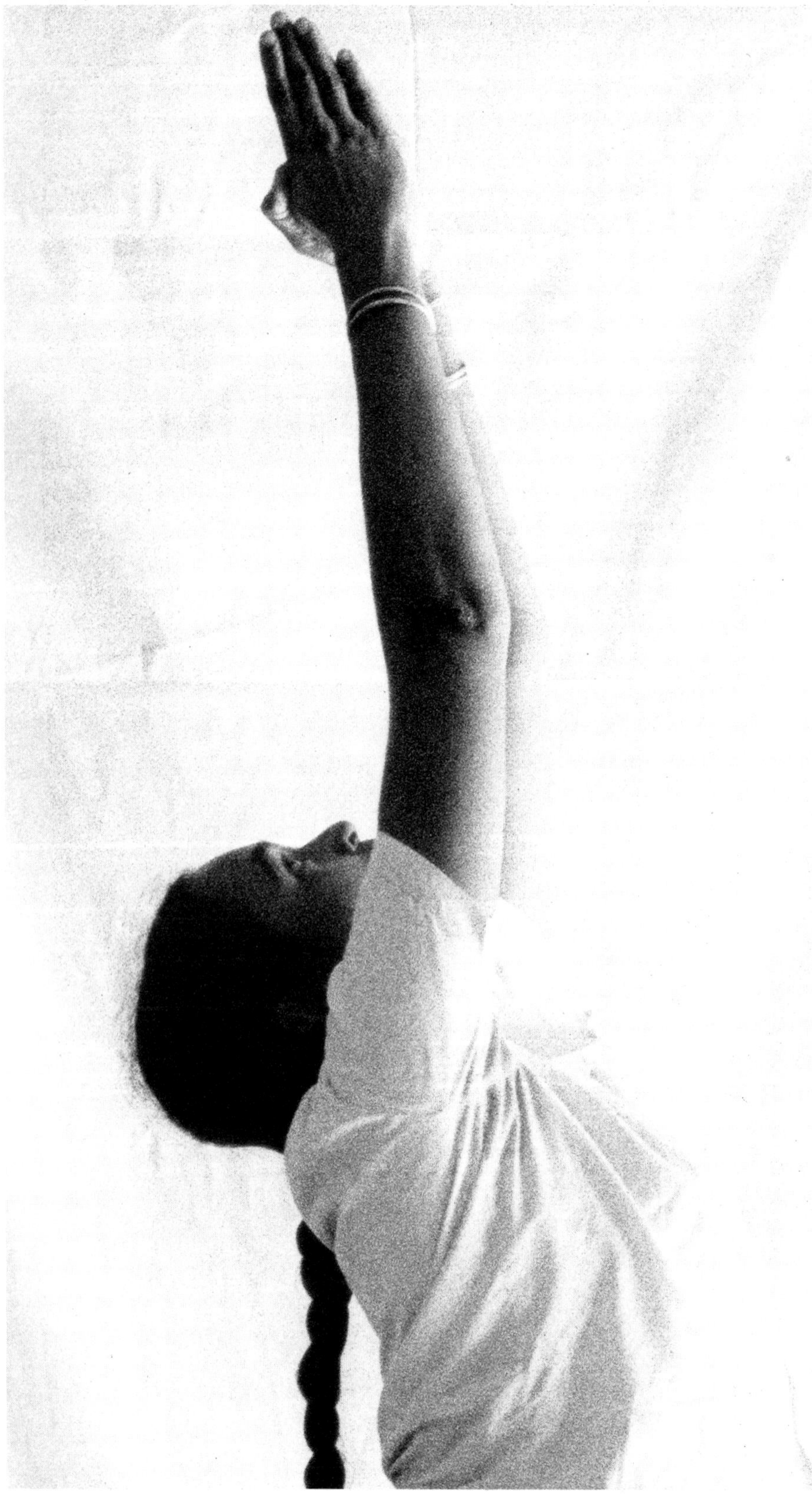

Kommt mir Kraft
von unten?
Kommt mir Klarheit
von oben?

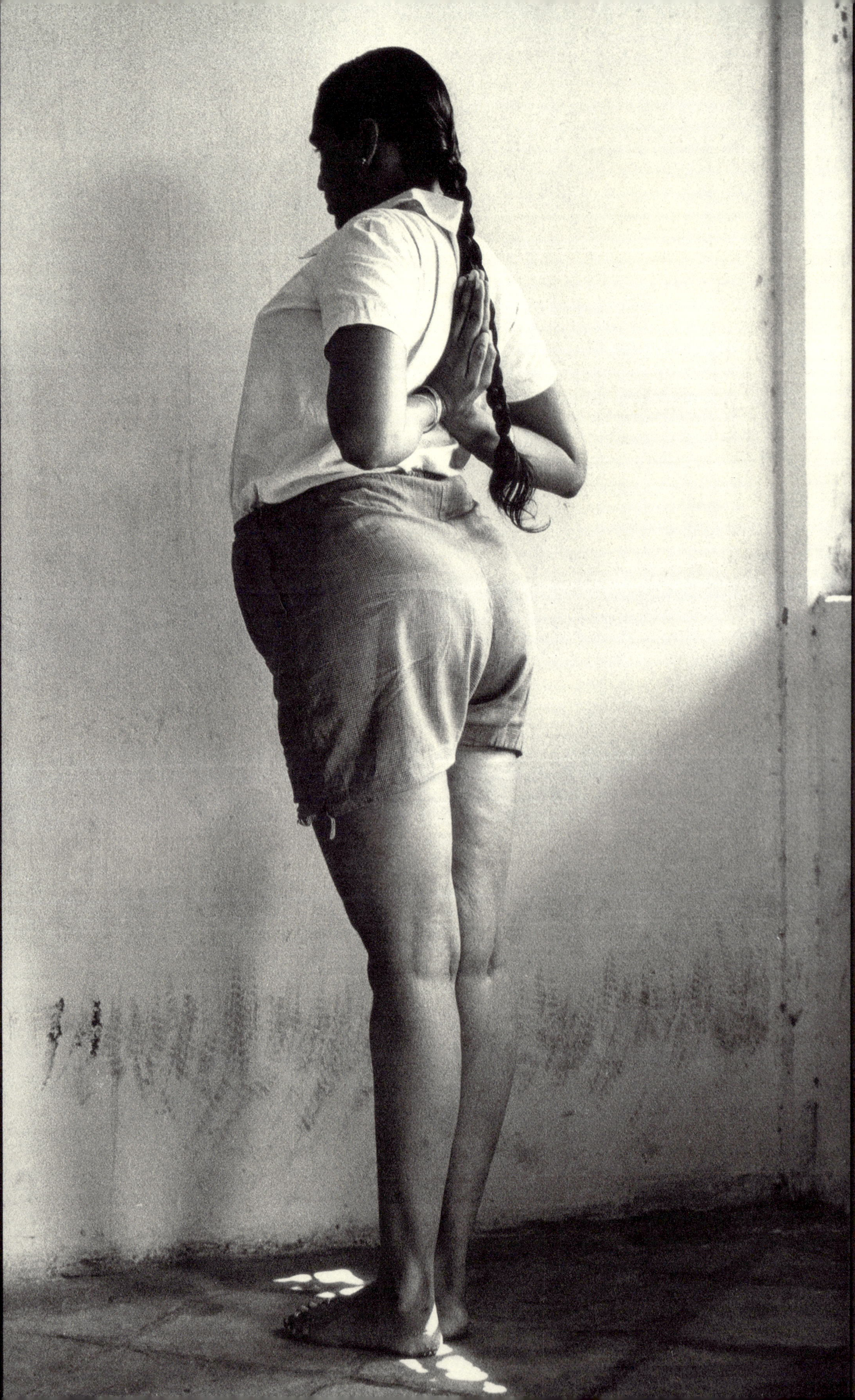

parsvottanasana

Dies ist ein Asana, das du nur teilweise ausführen kannst. Normalerweise neigst du dich erst nach hinten und beugst dann den Körper weit nach vorne, bis dein Kopf die Knie berührt.
Wenn du schwanger bist, darfst du nicht mehr so weit nach unten gehen, auf keinen Fall solltest du versuchen, den Kopf auf die Knie zu bringen.
Begnüge dich damit, den Körper bis zur Horizontale zu neigen.

Du vereinigst die Hände auf dem Rücken,
so daß sich die Handflächen breit berühren.
Dabei drückst du besonders die Außenkanten der Hände und die kleinen Finger fest aneinander und schiebst sie dicht am Rücken entlang nach oben. Versuche sie so hoch wie möglich zu bringen.
Das ist nicht einfach.
Es kann am Anfang sogar sehr schmerzhaft sein.
Aber es ist das Geheimnis und der Schlüssel dieses Asanas.

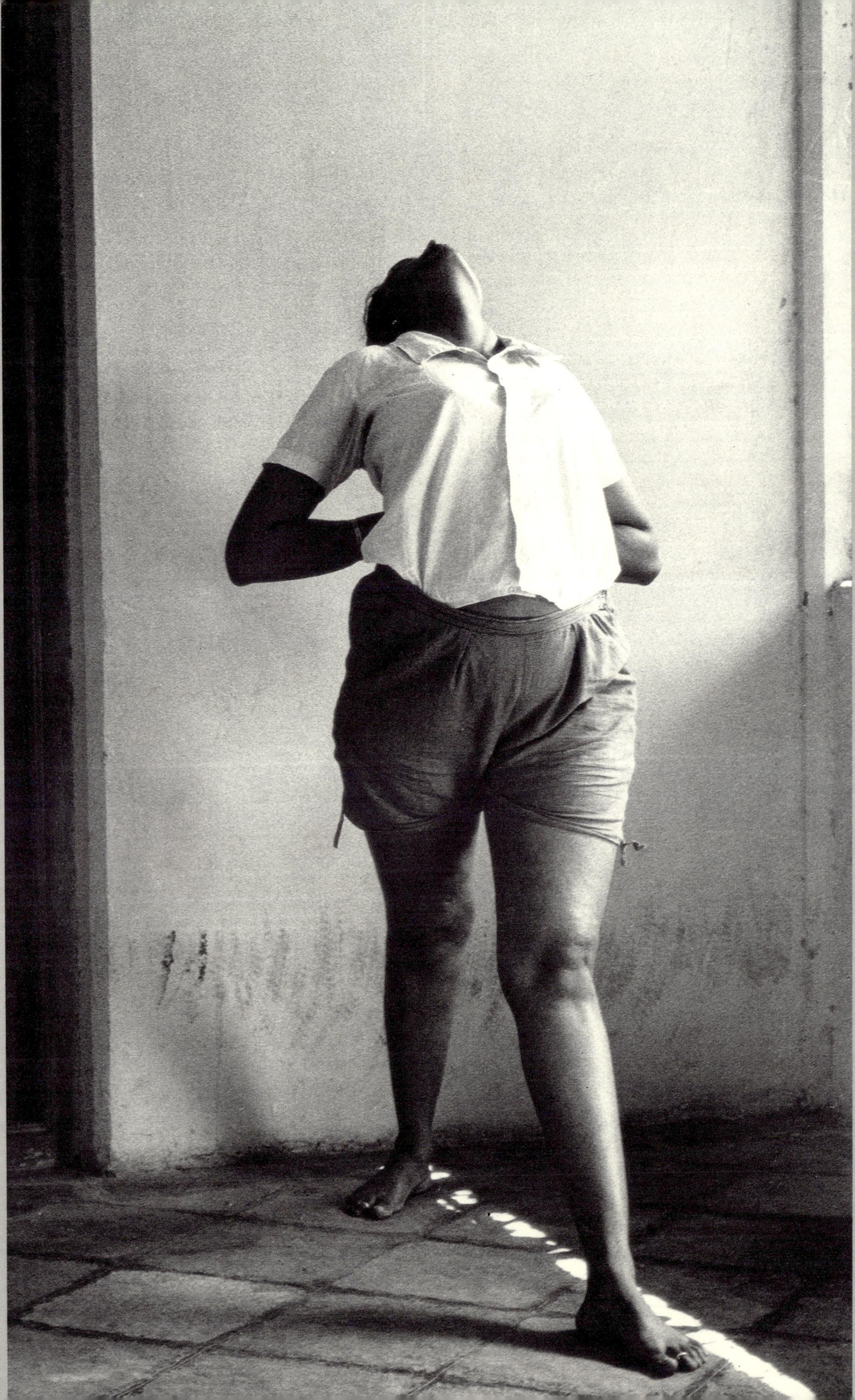

Die Fußstellung ist wieder die gleiche.
Beine zunächst gespreizt, dann die Drehung um die Ferse.
Mit dem nächsten Einatmen verlagerst du das Gewicht auf den hinteren, den rechten Fuß
und lehnst dich weit nach hinten.
Die Hände bleiben fest zusammengepreßt.
Die Brust öffnet sich.
Es entsteht ein neuer Raum zwischen Brustkorb und Bauch.
Strecke dich aus und öffne diesen Raum, soweit es geht.

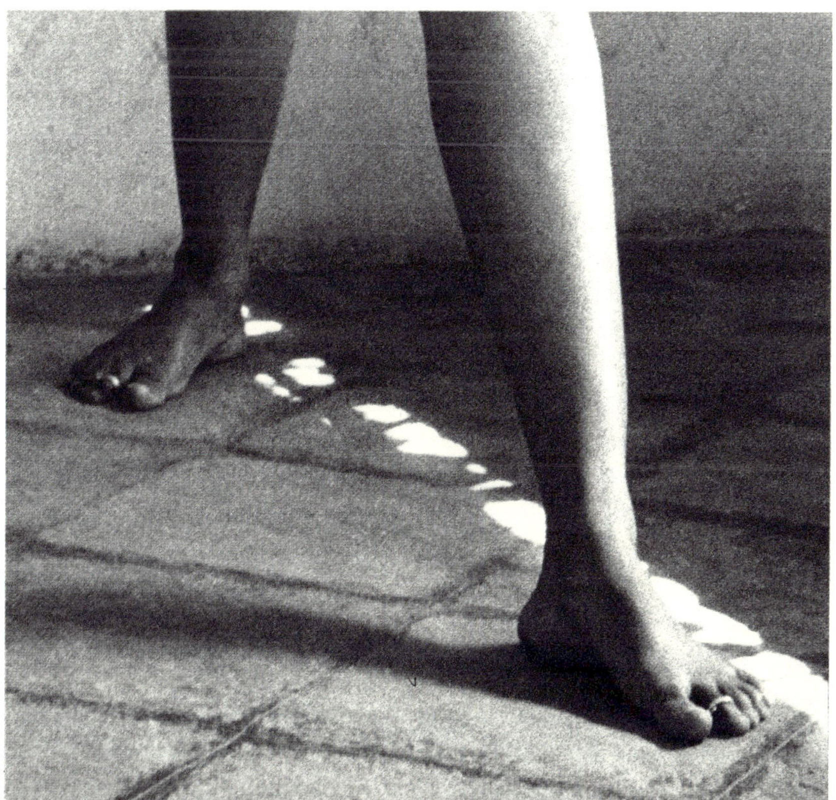

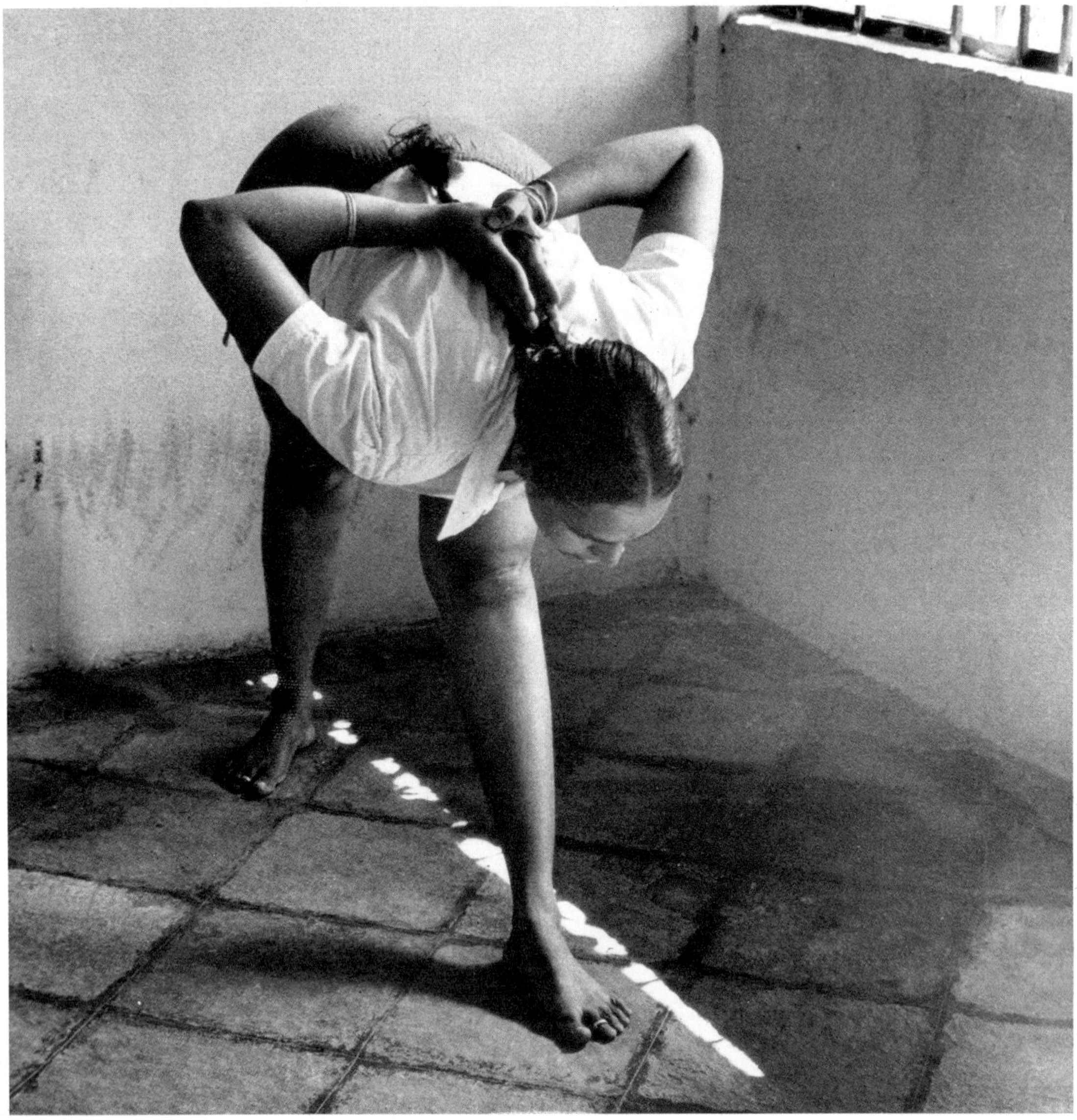

Du atmest aus, verlagerst dabei dein Gewicht auf den vorderen,
den linken Fuß und neigst dich mit dem Oberkörper nach vorne,
bis in die Horizontale.
Verweile hier einige ruhige Atemzüge lang.

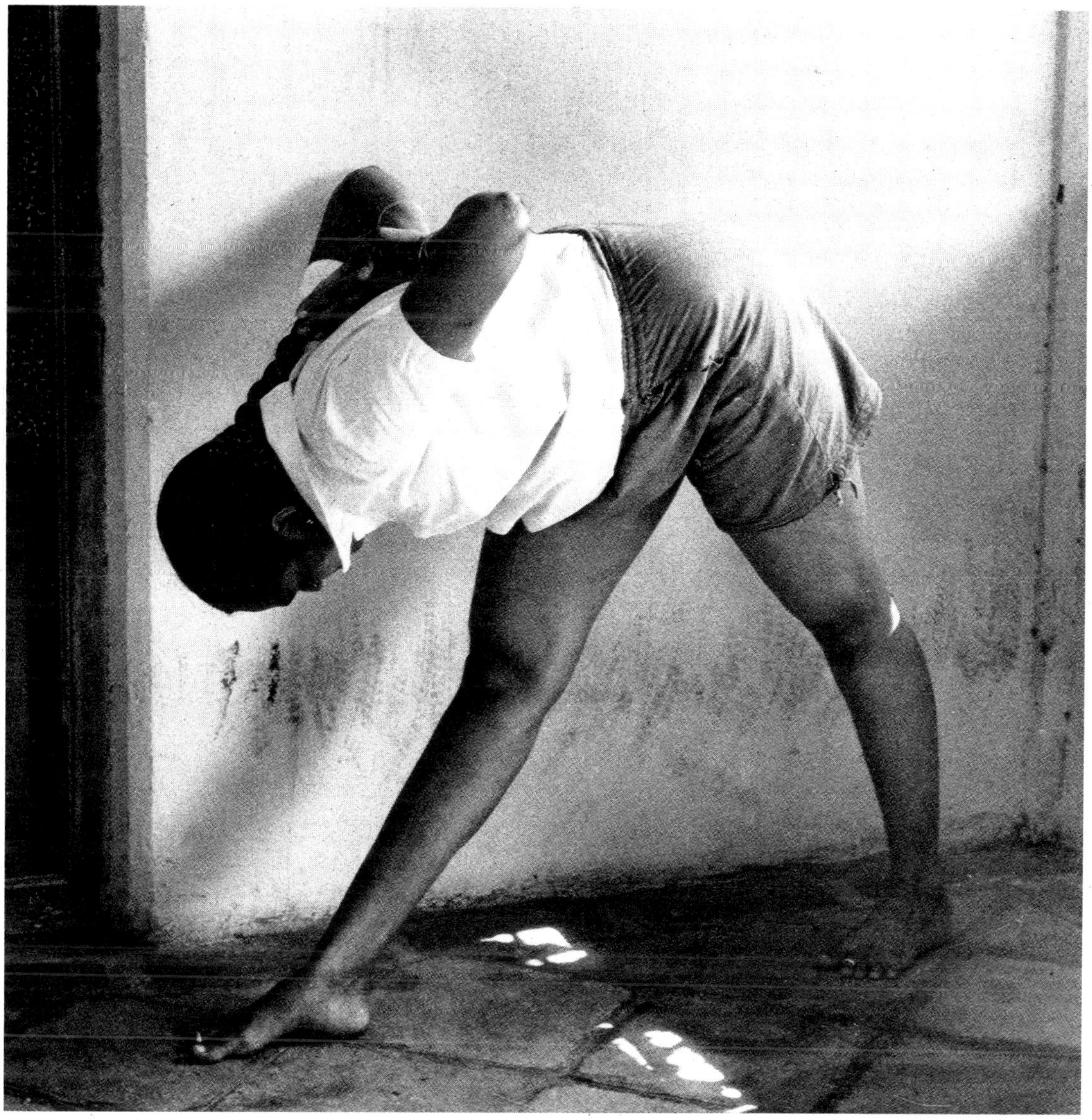

Ohne dich dabei aufzurichten, drehst du dich jetzt um die Fersen und bringst den Oberkörper in der Horizontalen zur anderen Seite.
Die Hände bleiben weit oben auf deinem Rücken.
Du schaust nun den rechten Fuß an und verneigst dich zur Erde.

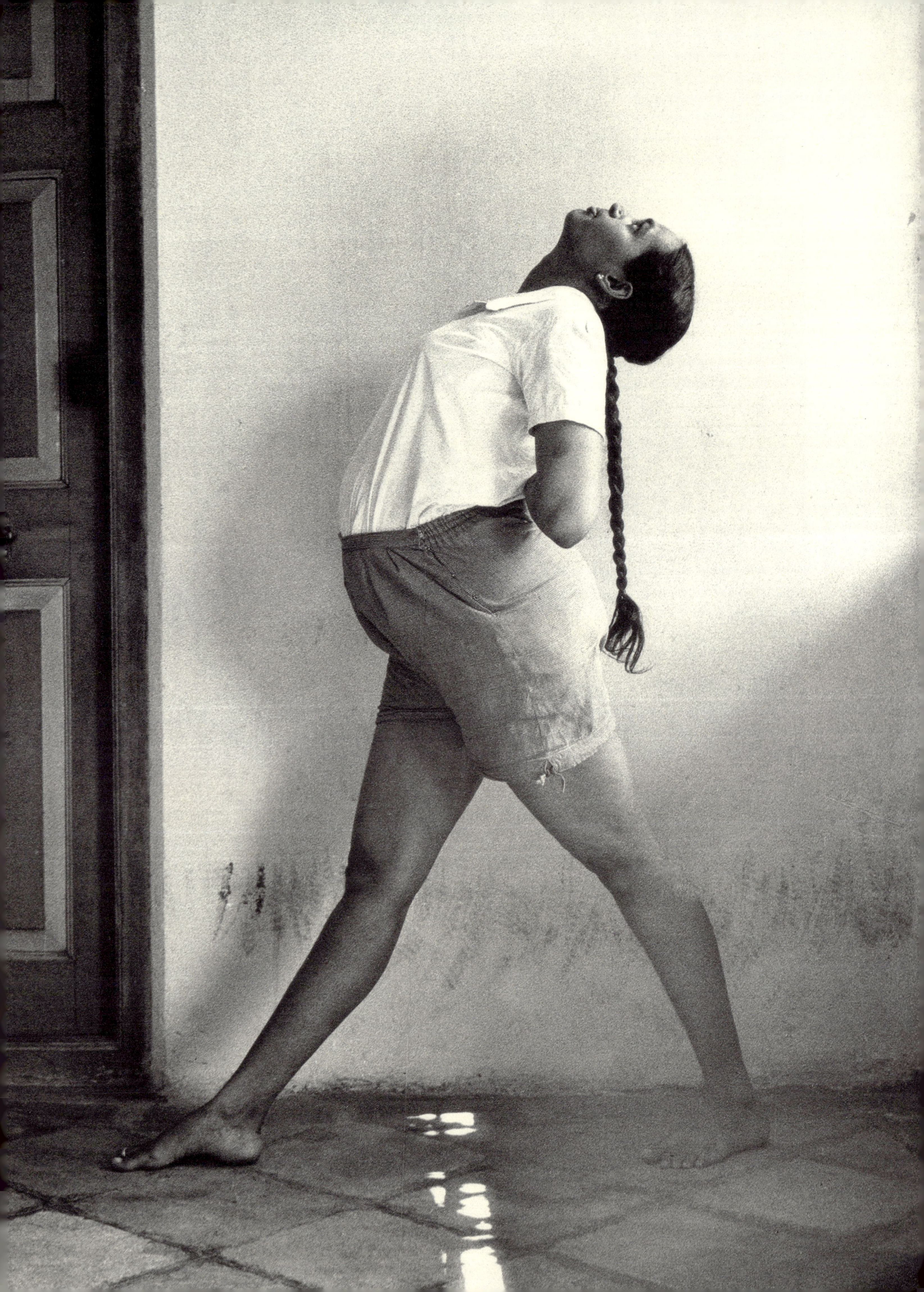

Atme ein und richte dich sehr langsam wieder auf.
Der Kopf legt sich in den Nacken,
der Druck der Hände ist stärker als je zuvor:
die Brust öffnet sich weit und der Atem wird frei.

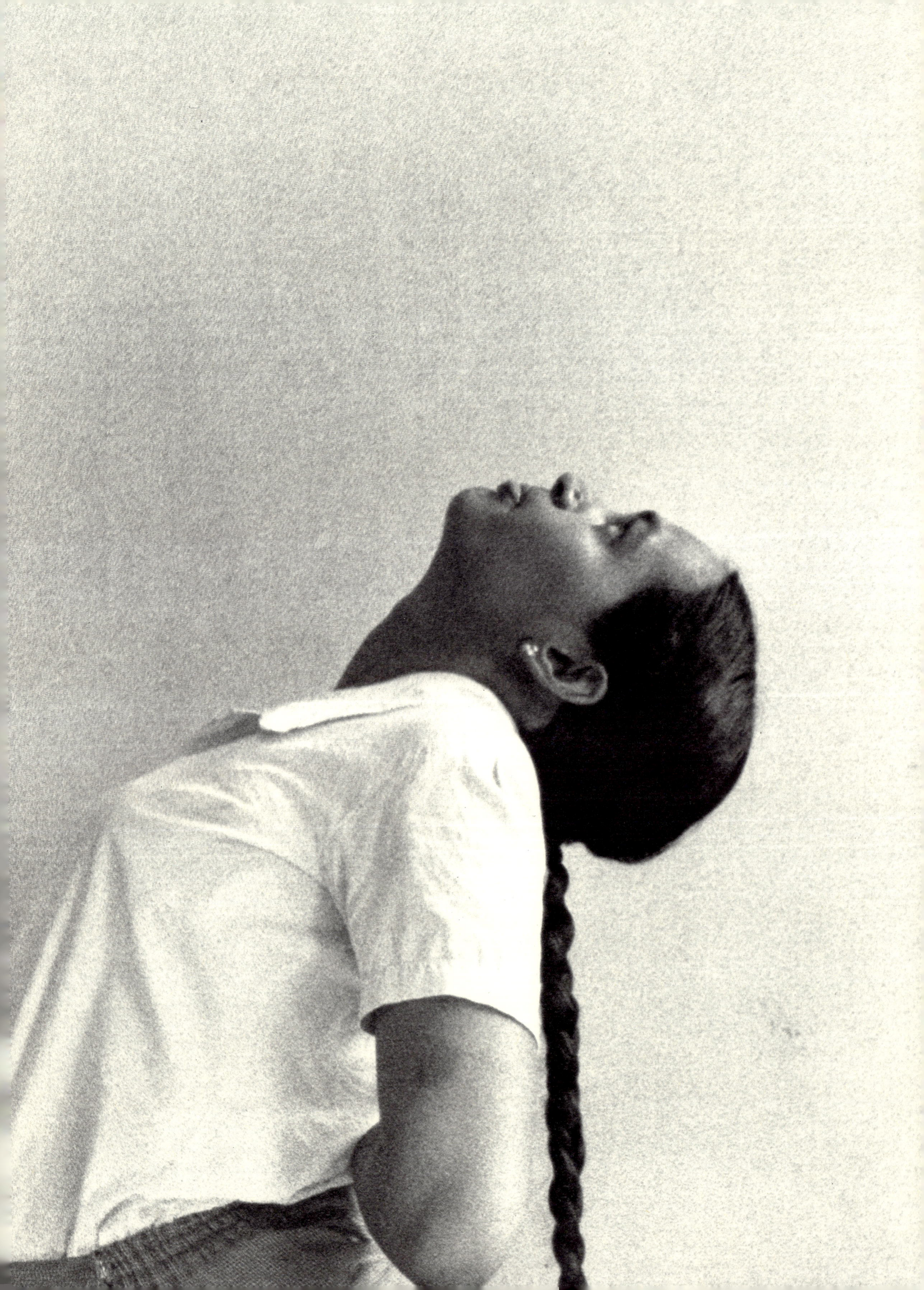

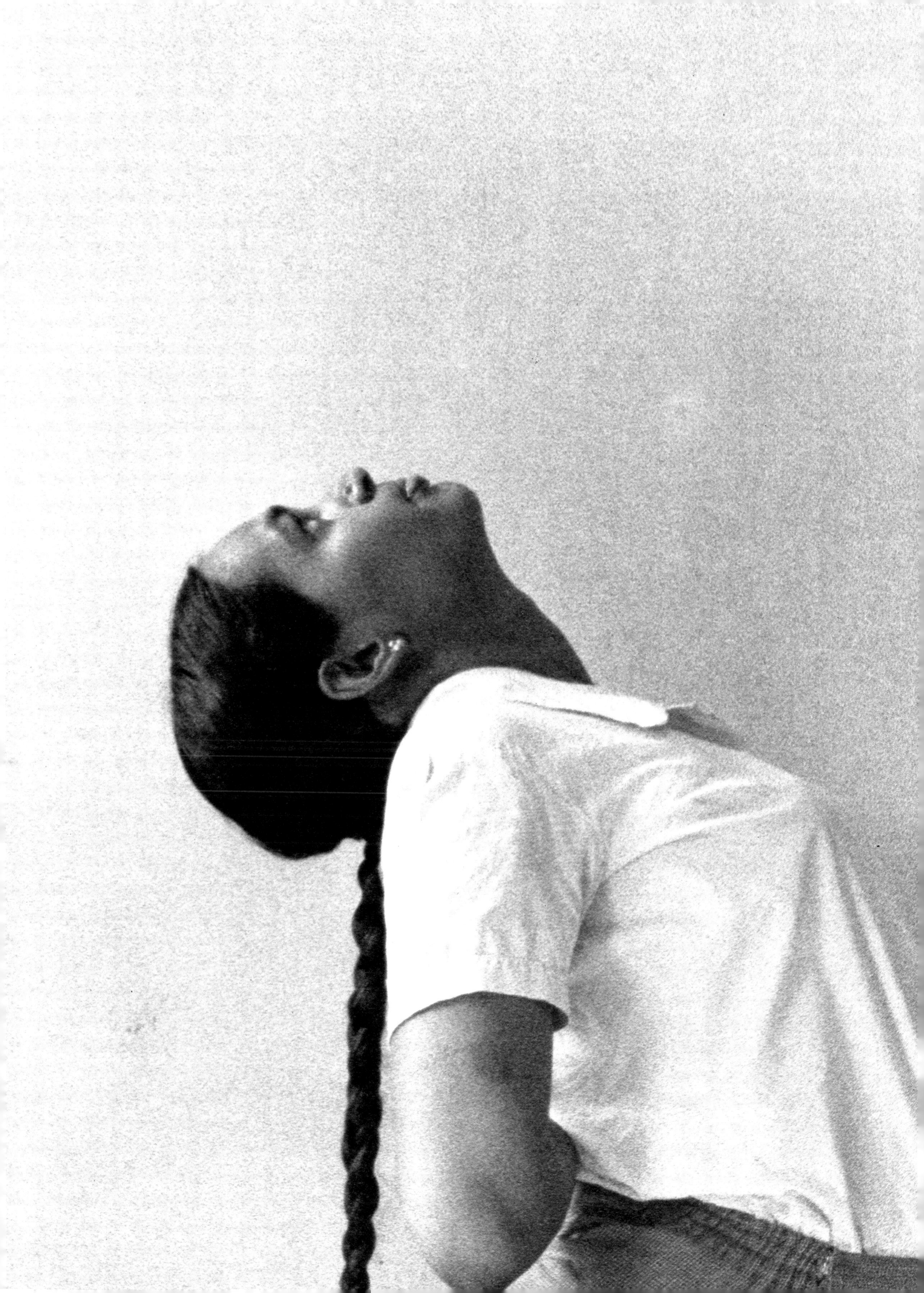

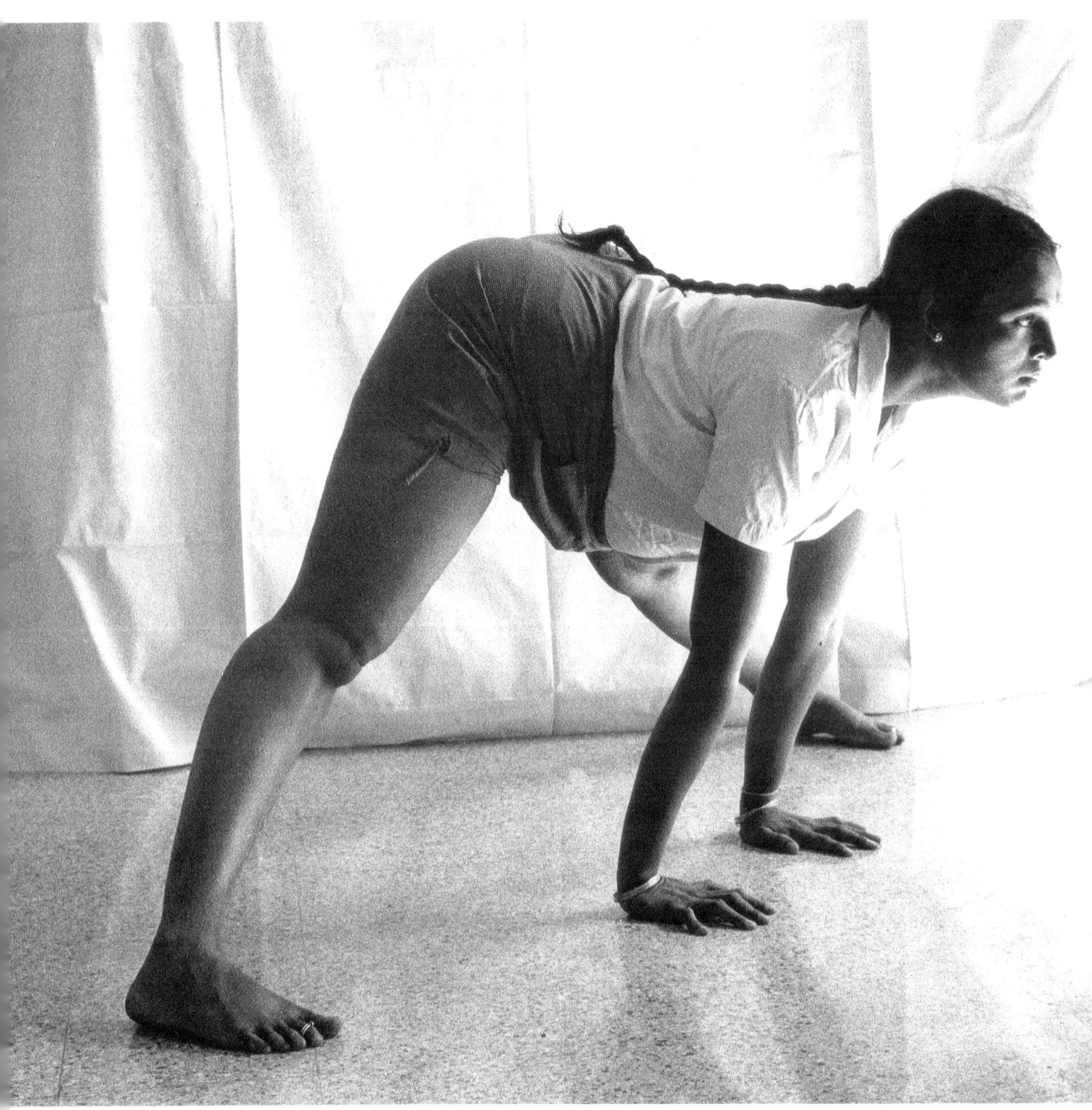

prasarita padottanasana

Auch diese Übung kannst du während der Schwangerschaft nur teilweise ausführen.
Normalerweise setzt du die Hände auf den Boden und beugst dich dann so weit nach vorne, daß der Kopf den Boden berührt.
Das darfst du jetzt auf keinen Fall versuchen.
Während der ganzen Schwangerschaft solltest du dich überhaupt nicht nach vorne beugen.

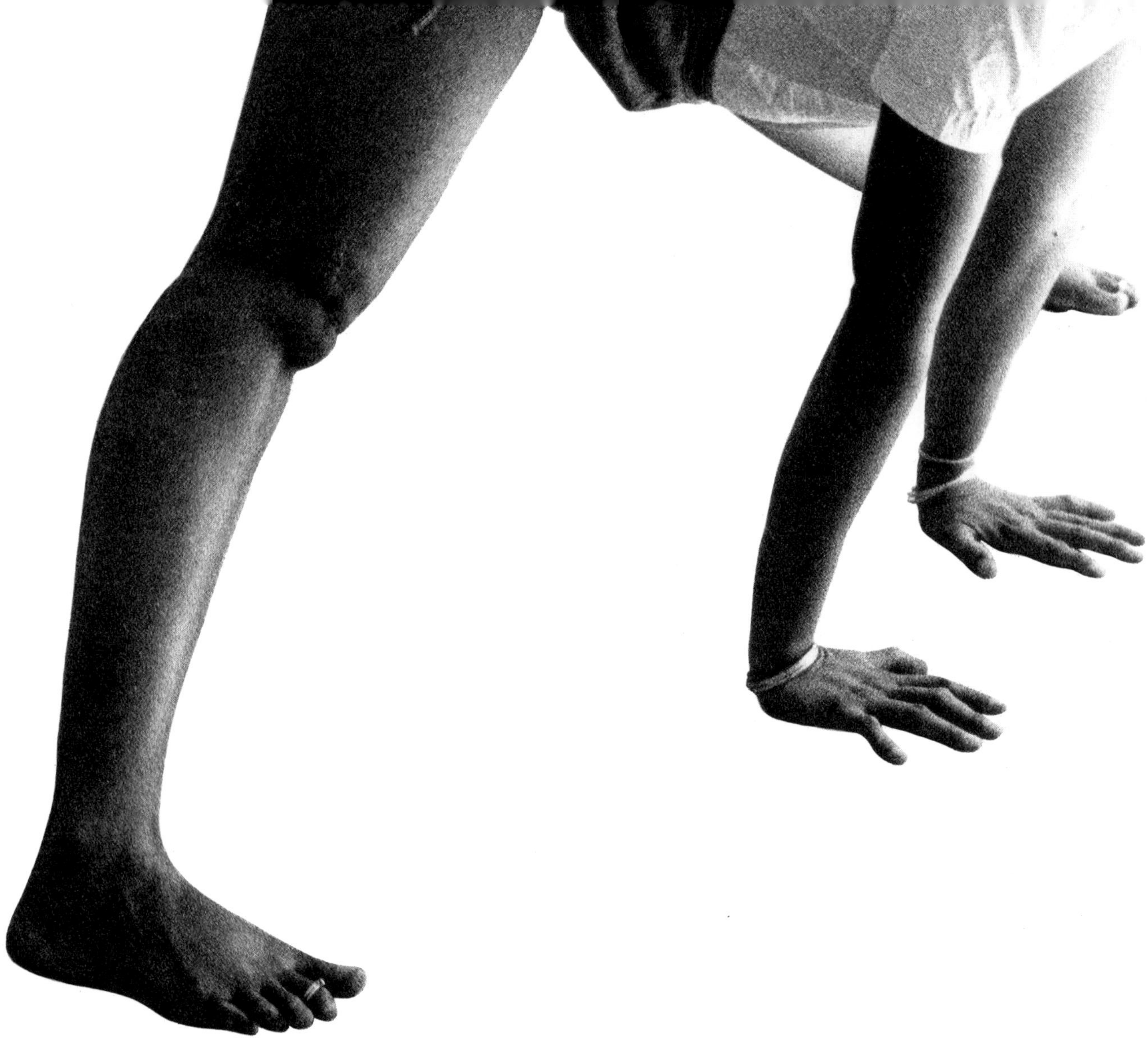

Die Hauptlast deines Körpers liegt auf deinen Händen.
Die Füße drückst du zur Seite, so daß du vor allem auf den Außenkanten stehst.
Stemme dich mit aller Kraft gegen den Boden
und drücke dich nach hinten ab,
als wolltest du einen Sprung nach vorne machen.
Dein Kopf liegt im Nacken,
die Augen blicken geradeaus:

Ah, der Tiger ist gar nicht mehr weit.

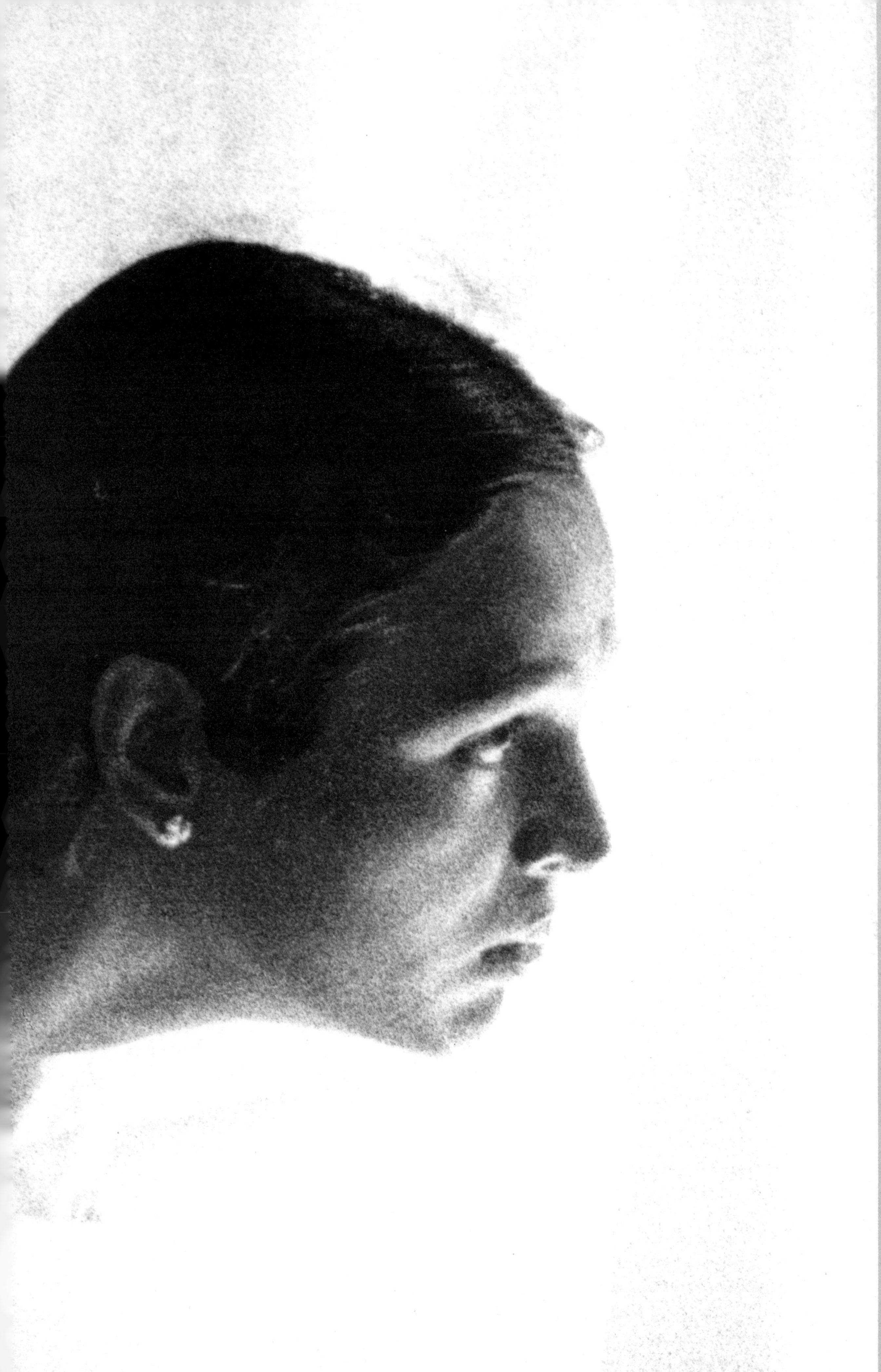

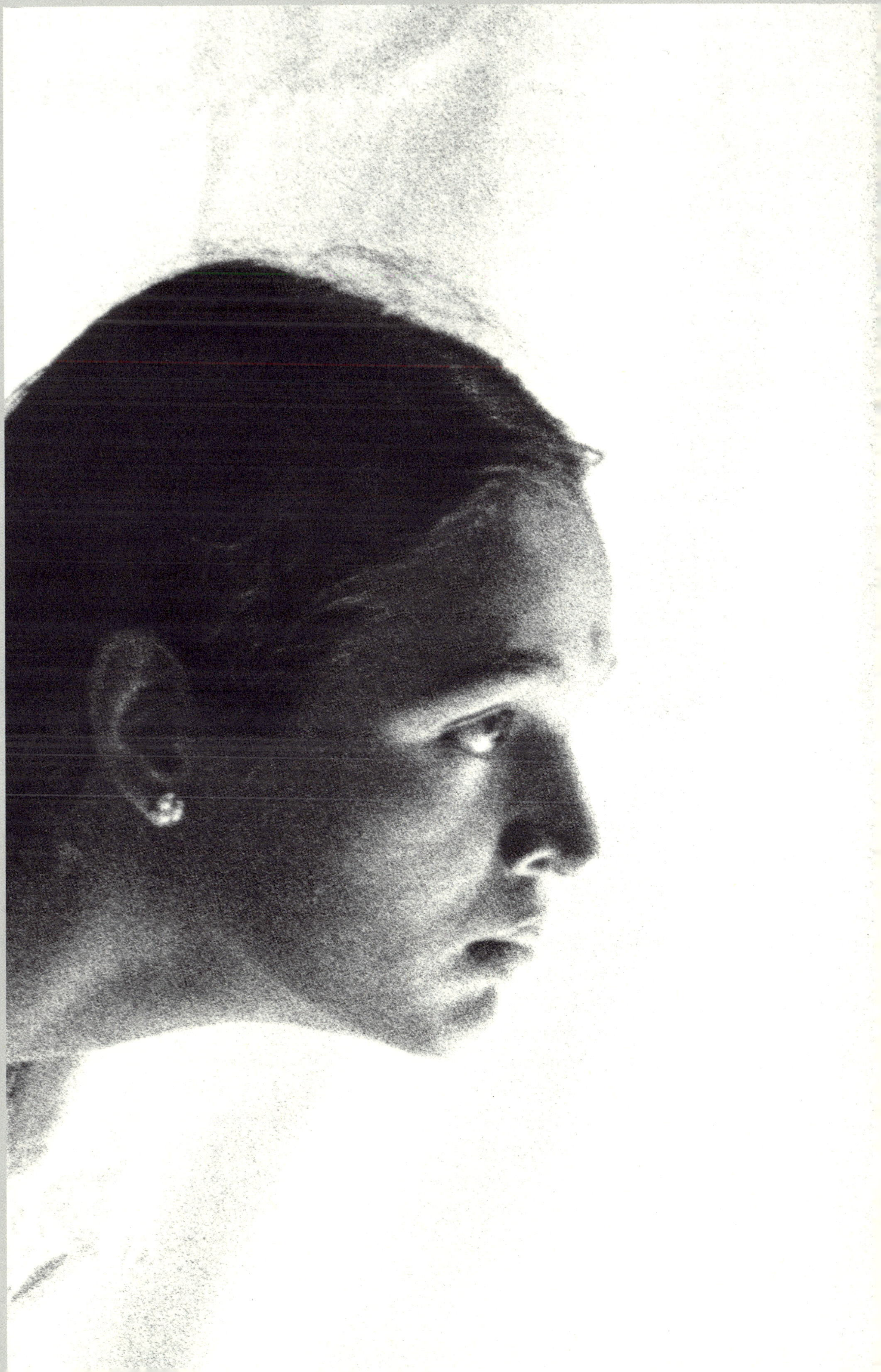

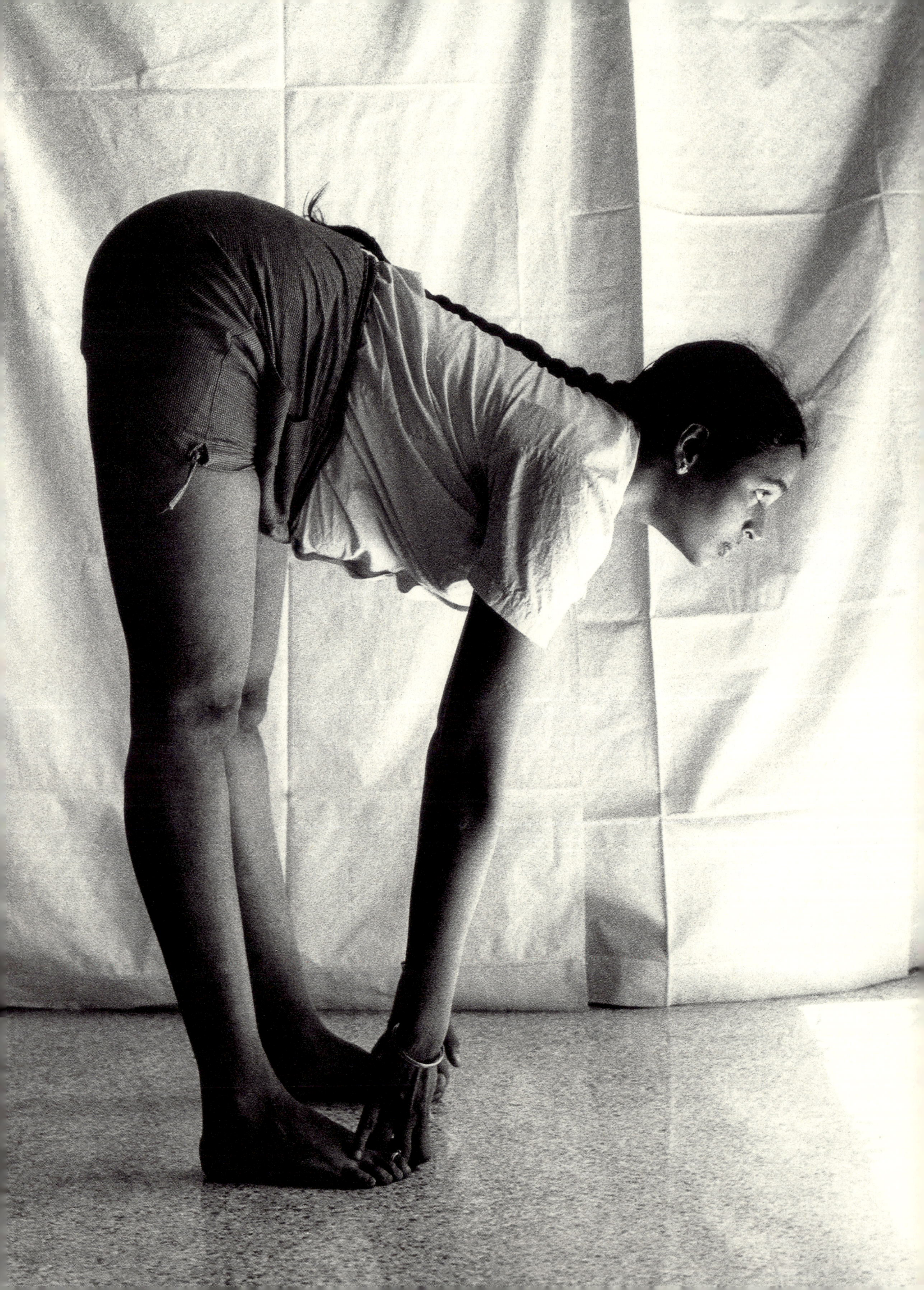

padangustanasana

Diese Übung ähnelt einer japanischen Begrüßungsform.

Du beugst dich weit nach vorne.
Die Schultern bleiben entspannt,
die Hände gleiten locker an den Beinen herunter.
Wenn du sie nicht bis zur Erde hinunterbringst,
ist es nicht schlimm.
Wichtiger ist, daß die Knie gestreckt bleiben
und du geradeaus nach vorne schaust.

Spürst du, wie der Rücken sich öffnet?

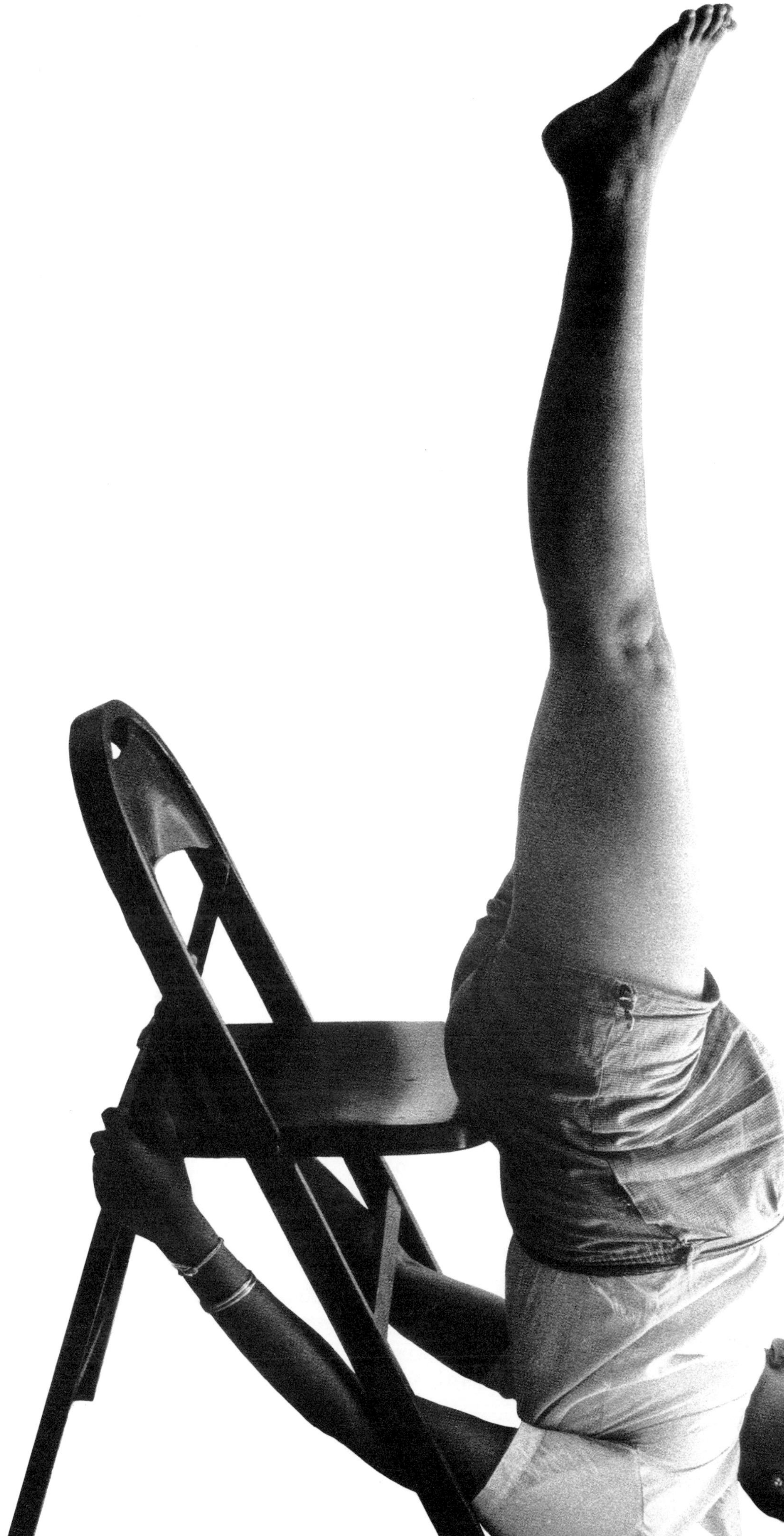

Die Stellungen am Boden

sarvangasana

Dies ist ein besonders schönes und wichtiges Asana.
Seine Wirkung ist so tiefgreifend,
daß wir es uns genauer betrachten wollen.

Im Gegensatz zu dem, was wir in Sirasana, dem Kopfstand, gesagt haben, solltest du hier während der Schwangerschaft ein äußeres Hilfsmittel benutzen, wenn du diese Stellung einnimmst:
einen Stuhl und die Wand.
Würdest du das nicht tun, müßtest du deine Bauchmuskeln außerordentlich stark anspannen, und das ist während der Schwangerschaft streng verboten.

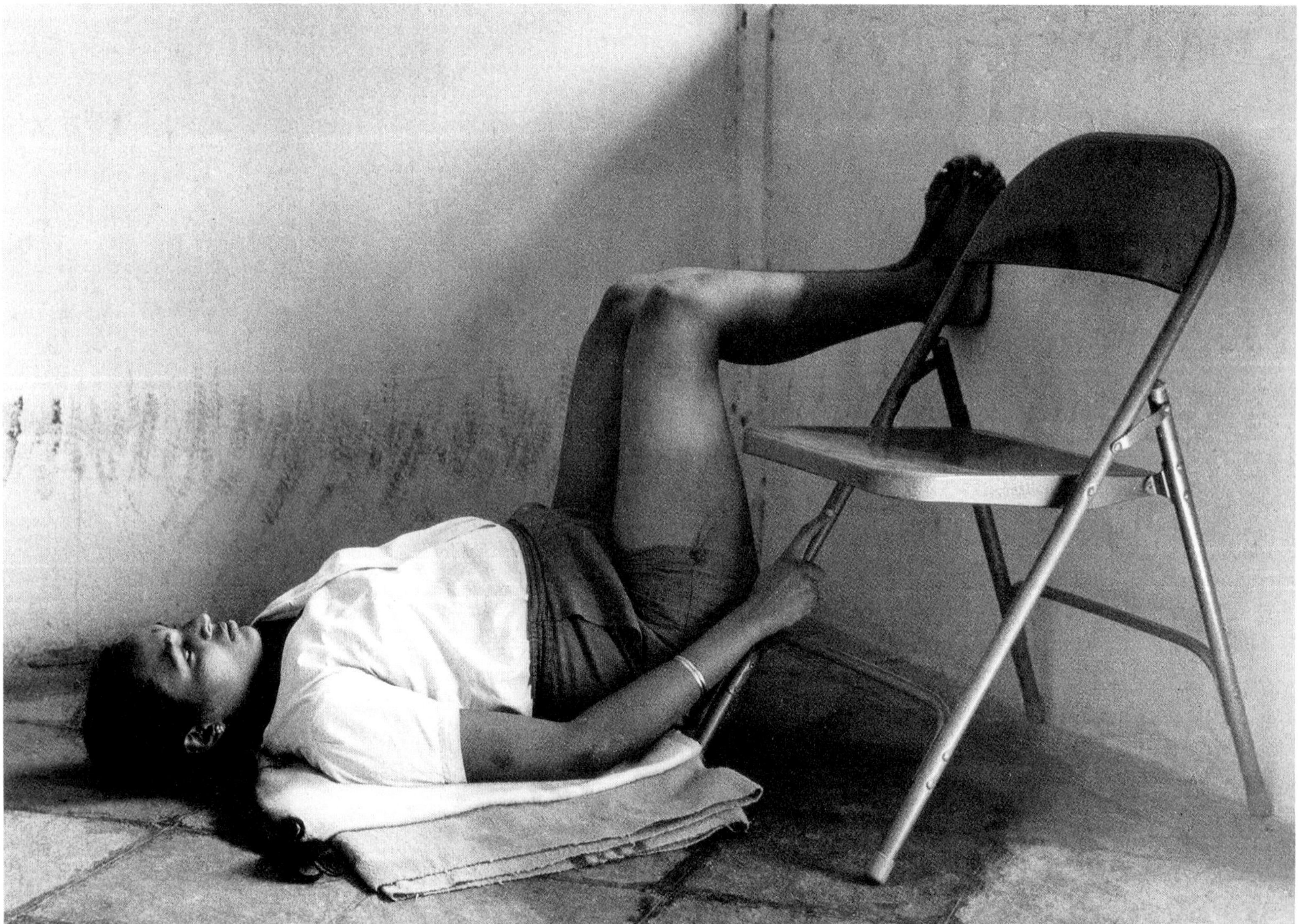

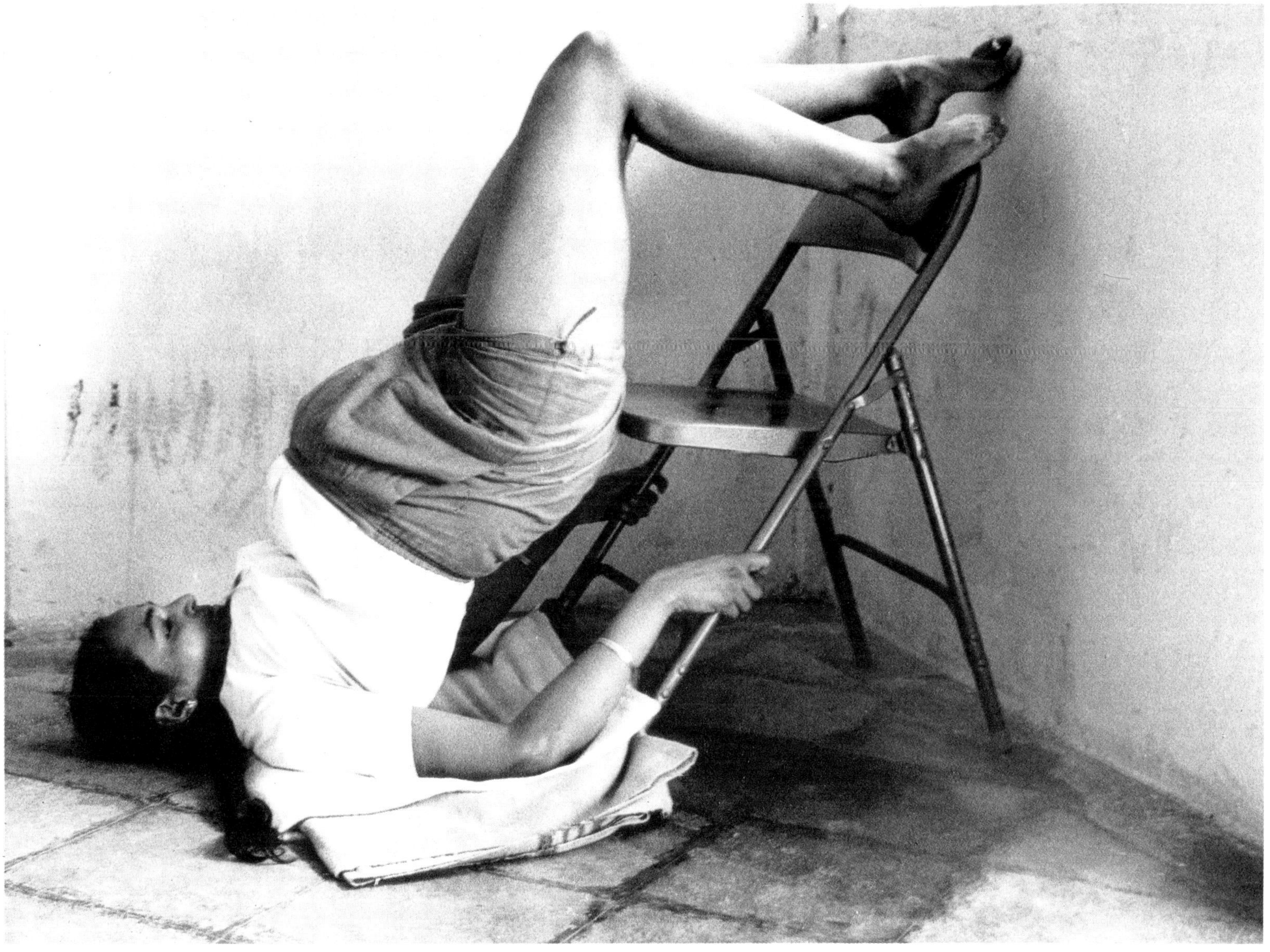

Der Hinweg

Du kletterst mit den Füßen die Wand hoch und benutzt dann einen Stuhl als Hilfe.
Einen zweiten Stuhl solltest du in der Nähe haben.
Du wirst ihn später noch gebrauchen.
Du greifst mit den Armen zwischen den Stuhlbeinen hindurch und ziehst dir den Stuhl immer dichter an deinen Rücken heran.
So bringst du den Körper Stück für Stück in die Vertikale, bis dein ganzes Gewicht auf den Schultern ruht.

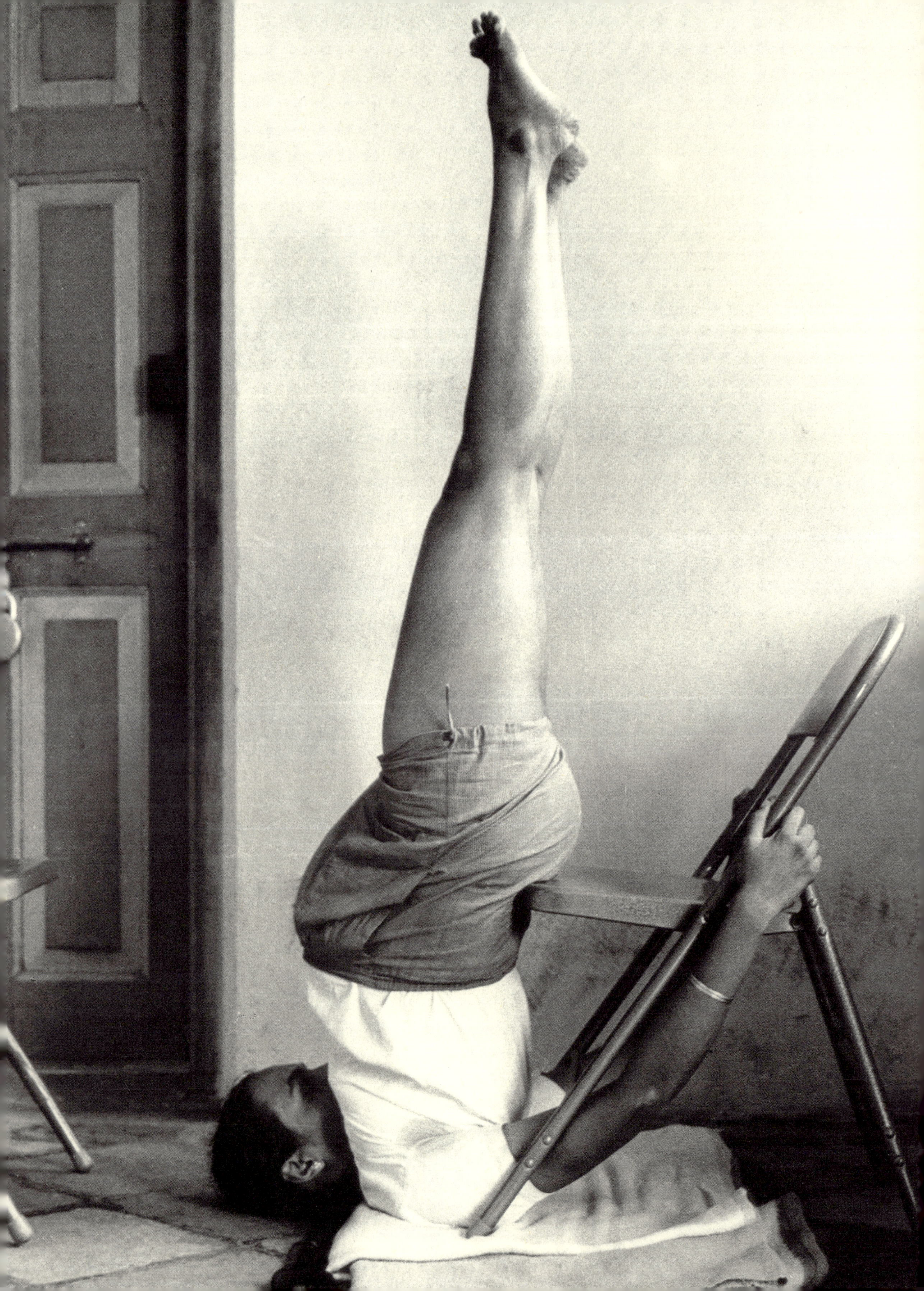

Verweilen

Der Körper soll vollkommen senkrecht zum Boden stehen,
sonst wird er sich verspannen,
und du wirst niemals Freiheit und Leichtigkeit verspüren.
Eine gute Grundlage
und aufrechtes Stehen,
das ist das Geheimnis.
Tiefes Los-lassen in Nacken und Schultern.

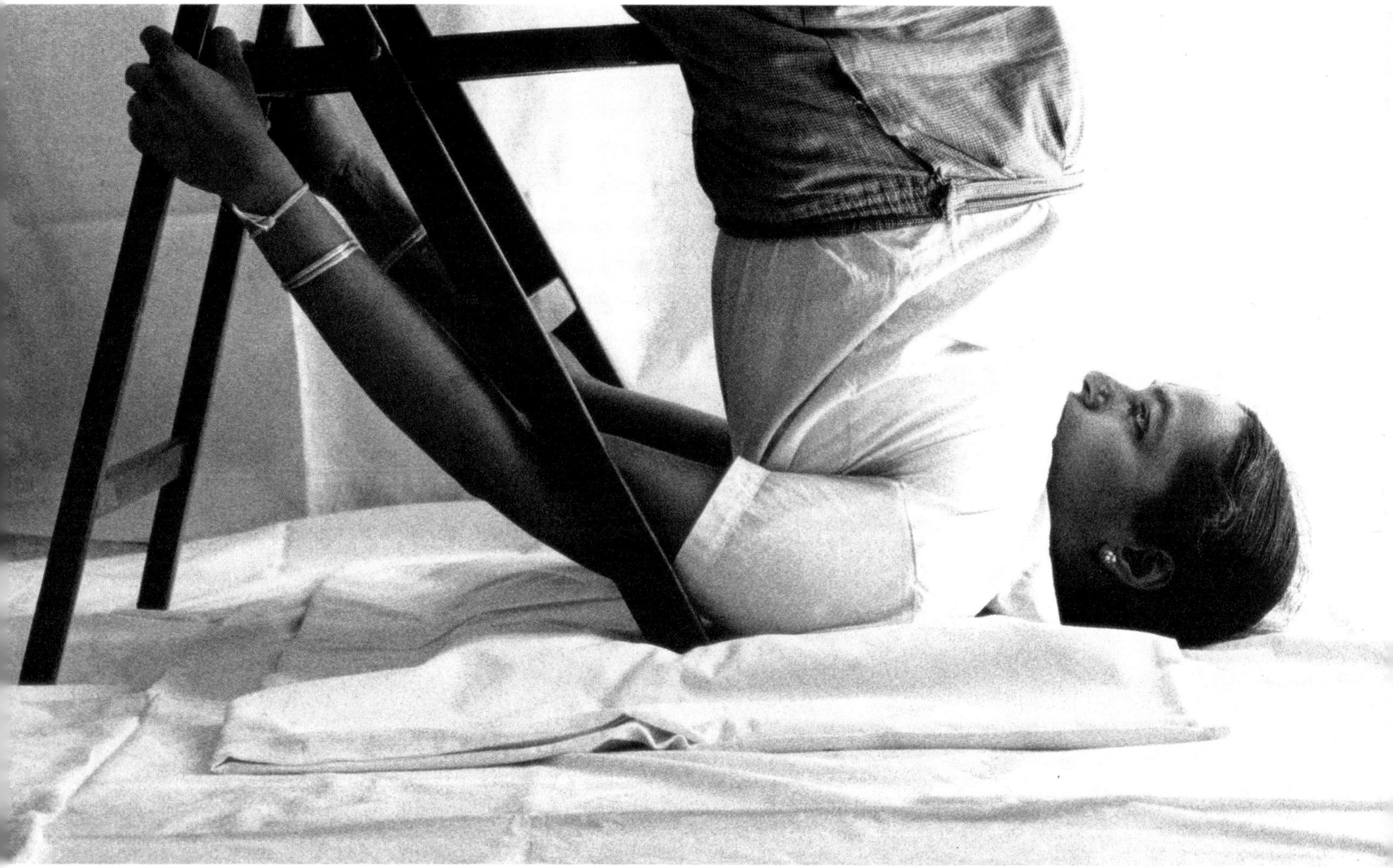

Nirgends ist der Nacken so stark gebeugt wie in dieser Übung.
Das Kinn stößt an die Brust.
Nacken und Rücken bilden einen rechten Winkel.
Neunzig Grad!

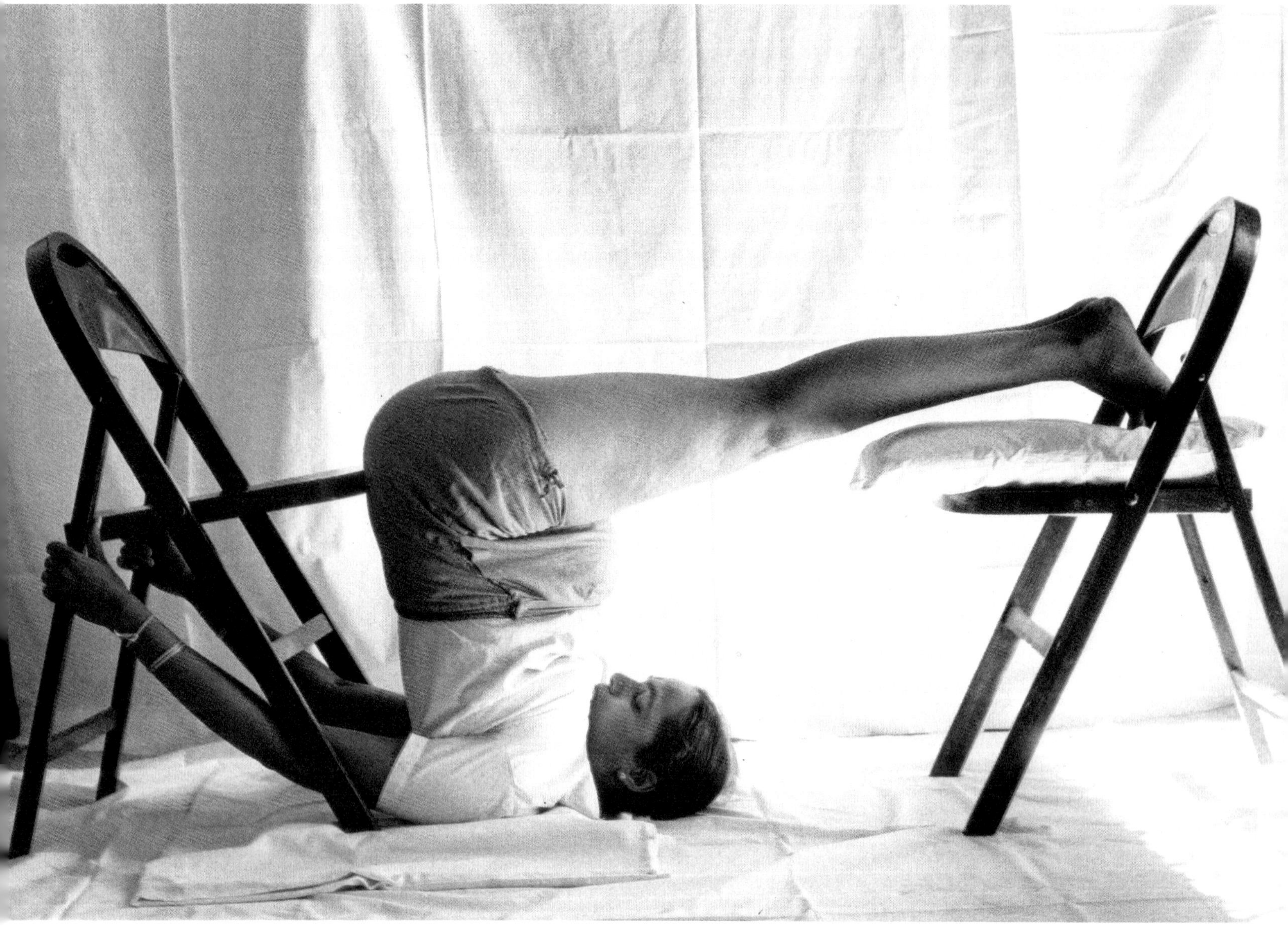

Der Rückweg

Wärest du nicht schwanger, so würdest du als Nächstes die Beine über den Kopf führen und die Füße weit hinter dir auf den Boden stellen.
Das hat den Sinn, daß sich Nacken und Schultern noch tiefer entspannen können.
In deinem augenblicklichen Zustand darfst du nicht so weit gehen.
Begnüge dich damit, die Füße auf einen zweiten Stuhl hinter dir zu legen und dort ruhen zu lassen.
Lege dir ein Kissen unter, damit es bequemer ist.
Denke daran:
»Die Stellung soll leicht und angenehm sein.«
Du sollst dich nicht unnötig quälen.
Trotzdem müssen die Beine ganz durchgestreckt sein.
Entspannen bedeutet nicht: sich gehen lassen!

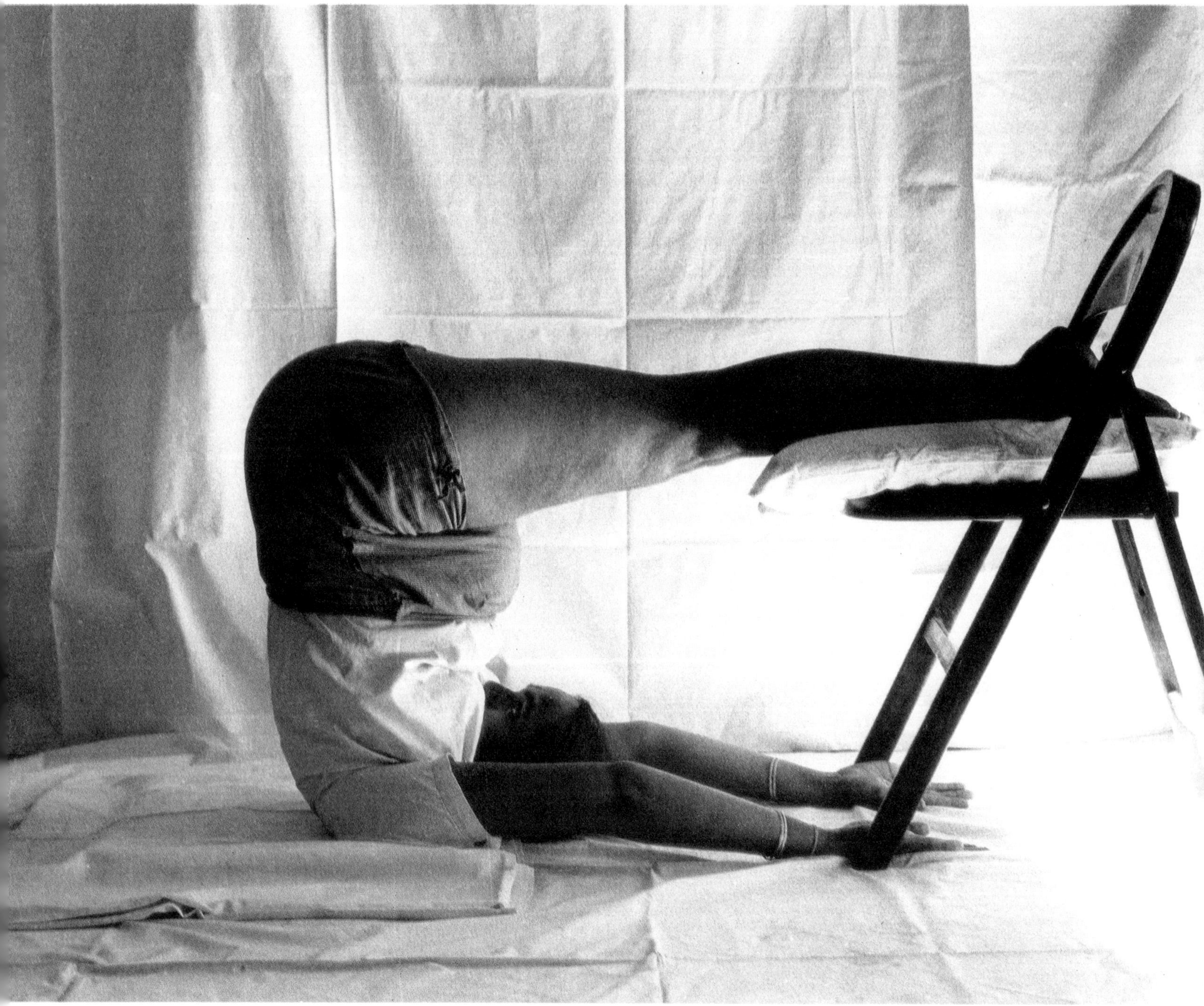

Wenn du müde, aufgewühlt oder traurig bist,
dann solltest du fünf oder zehn Minuten lang diese Stellung einnehmen.
Nichts tun.
Nur loslassen.
Schon nach wenigen Minuten wirst du spüren,
wie der Druck im Nacken nachläßt,
wie dein Atem tief und ruhig wird
und du unmerklich
wieder in dein Gleichgewicht zurückfindest.

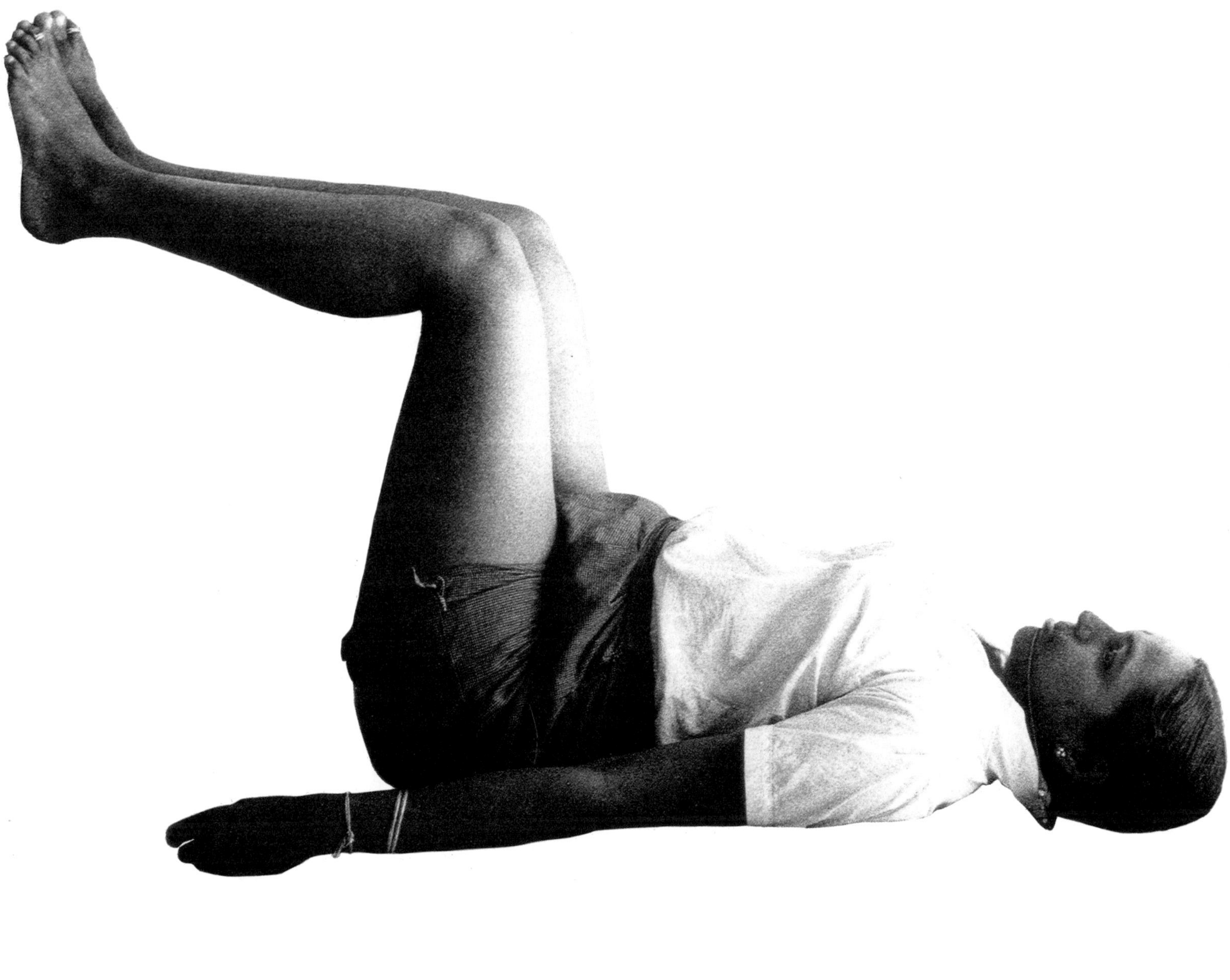

Halasana

Auf deinem Rückweg begegnest du Halasana.
Du löst die Arme von dem ersten Stuhl und streckst sie gerade hinter deinen Kopf.
Oberkörper senkrecht.
Arme und Beine parallel zueinander und zum Boden.
Überall rechte Winkel.
Dabei bleiben Nacken und Schultern frei und locker,
der Rücken wird tief und weit durchatmet.

Wenn du Halasana vollkommen ausgekostet hast,
kannst du zurückkommen.

Die Arme liegen neben deinem Körper,
die Finger preßt du mit aller Kraft gegen den Boden,
um deinen Abstieg zu bremsen.
Wirbel für Wirbel läßt du den Rücken abrollen
und Kontakt mit dem Boden aufnehmen.
Die Füße stützt du an der Wand ab.
Ruhe dich eine Weile aus.
In dieser Stellung können sich Rücken und Becken herrlich entspannen.

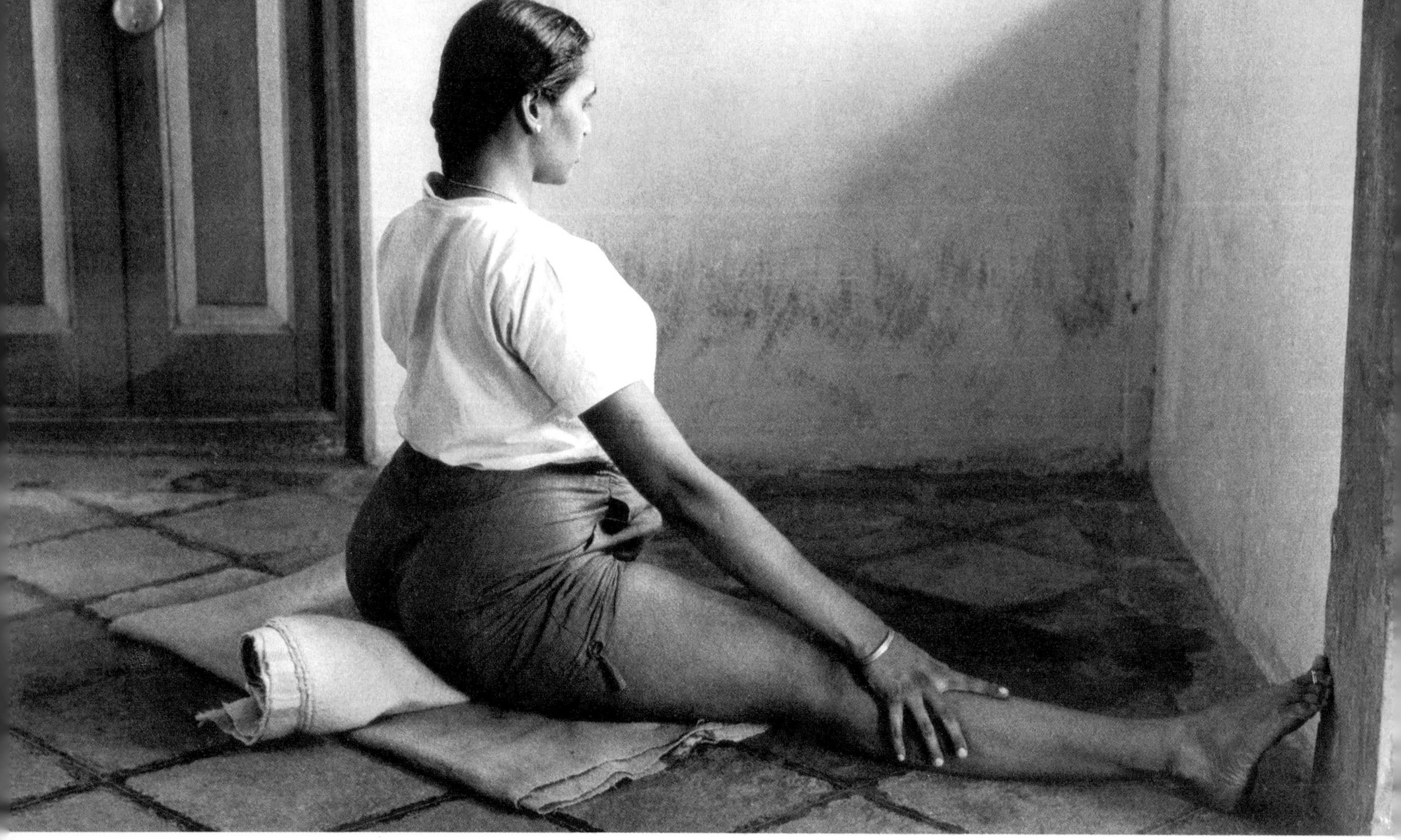

Die Stellungen im Sitzen

upavisthasana

Wieder ein Asana, das du nur teilweise ausführen kannst.
Normalerweise führst du den Kopf in dieser Stellung zwischen den weit geöffneten Beinen vor dir zum Boden.
Das ist jetzt natürlich verboten.
In deinem augenblicklichen Zustand solltest du dir außerdem den Sitz erleichtern, indem du dich auf eine zusammengerollte Decke setzt.

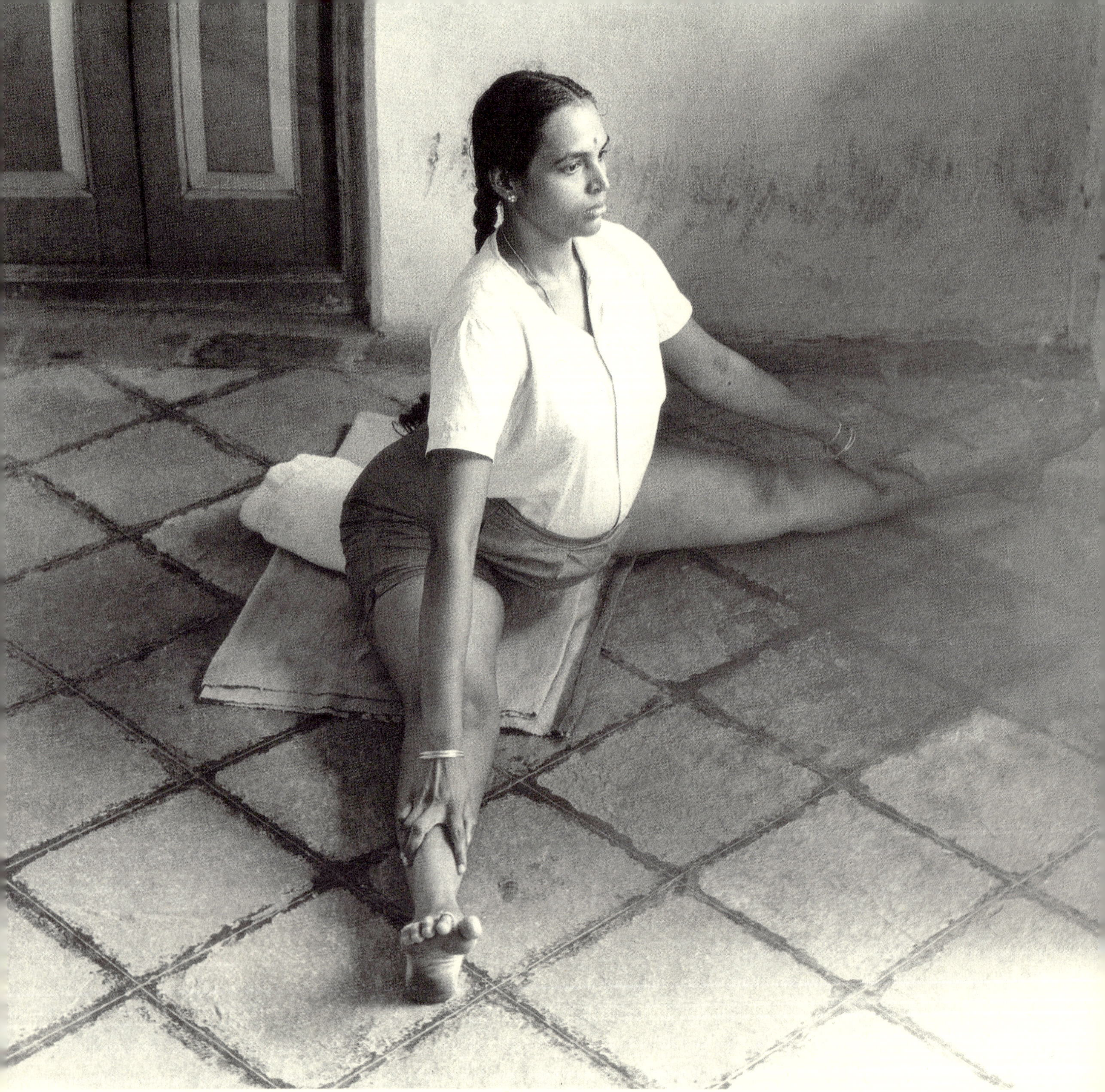

Anstatt mit dem Kopf hinunterzugehen, begnügst du dich damit, die Hände mit jedem Atemzug ein Stück weiter die Beine heruntergleiten zu lassen. Dabei bringst du deinen dicken Bauch immer weiter nach vorne, als wolltest du ihn schließlich auf den Boden legen.
Dies ist wie ein Spagat.
Jedesmal, wenn du dem Schmerz begegnest,
und das wird unvermeidlich sein,
lasse einen großen Atemzug durch dich hindurch
und dehne dich mit dem nächsten Ausatmen noch weiter nach vorne.

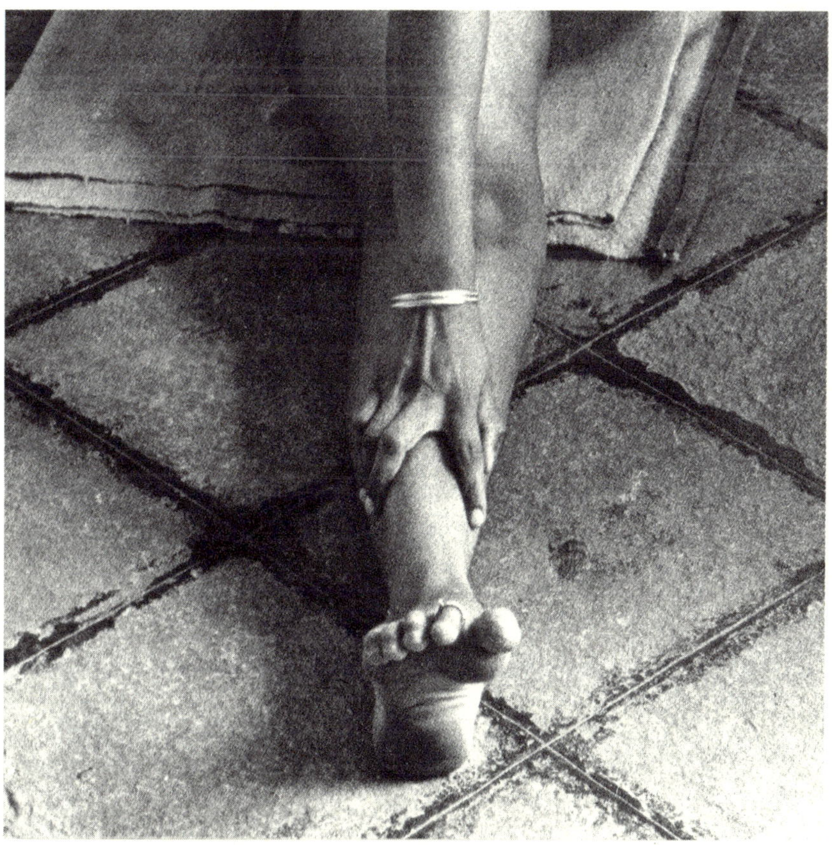

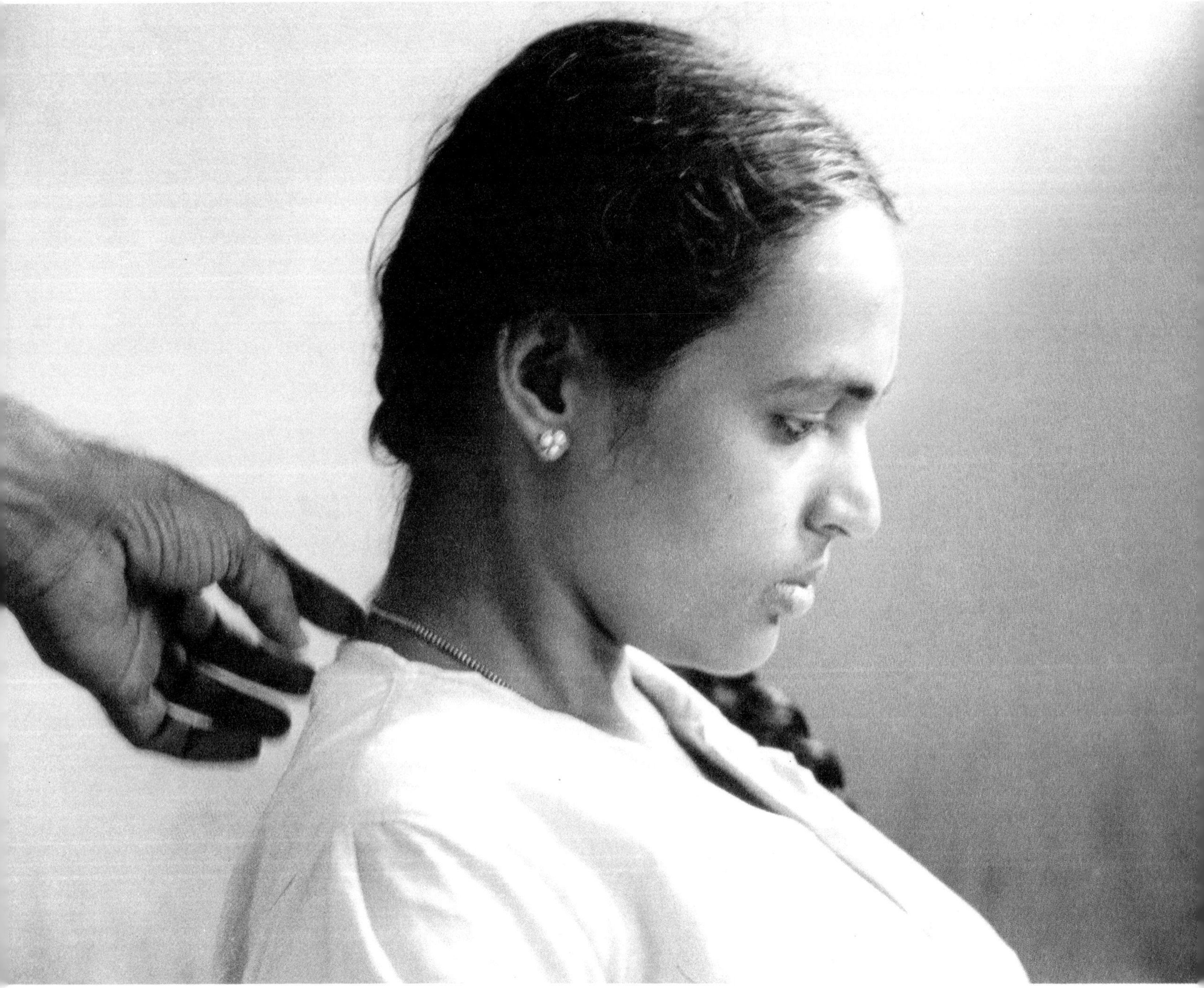

Der Nacken . . .
Um die Saiten eines Instrumentes zu stimmen,
drehst du nur ein wenig die Wirbel.
Ähnlich brauchst du nur leicht deinen Nacken zu bewegen,
und schon verändert sich der »Klang« deines ganzen Körpers.

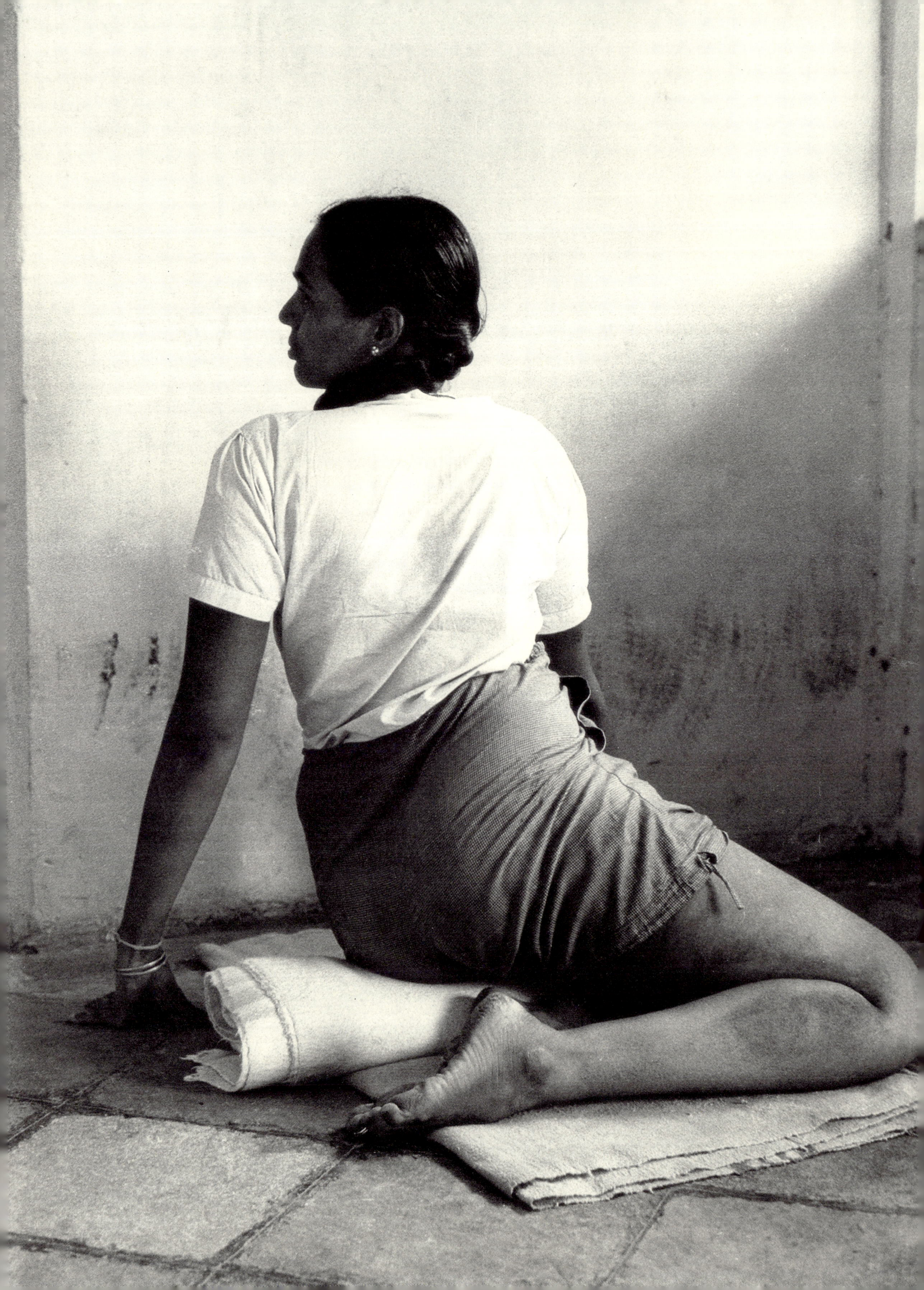

bharadwajasana

Durch das viele Beugen und Strecken
ist dein Rücken warm geworden.
Nun wirst du ihn um seine eigene Achse bewegen.
Die Torsion ist eine der wichtigsten Funktionen der Wirbelsäule.
Ohne sie könnte das Kind nicht geboren werden,
wärest du nicht geboren worden.
Denn jedes Kind vollzieht diese Drehung um sich selbst, wenn es
im Geburtskanal langsam tiefer tritt.
In bharadwajasana wirst du diese Bewegung wiederentdecken.

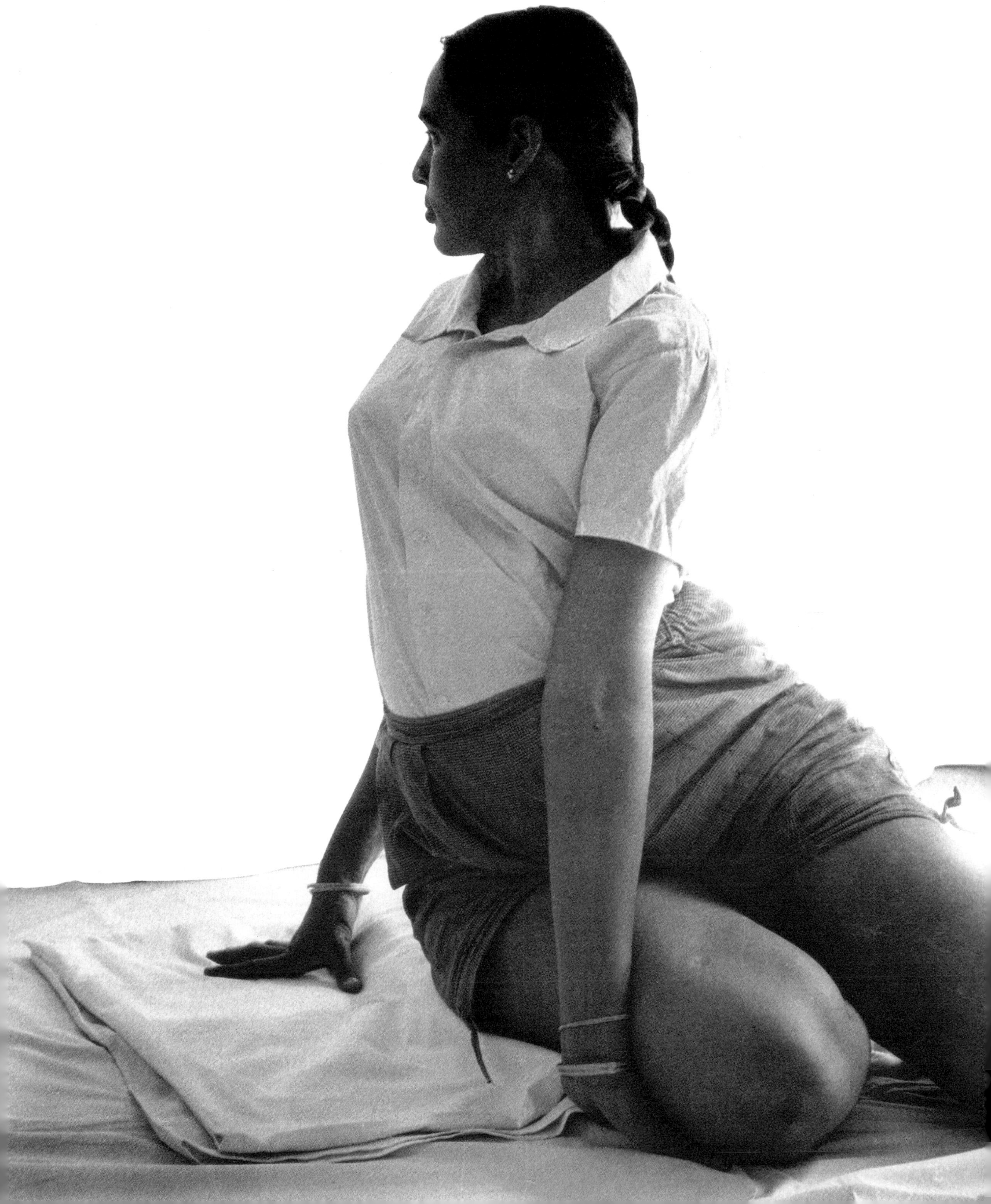

Das Gewicht des Körpers ruht in diesem Asana vor allem auf den Händen.
Darum müssen sie sorgfältig aufgestellt werden.
Wenn du dich nach rechts drehst,
so stellst du die rechte Hand dort auf,
wo sie sich natürlicherweise befindet:
neben der rechten Hüfte.
Der Daumen ruht breit auf dem Boden,
die Finger zeigen nach rechts, von dir weg.
Die linke Hand legst du unter den rechten Oberschenkel,
die Finger zeigen nach links,
zu deiner Mitte hin.
Damit befinden sich deine beiden Daumen
auf einer Linie neben dem Körper,
die Finger zeigen in entgegengesetzte Richtungen.

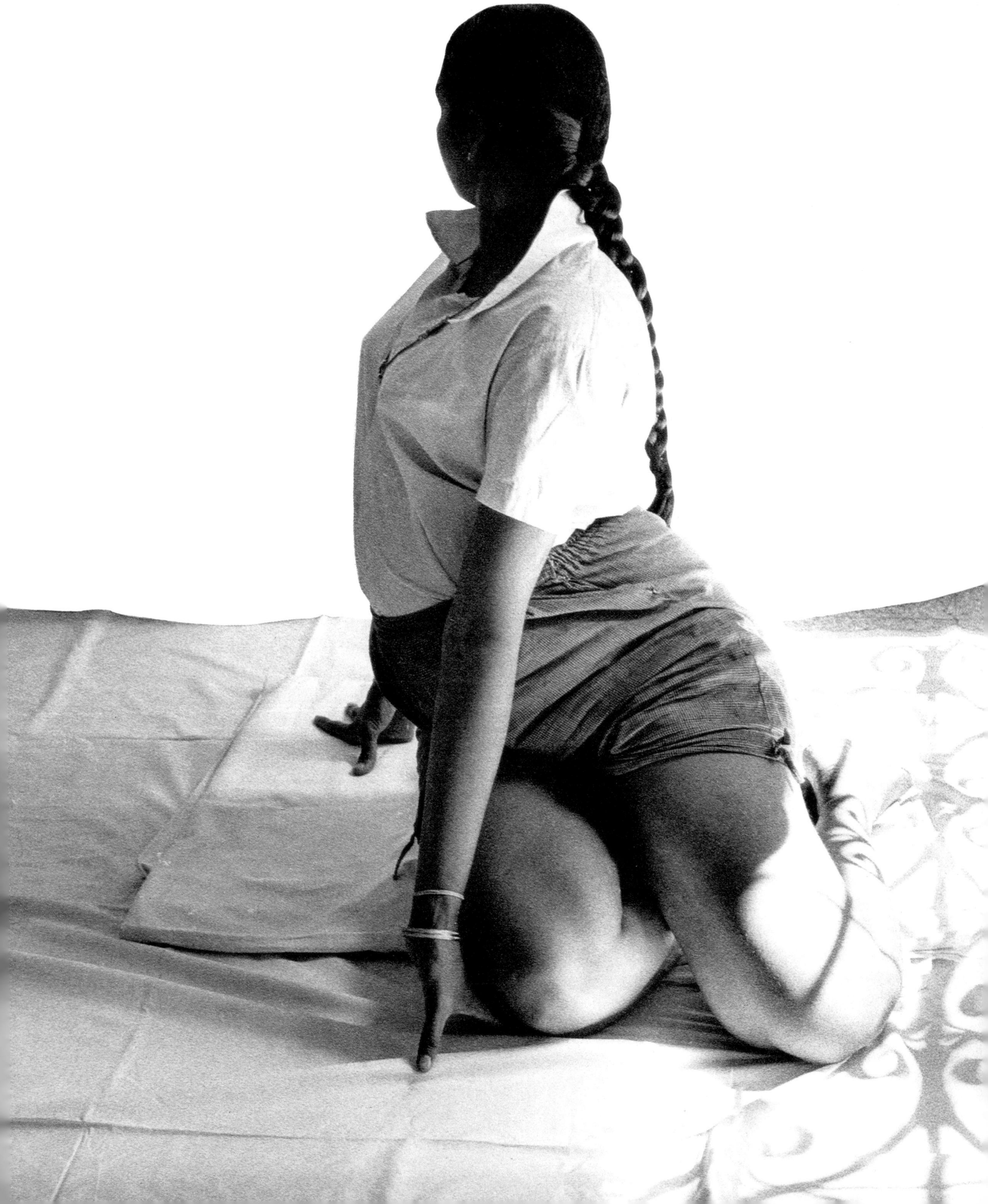

Nun brauchst du nur noch die Arme durchzustrecken.
Die Hüften bleiben vorn.
Schultern und Hände befinden sich in einer Ebene,
die einen rechten Winkel zur Ebene der Hüften bildet.
Damit vollzieht die gesamte Wirbelsäule eine Drehung von neunzig Grad um ihre eigene Achse.
Weil du dich fest auf die Hände stützt und dich nach oben abdrückst, hebt sich dein Oberkörper in dieser Drehung etwas an.
Es ist nicht nur eine Torsion, sondern vielmehr eine Spirale.
Dies Hochdrücken von den Händen weg gibt dir ein herrliches Gefühl des Ausstreckens.

So wie an einem strahlenden Morgen,
wo du dich auf einen Balkonsims stützt,
in die klare Luft und den leuchtend blauen Himmel schaust
und in dir spürst,
daß das Leben jung und stark ist
und du sehr, sehr glücklich bist.

Komme zurück, indem du einfach die Arme entspannst,
Hände und Schultern löst.

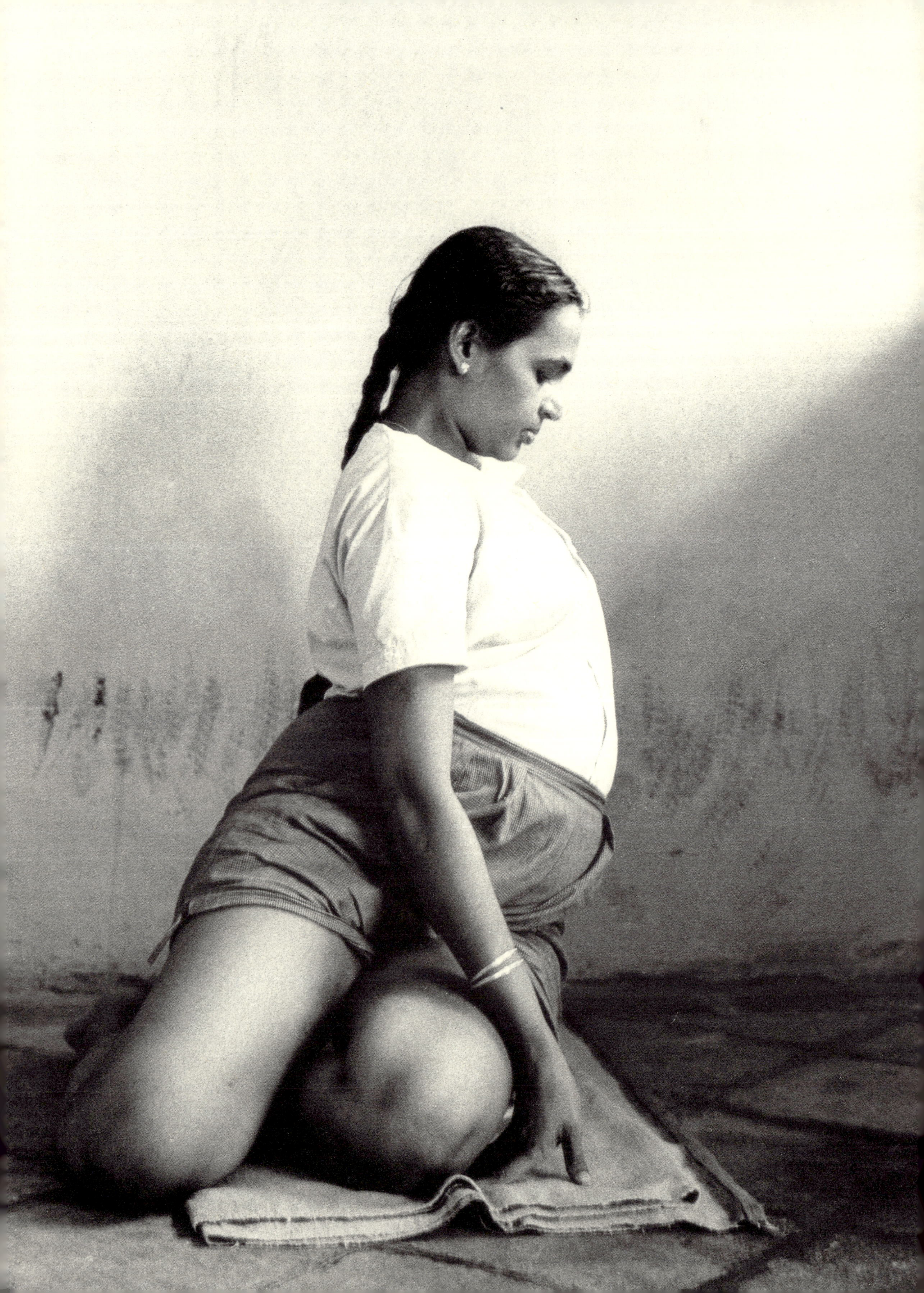

Anschließend natürlich die andere Seite.

Du näherst dich …

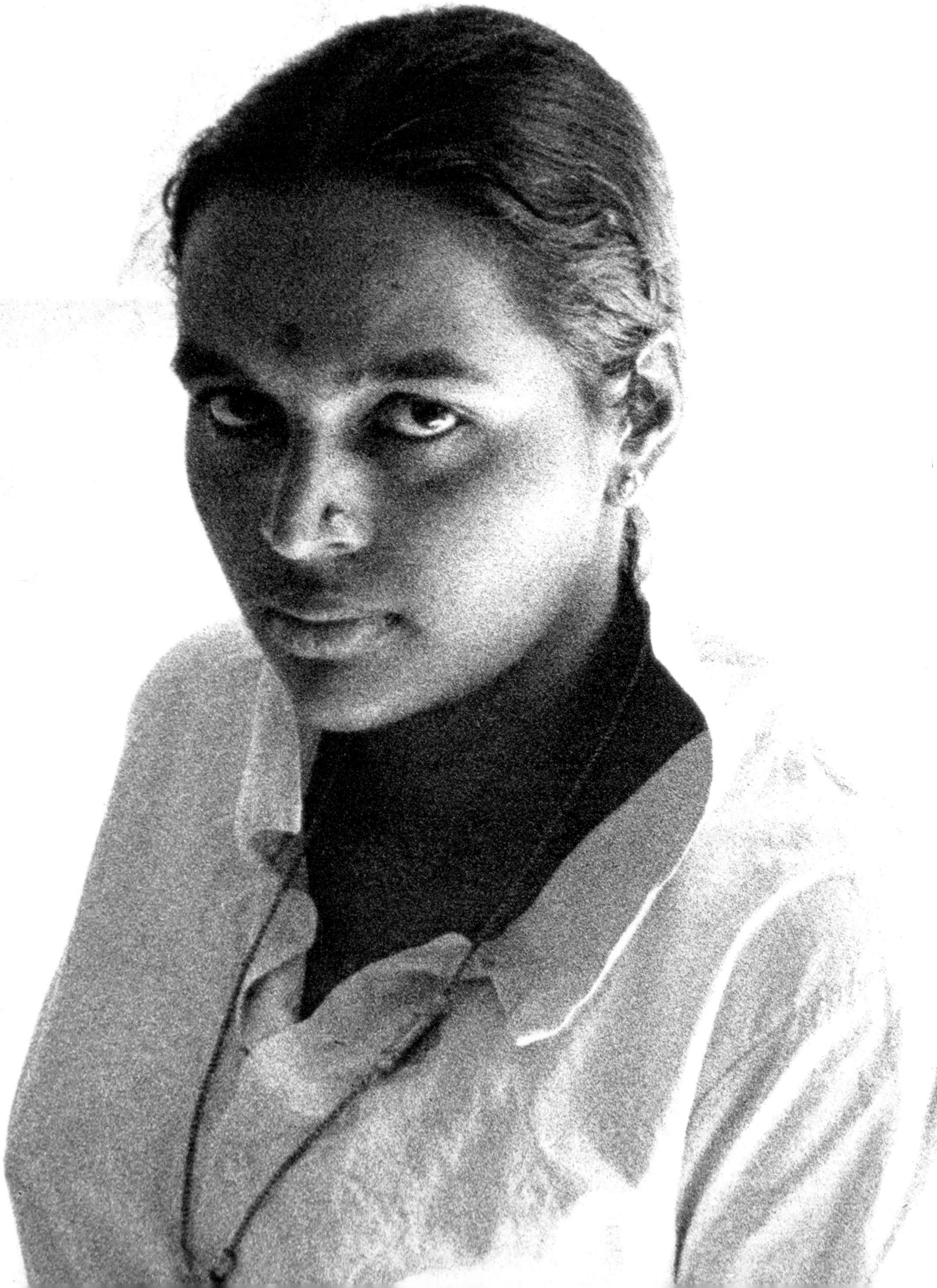

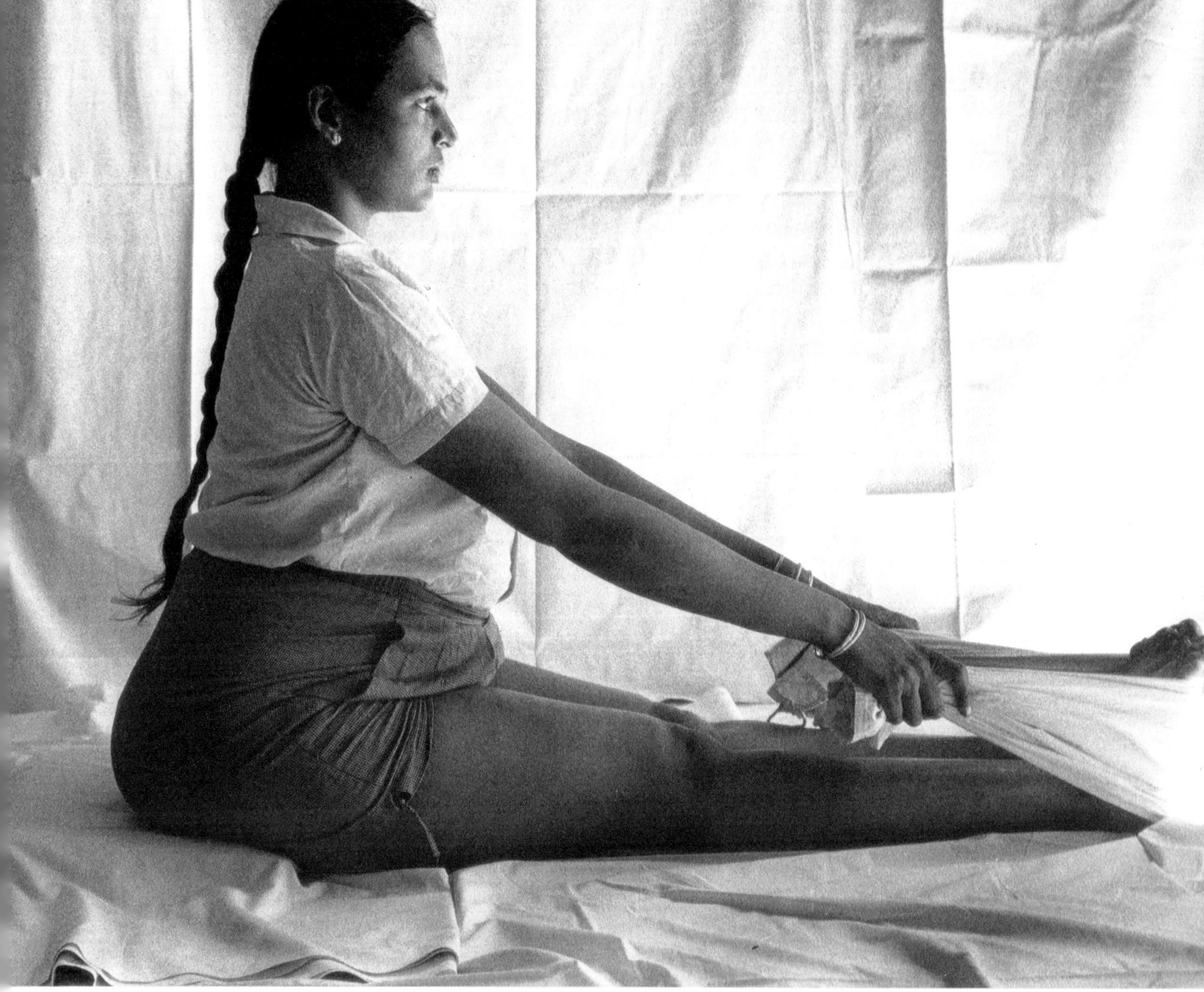

Die letzten Stellungen

paschimottanasana

Die klassische Yogaübung.
Die Einfachheit selbst:
Du beugst dich nach vorne
und legst die Stirn auf die durchgestreckten Knie.
Was könnte einfacher sein?
Was könnte schwerer sein?

Während der Schwangerschaft solltest du dich gar nicht nach vorn beugen und vor allem nicht versuchen, den Kopf auf die Knie zu bringen. Dennoch kannst du die Vorzüge dieser Übung vollkommen ausschöpfen, indem du ein einfaches Hilfsmittel benutzt.

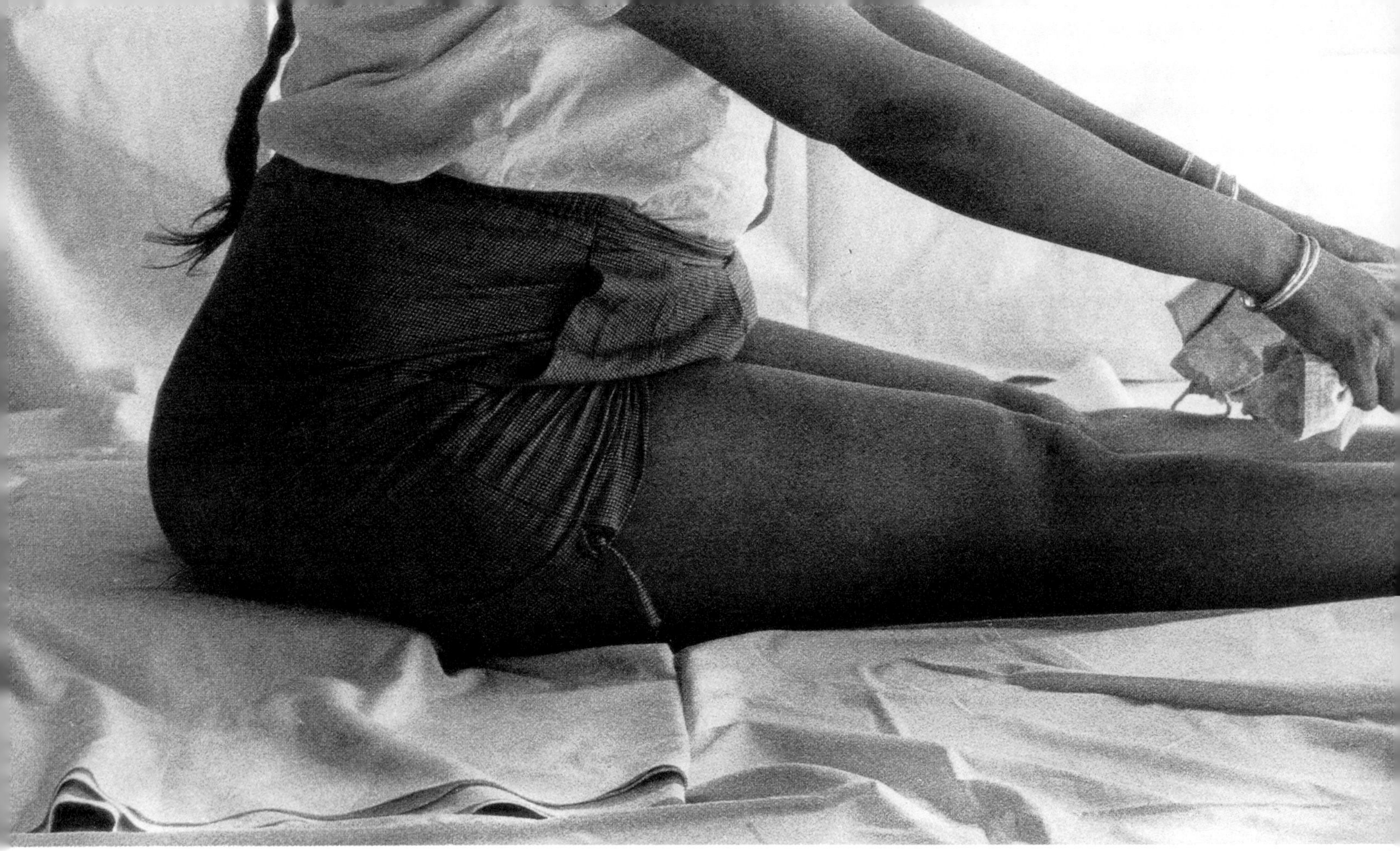

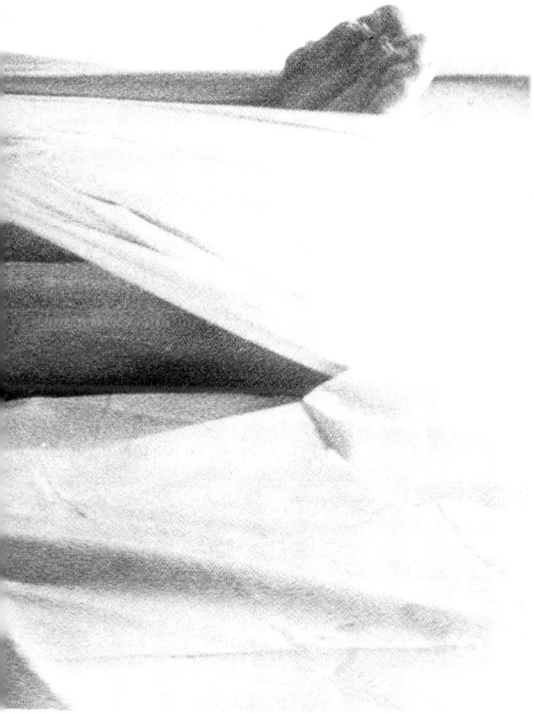

Du nimmst ein Handtuch, legst es dir um die Füße und hältst beide Enden in deinen Händen.
Das hat vor allem den Sinn, daß deine Füße senkrecht aufgerichtet werden.
Nun ziehst du sanft an dem Handtuch und bringst dabei den Oberkörper nach vorne.
Die Beine bleiben absolut gerade, die Knie durchgestreckt.
Du wirst bald merken, daß sich die Unterseite der Beine schmerzhaft anspannt
und es besonders hinter den Knien unerträglich weh tut.
Was tun?
Nichts.
Weiterziehen, das schon. Nicht aufgeben.
Und doch so sanft, daß es dir möglich ist,
gleichzeitig die Beine loszulassen,
genau dort, wo der Schmerz ist.
Du bist im Schmerz.
Du nimmst ihn an.
Du kämpfst nicht.
Du kommst Stück für Stück weiter.
Wenn es dir gelingt,
mit völlig entspannten Beinen weiterzuziehen
(so wie Vanita auf dem Bild),
dann beginnt plötzlich ein befreiender Atem,
tief und ruhig kommt er aus dem Bauch,
und der Schmerz verschwindet.

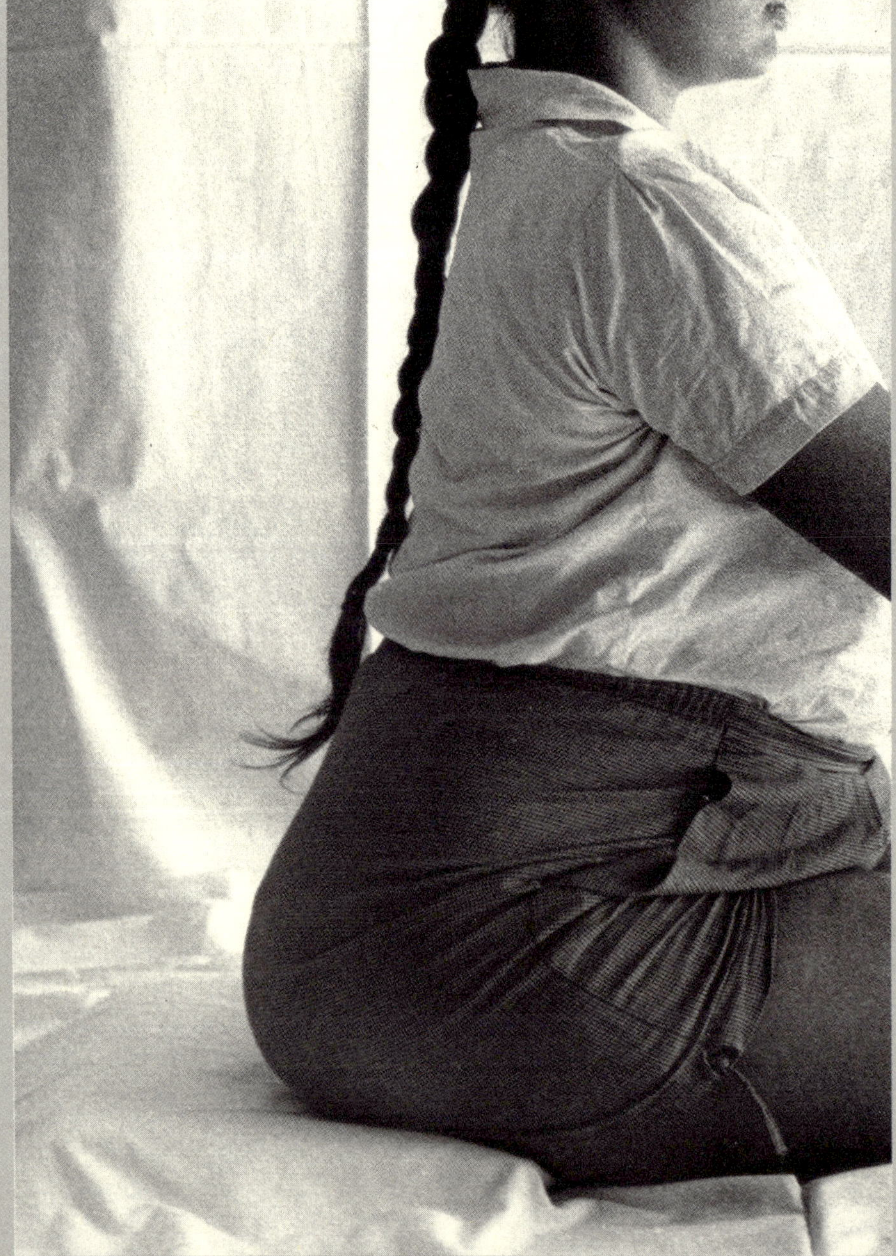

Würdest du nur dieses eine Asana üben,
jeden Tag,
aufrichtig,
du würdest sehr viel erfahren.
Über den Sinn des Schmerzes
und seine Überwindung,
über dich selbst
und über so vieles andere mehr.

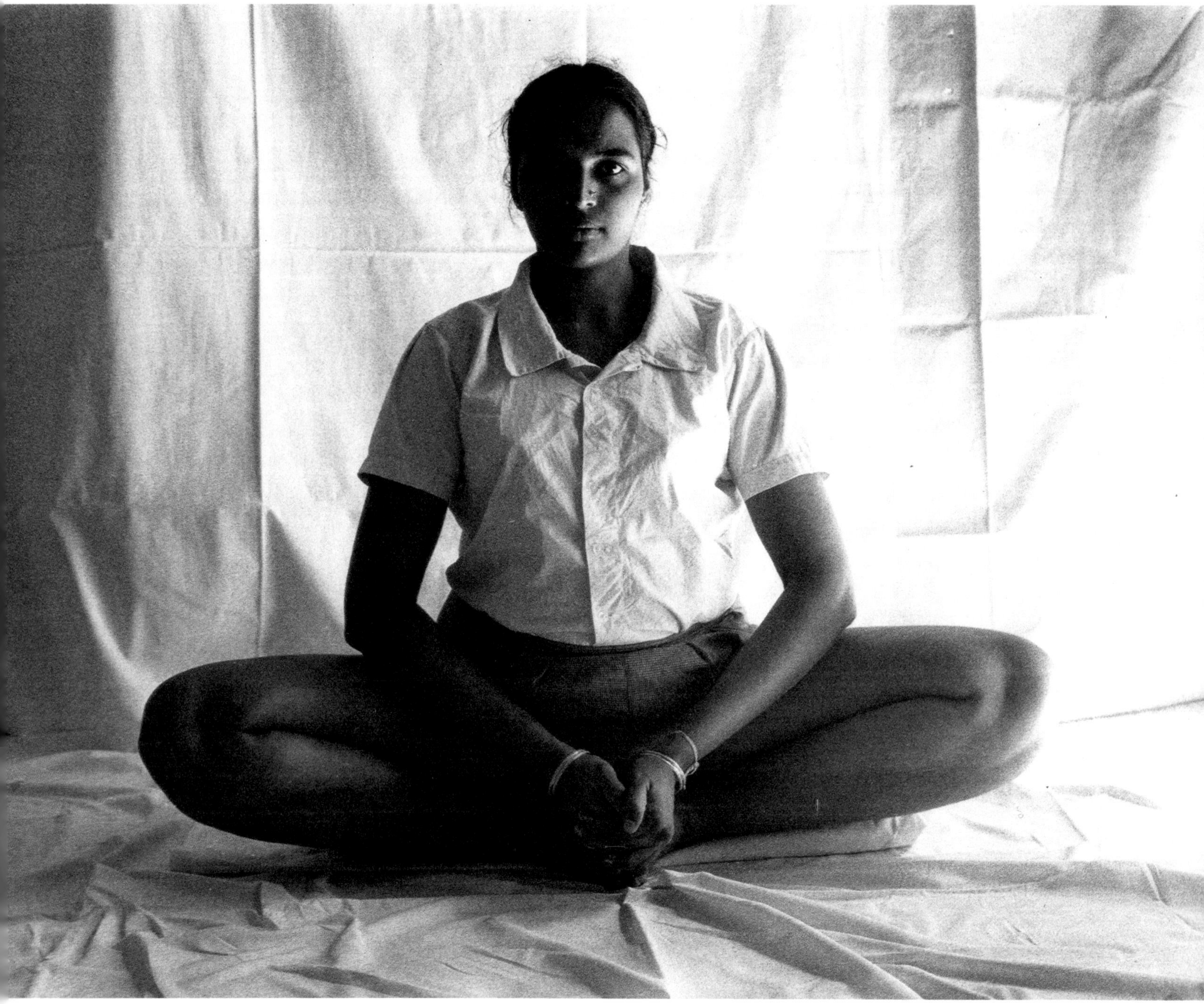

baddha konasana

Als Abschluß,
bevor du ausruhst,
hier noch ein letztes, einfaches Asana.
Einfach ...
Schwer ...
und ausgesprochen wohltuend für werdende Mütter,
bis zum letzten Tag.

Am Anfang kannst du dir diese Übung erleichtern,
indem du dich auf eine zusammengefaltete Decke setzt
und den Rücken gegen eine Wand abstützt.

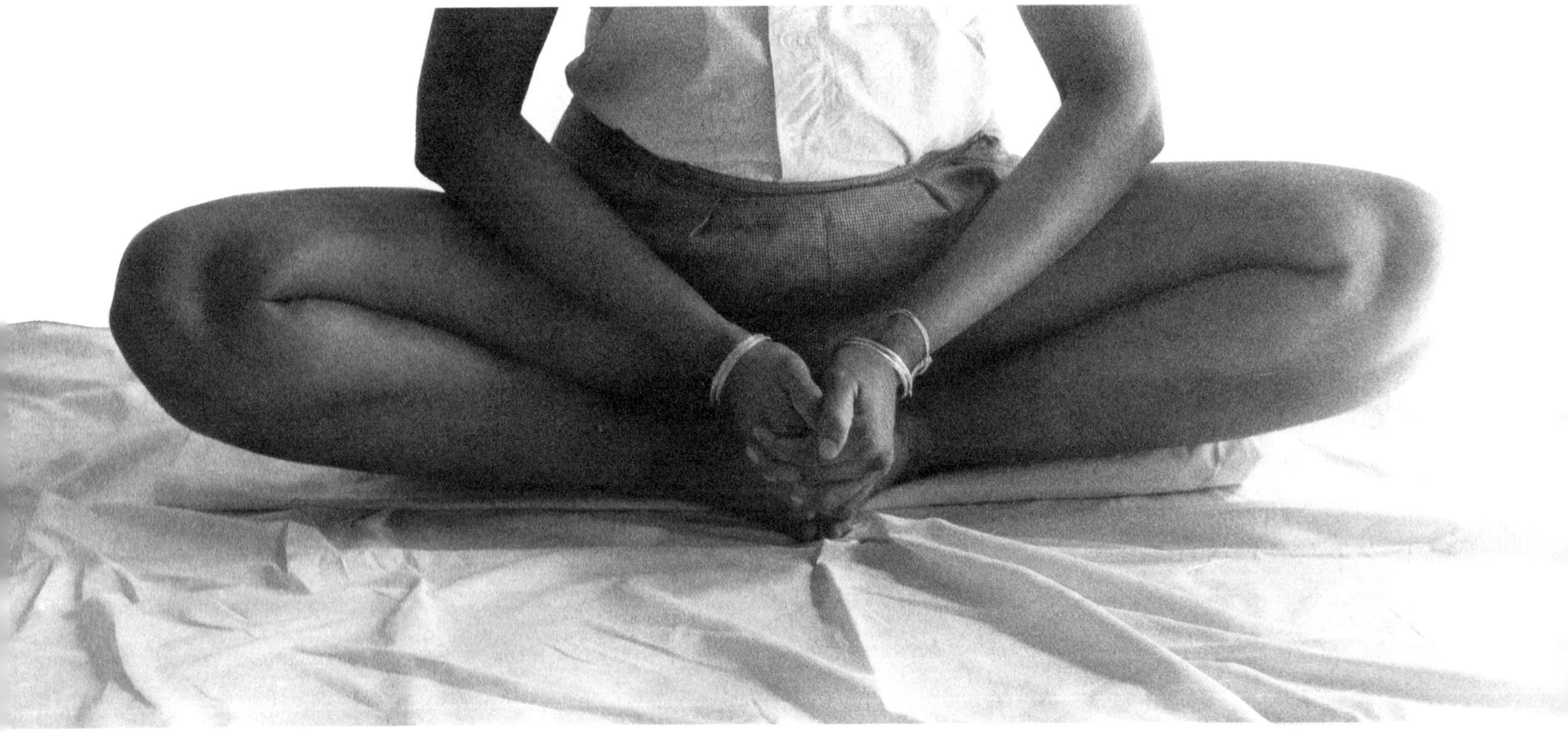

Du öffnest die Beine
und legst die Fußsohlen aneinander.
Deine Hände umfassen die Füße.
Du ziehst die Füße an dich heran,
so nah, daß die Fersen möglichst den Damm berühren
(das ist der Bereich zwischen Scheide und After).
Gleichzeitig hebst du die Fußspitzen etwas an.
Der Rücken richtet sich gerade auf.

Das ist alles.
Die Atmung kommt dir zu Hilfe.
Mit jedem Einatmen dehnt sich der Nacken,
hebt sich dein Kopf.
Die Brust öffnet sich
und tief in deinem Bauch
entsteht ein ruhiges, natürliches Atmen.

Versuche nicht, die Knie mit Gewalt nach unten zu bringen.
In dem Augenblick, wo die Bauchatmung einsetzt,
öffnen sich die Beine von selbst
und die Knie senken sich mühelos.

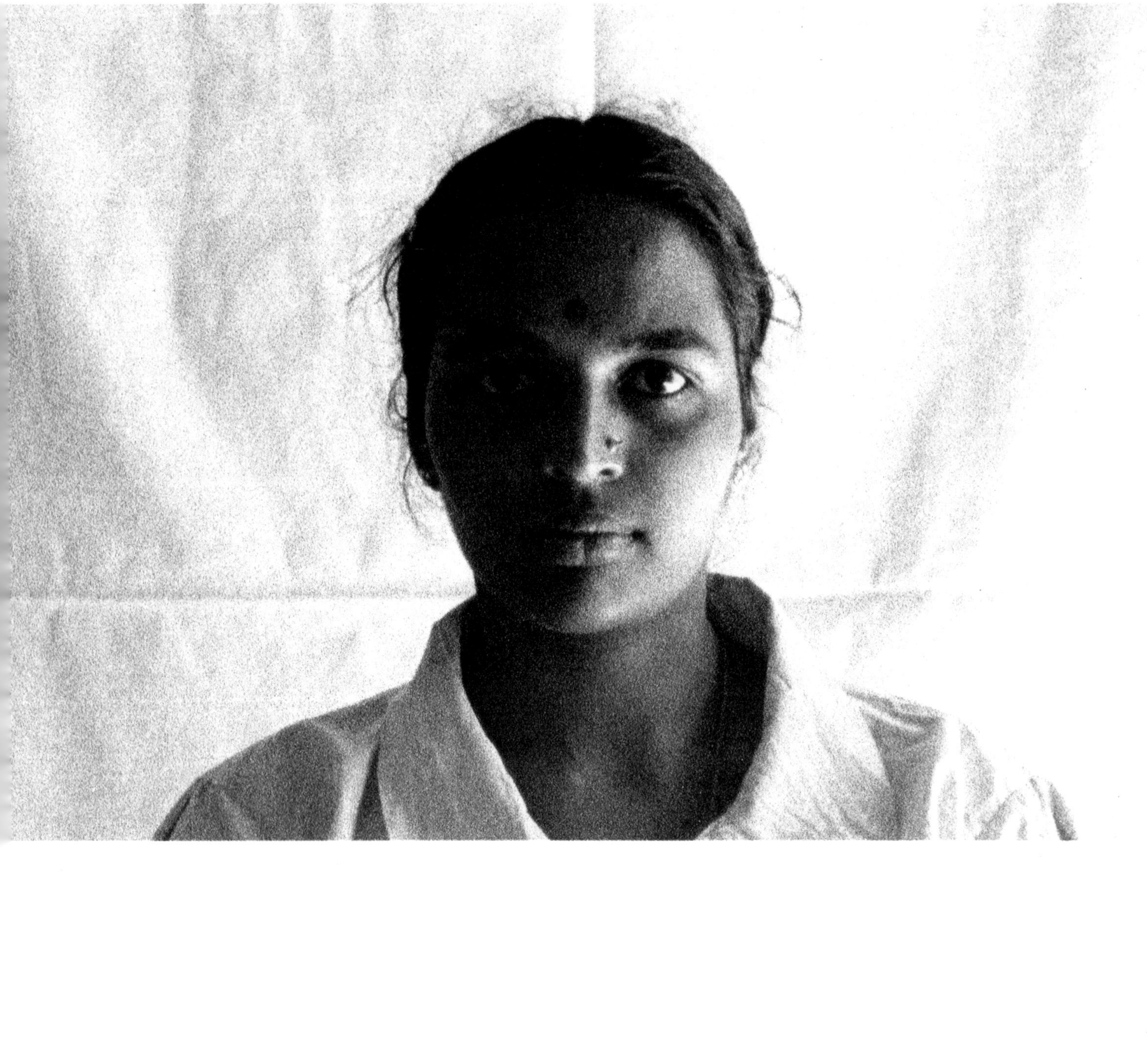

Endlich kannst du sie genießen,
die Frucht deiner Mühe, deines Mutes
und deiner Geduld ...

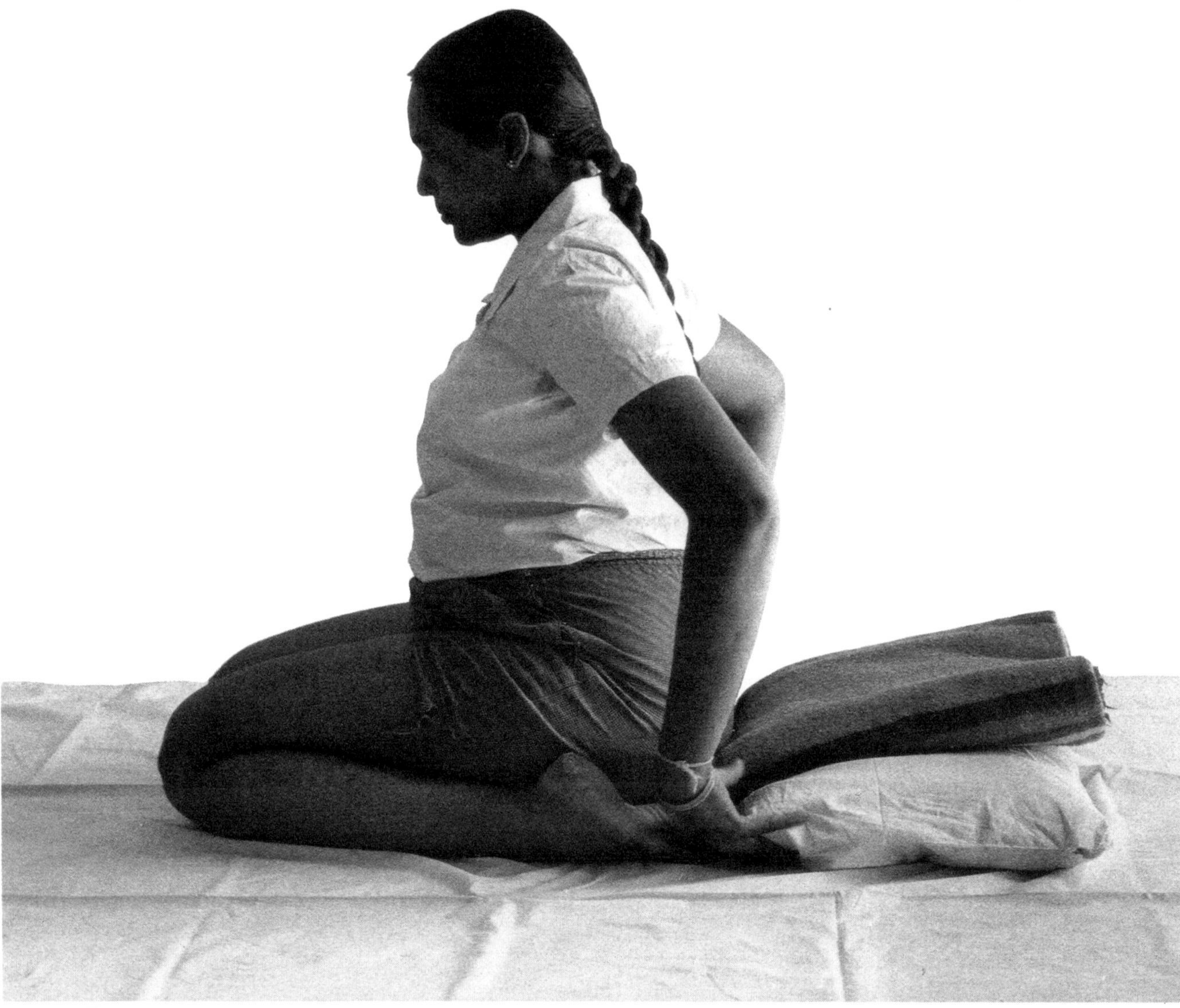

Die Stellungen im Liegen

supta virasana

Du kniest nieder und setzt dich auf die Fersen.
Kannst du dich noch erinnern,
wie schmerzhaft dieses einfache Sitzen am Anfang noch war?
Und wie angenehm und entspannend es jetzt ist.
Das sollte dich immer ermutigen.

Füße und Knie gleiten auseinander,
und du setzt dich zwischen deine geöffneten Beine.
Hinter dich hast du ein großes, dickes Kissen gelegt.

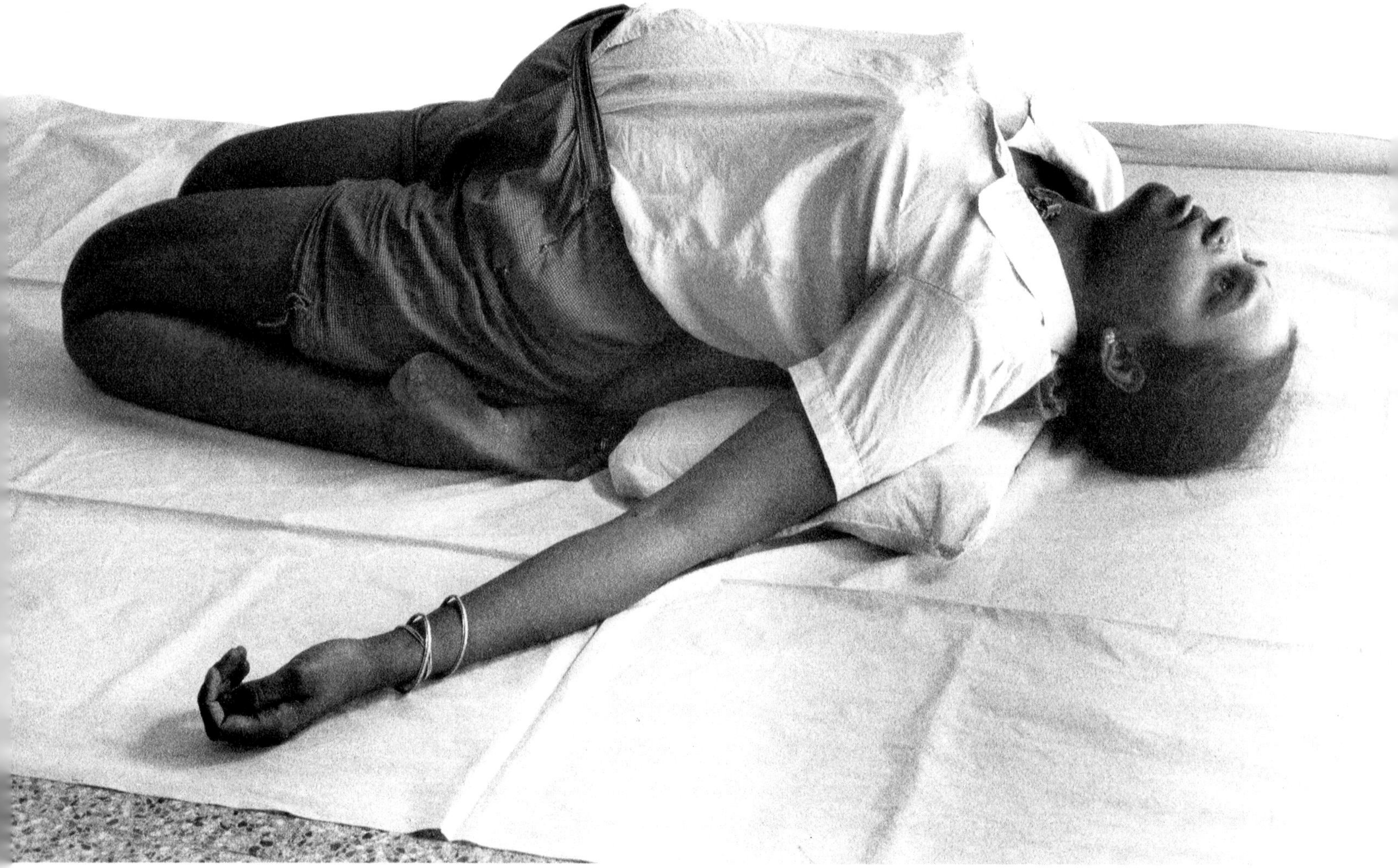

Du stützt dich erst auf den Händen, dann auf den Ellbogen ab
und legst dich langsam nach hinten,
bis der Rücken auf dem Kissen ruht.
Der Kopf hängt über den Kissenrand leicht nach hinten,
so daß der Hals entspannt und geöffnet ist.

Am Anfang wird der Schmerz in den Oberschenkeln und den Waden unerträglich sein.
Oder bald unerträglich werden.
Aber du hast inzwischen gelernt, damit umzugehen:
Loslassen, öffnen,
den Atem hindurchlassen,
der aus der Tiefe kommt,
machtvoll und durchdringend.
Und der Schmerz verschwindet.

(Achte darauf, daß Unterkiefer und Zunge vollkommen locker und entspannt bleiben.)

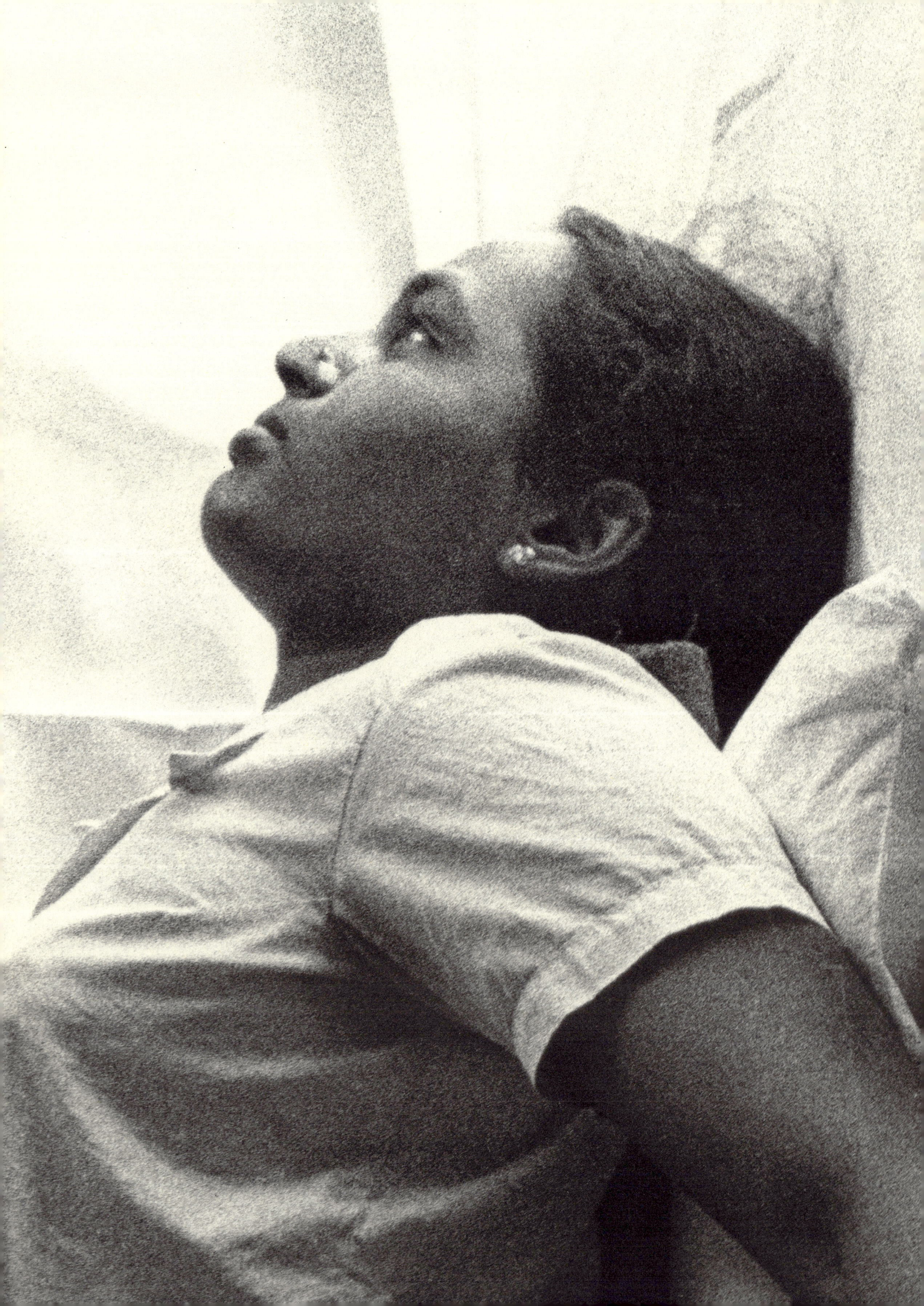

Nichts tun.
Nur sein.
Genieße den unbeschreiblichen Frieden
und die Freude
in deinem Inneren.

Du wirst einen noch tieferen Frieden erfahren:

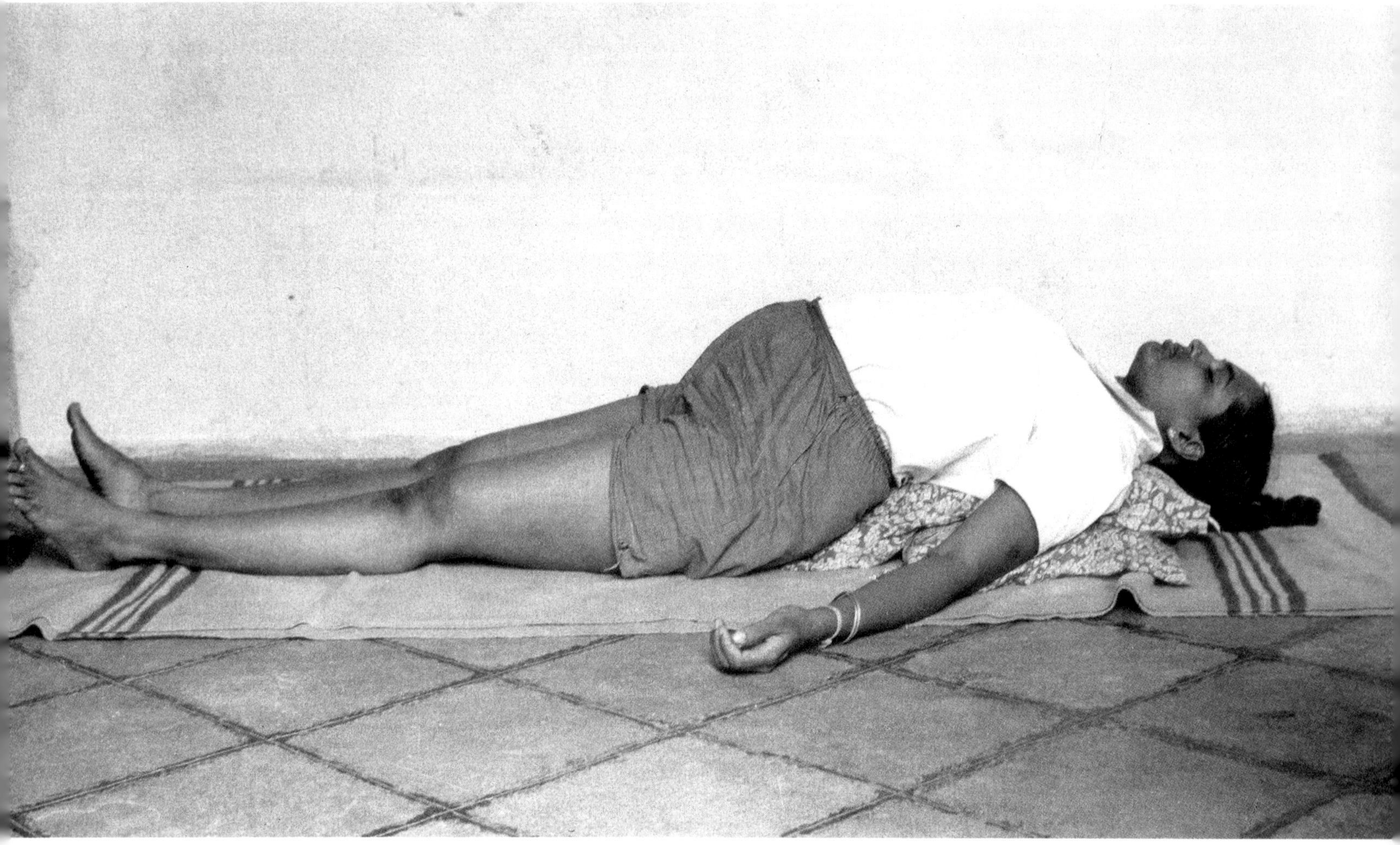

savasana

Savasana ist die höchste Vollendung
und bildet den Abschluß jeder Yogasitzung.
savasana bedeutet: der Totenleib.

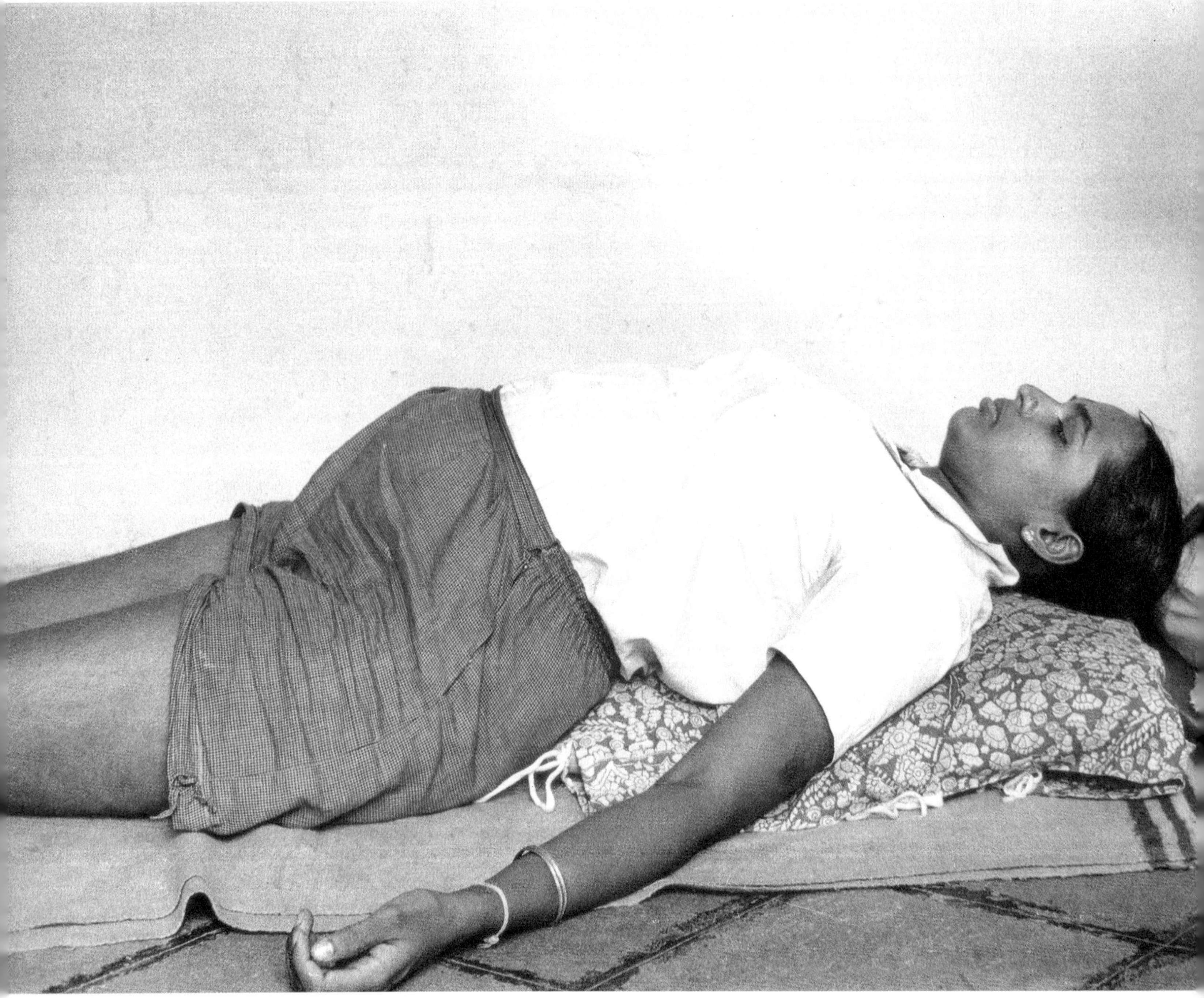

Der Tod eine Vollendung?
Der Tod ist eine notwendige Folge.
Aber...
bedeutet das,
daß ich sterben muß?

Ja, irgendwann wirst du sterben.
Nicht heute.
Nicht dieser Körper.
Später, später,
wenn du viel älter bist.

Wer aber muß heute sterben?
Der, der fliehen wollte. Der Angst hatte. Der Nein sagte.
Der, der sagte: ›Das mag ich gerne, und das mag ich nicht und das,
das mag ich ganz besonders gerne...‹

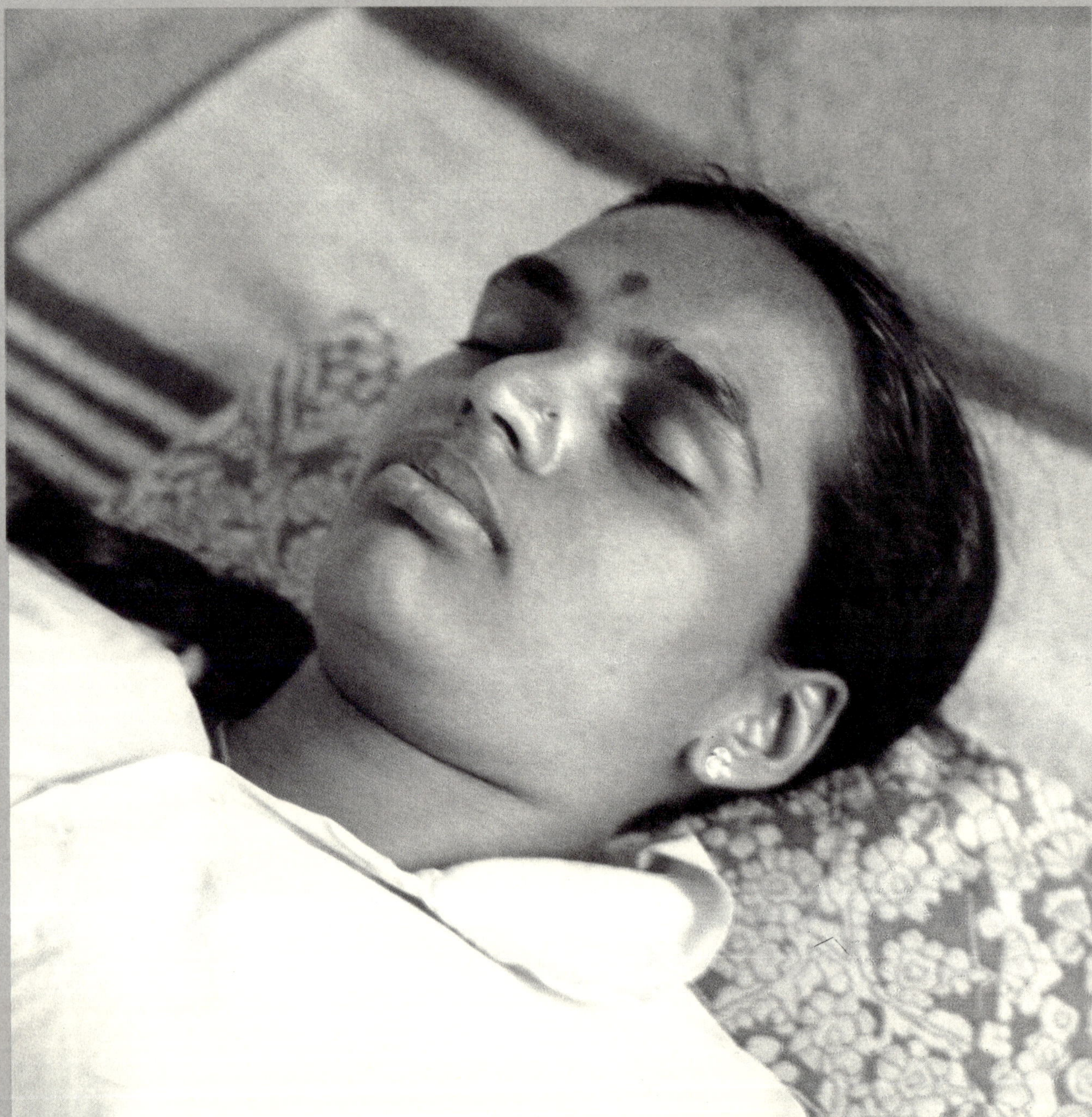

Das ist alles.
Du hast aufgehört zu handeln,
zu wollen, zu wählen.
Und du wirst aus der Ferne Zeuge, wie Frieden und Stille sich senken
und Freude emporsteigt.

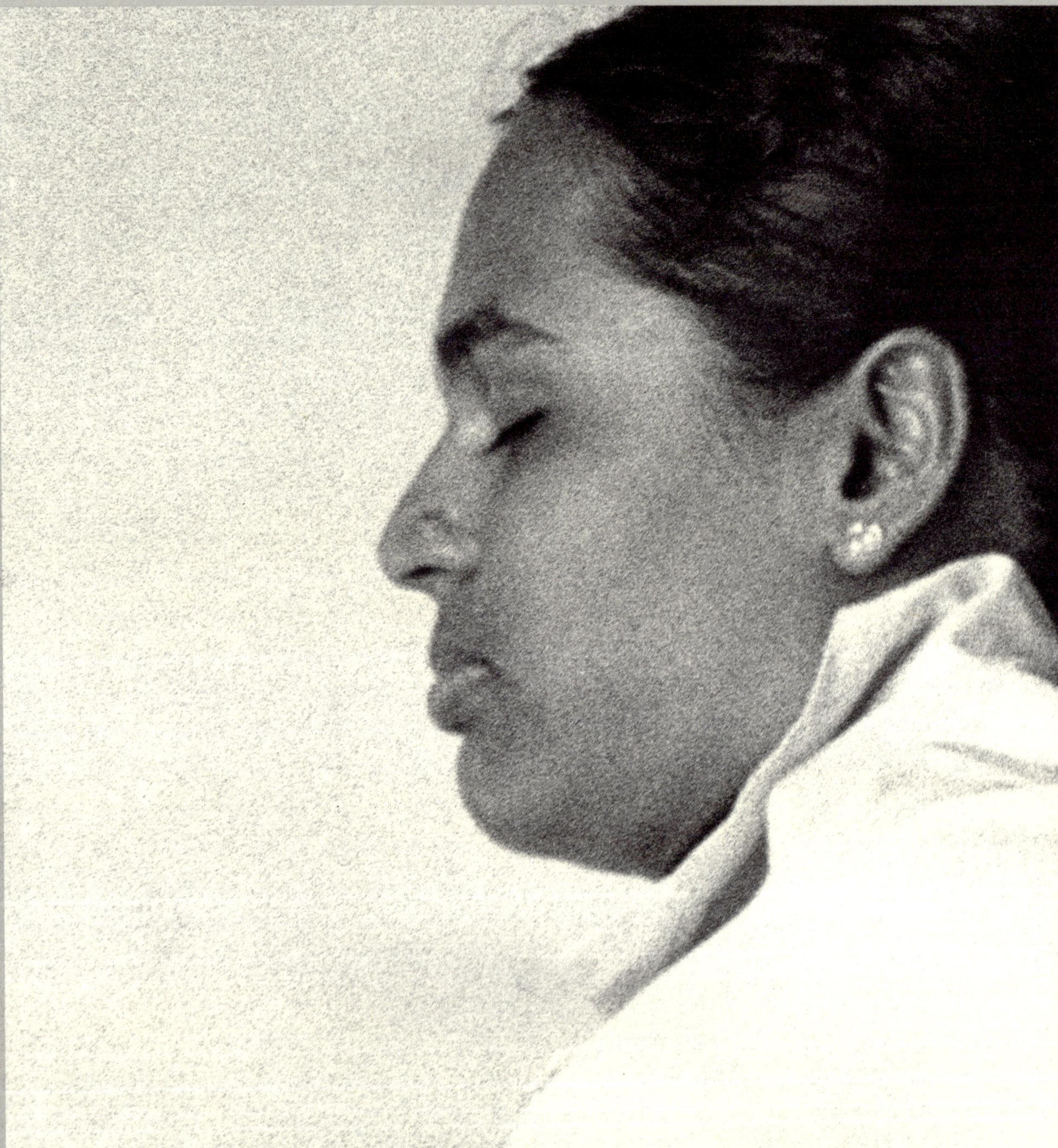

Dies ›Ich‹, dies ›Mein‹,
wo sind sie jetzt?
Wo ist dieses Phantom ›Ich‹?
Verschwunden!
War ›ich‹ Spannung, nichts weiter?
Waren Angst und Schmerz
und Sorgen
um ›mich‹
um nichts?

Da ist Atem.
Tiefer, wohltuender Atem.
In seinem Auf und Ab nicht länger getrennt,
sondern getragen,
tanzend,
eins mit allem.

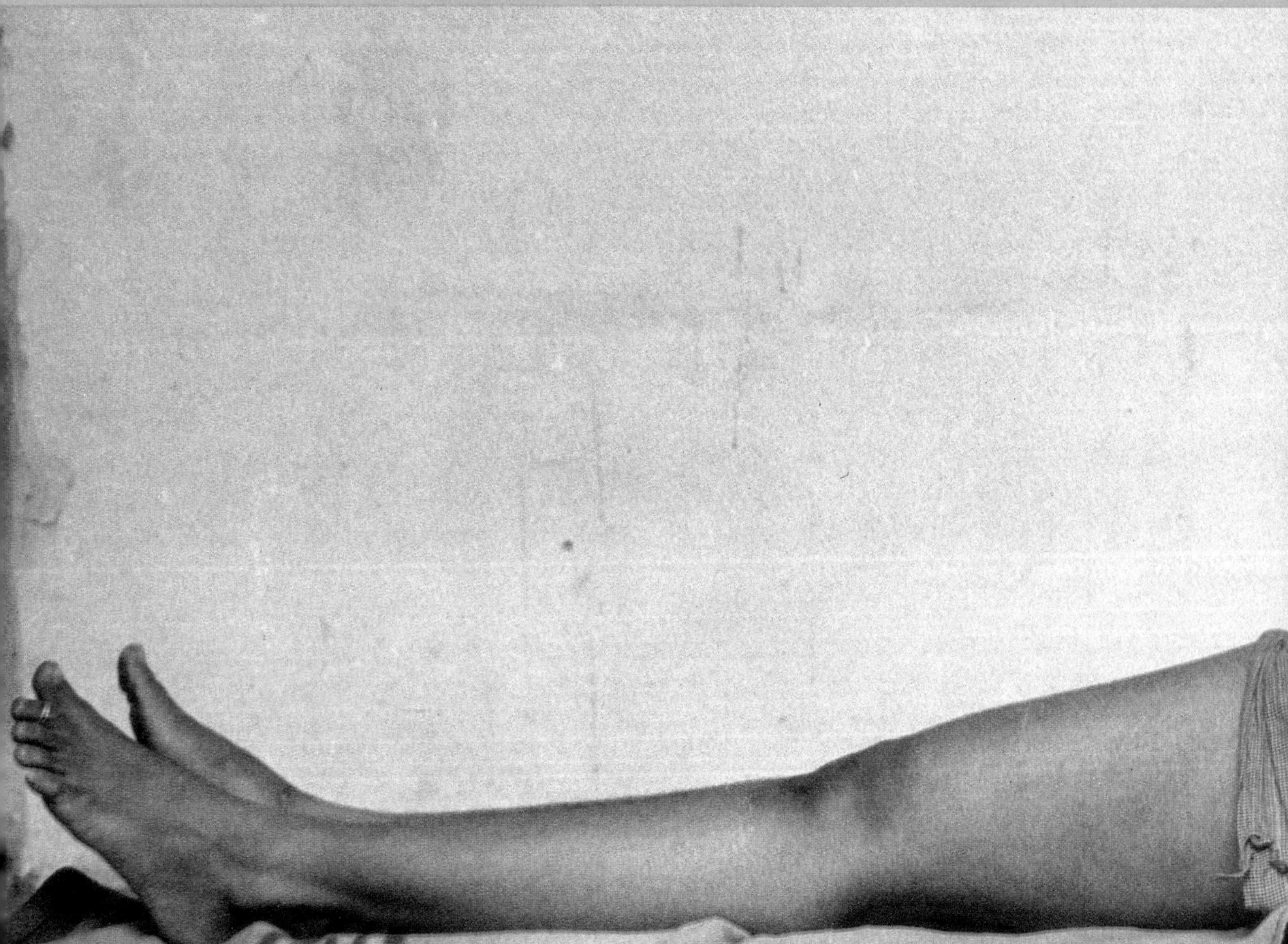

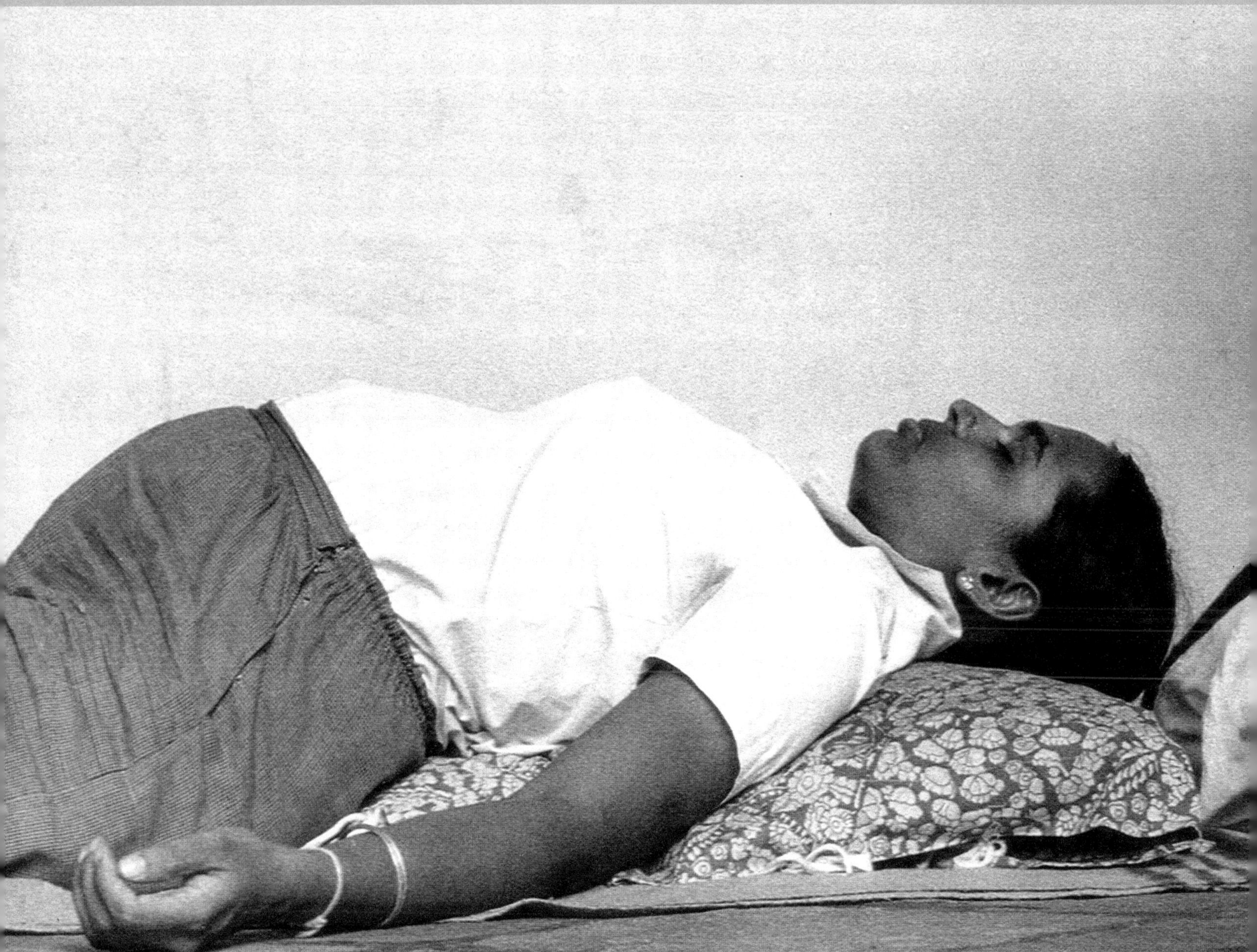

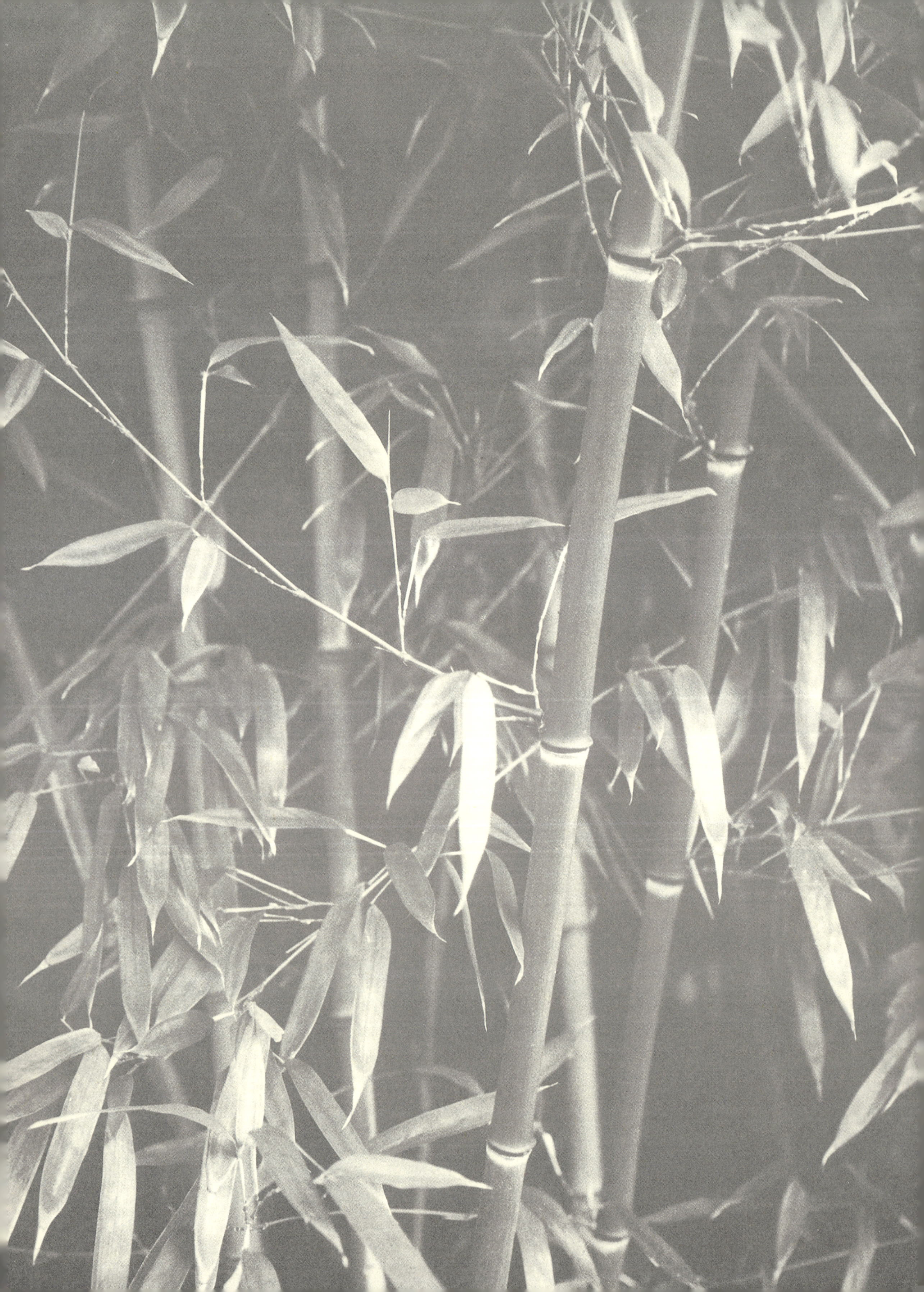

Spuren

Welches ist recht? Meine Rechte?
Nein, nein.
Rechts. Dann links.
Und rechts.
Wieder links.
Jedes zu seiner Zeit.
Harmonisch.

Peng Hu

Spuren

An diesem Punkt erwartest du wahrscheinlich allgemeine Grundsätze und Regeln.
Aber Yoga ist Üben. Eigenes Erleben.
Und Freiheit.
Yoga soll Freiheit sein?
Ist es nicht vielmehr eine strenge Disziplin?
Beides ist richtig. Yoga ist ein Weg der Disziplin.
Freiheit *durch* Disziplin.
Aber die Disziplin kommt von innen. Niemand hat sie dir von außen aufgezwungen.

Innen ... Außen ...
Schon wieder sind wir in der Trennung.
Dadurch, daß wir darüber reden.
Derjenige aber, der weiß, spricht nichts.
Was sollen also Regeln, Grundsätze?
Kannst du das Grundsätzliche von der einzelnen Übung trennen?
Zwei,
die doch eins sind?
Wie ein Asana und sein Atem,
wie Liebende, die sich umarmen?
Körper und Seele, sind sie zwei?
Nicht denken. Nicht fragen.
Üben, üben.
Wenn du fragst, wirst du die Wahrheit nie erfahren.
Willst du den Wein schmecken, so mußt du trinken,
und vom Lesen einer Speisekarte ist noch niemand satt geworden.
Trinke. Koste.
Das Leben läßt sich nicht zusammenfassen
und kennt kein Rezept ...

Du bestehst darauf?

1

Langsam, langsam.
Versuche nicht, Zwischenstufen zu überspringen.
Willst du nicht erfassen, enträtseln,
was Zeit ist?
Schneller, schneller, immer noch schneller
heißt es heute überall.
Der Wissende aber sagt:
langsam, langsam.

2

Die einfachste Geste
wie auch die anspruchsvollste Übung
führst du mit fließenden Bewegungen aus,
ohne Unterbrechungen und Sprünge.
Das Ende ist ein Anfang...

3

Bei einem Baby, einem kleinen Kind
einem Yogi
atmet und bewegt sich alles gemeinsam.
Wenn sich der Finger rührt,
dann ist die Bewegung in Wirklichkeit im Fuß entstanden...
Bei dir fehlt diese Einheit,
sie ist zerstreut in viele kleine Stücke.

4

Kraft ...
Du weißt inzwischen, daß sie nichts erreicht.
Und ist sie nicht plump und vulgär,
verglichen mit Verständnis und Einsicht?

5

Atmen ...
So wichtig. Und doch nicht deins.
Einatmen, ausatmen.
Nehmen und geben.
Es ist an dir zu geben,
nicht zu nehmen.
Freue dich, daß du empfängst.
Und wisse, daß du nie das erhältst, was du erwartest.
Darum geben, geben.
Ausatmen, ausatmen.
Und du wirst erfahren, daß in dem Augenblick,
wo du vollkommen leer bist,
etwas geschieht, das dich erfüllt.
Ganz natürlich. Mühelos.

6

Jeden Tag die gleichen Positionen?
Jeden Tag die gleiche Reihenfolge?
Aber das ist doch langweilig!
Das Gleiche. Jeden Tag.
Und doch ist es immer wieder neu.
Mit jedem Mal.
Unbegrenzt.

7

Im Laufe der Zeit
werden wir älter.
Unsere Bewegungen verlieren ihre Großzügigkeit,
unsere Gesten werden kleinlich und eng.
Das sind die Zeichen der Zeit,
des Alters,
des Todes.
Wenn aber statt dessen die Aufmerksamkeit erwacht,
dann wächst und vertieft sich die Einsicht unentwegt,
und schließlich wirst du
in einem Wassertropfen
den Ozean erkennen.

8

In jeder Position kannst du mogeln.
Ein klein wenig. Kaum. So daß niemand es merkt.
Du weißt, was ich meine: die kleinen Lügen, die Unehrlichkeiten,
mit denen wir uns täglich durchmogeln.
In Paschimottanasana zum Beispiel kannst du die Knie beugen.
Nur ganz wenig natürlich.
Deinen Freunden wirst du trotzdem Eindruck machen.
Sie werden denken, du hast es geschafft.
Der Meister aber nicht. Er hat es gemerkt.
Seinem Blick entgeht keine Einzelheit.
Vielleicht wird er dich rügen.
Oder aber er schweigt und wartet.
Er läßt dich selbst entdecken,
daß du,
letztendlich,
nur dich allein betrügen kannst.

9

Nachahmen...
Wir haben nie etwas anderes getan.
Das Kind ahmt seine Eltern nach.
Die Eltern haben ihre Eltern nachgeahmt,
welche unglücklicherweise auch schon eine schlechte Haltung
und einen schlechten Gang hatten.
Darum brauchst du auch eines Tages den Meister.
Jemand, der aufrecht steht und geht.

Aber Vorsicht:
Ein Meister! Und schon fühlt man sich großartig und gewichtig.
Die große Gefahr besteht darin,
nachzuahmen anstatt zu begreifen.
Es ist so bequem zu folgen.
Du mußt den *Weg* verstehen, den der Meister dir zeigt.
Ohne diese Einsicht wirst du dich zwar kleiden wie der Meister
und essen wie er
und wirst doch nur sein kleiner Affe sein.

10

Dein Denken...
Oh, dieses merkwürdige, lästige Tier.
Wenn du diesen Affen nicht ständig im Auge behältst,
dann wirst du deine Zeit verschwenden.
Wenn dir ein Asana besonders schwer fällt
und der Schmerz beginnt,
hörst du die Stimme im Innern
wie sie murrt und schimpft?
Wenn der Meister deine Stellung korrigiert,
verletzt es dich?
Wirst du rot?
Würdest du dich gerne rächen?
Oder ihn vielleicht verführen?

Bist du in Hochstimmung,
wenn der Meister deine Übung gelobt hat?
Fühlst du dich vernichtet,
wenn er dich kritisiert oder, noch schlimmer, wenn er dich nicht genug beachtet?
Mit anderen Worten:
Hast du wirklich Freude am Üben
oder ist es immer noch deine Eitelkeit,
das kleine ›Ich‹,
das mit jedem Asana größer wird?
Oh ja, schau nur,
schau es an,
was in deinem Denken vor sich geht.

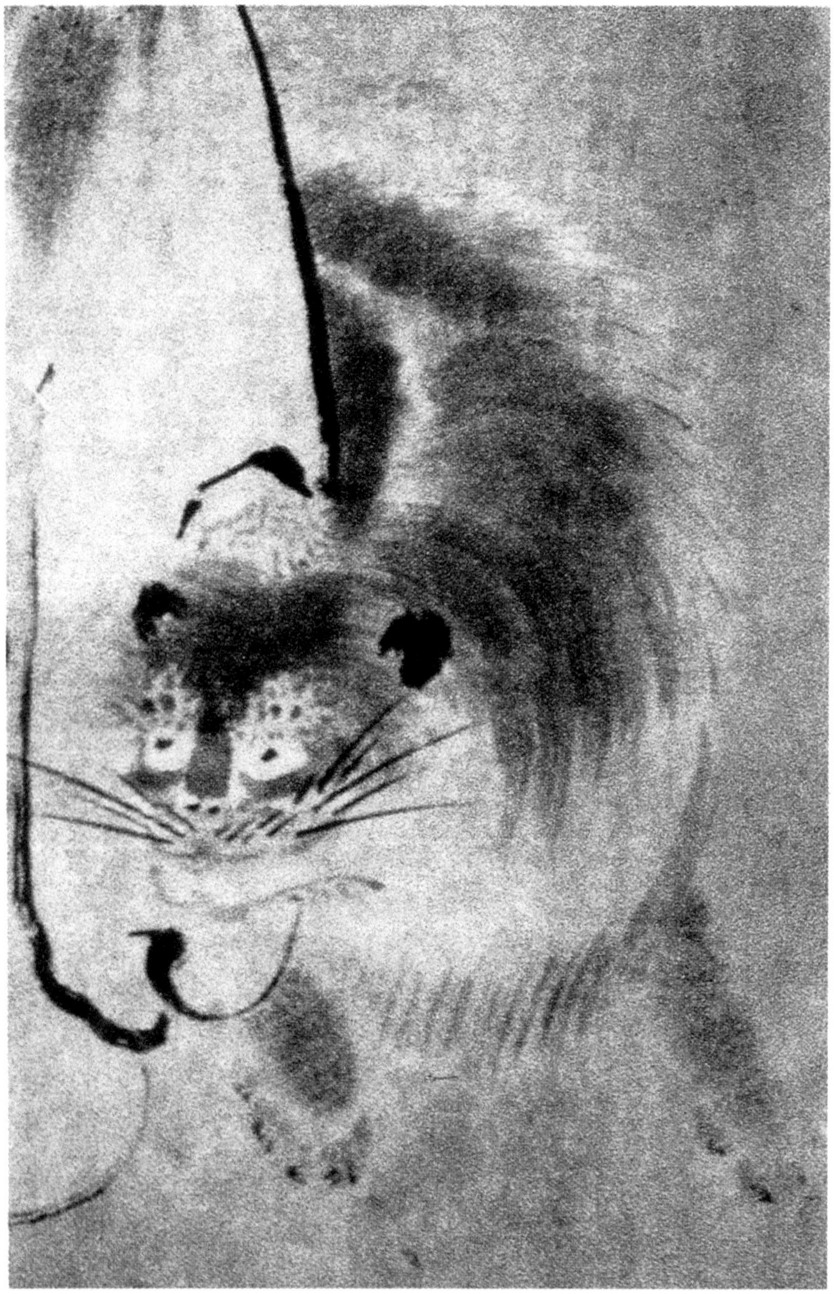

Alles in allem wagst du ein schwieriges
und nicht ungefährliches Abenteuer.
Du jagst ein wildes Tier, das
einmal aufgescheucht,
dich mit scharfen Krallen anspringt.

Um ein solches Ungeheuer aus seinem Schlupfwinkel herauszu-
locken
und zu zähmen,
brauchst du das Wissen,
die Geduld und die Liebe
eines großen Jägers.

Verletze das Tier nicht.
Ein verwundetes Tier ist tausendmal wilder
und wird unberechenbar.

Genausowenig darfst du es töten.
Kein Tigerfell. Nein, nein.
Wir wollen ihn lebend, den Tiger,
gesund und fröhlich soll er herumspringen.

Darum wähle deinen Meister gut.
Sein Anliegen soll einzig und allein dein Vorwärtskommen sein.
Wenn er dich korrigiert und dich in den Schmerz stößt,
dann tut er es, damit du begreifst
und den Schmerz überwindest.
Wenn du merkst, daß dein Versagen und dein Leiden
ihm Genugtuung bereiten,
verlasse ihn auf der Stelle.
Wenn er dir mit seinen Positionen und seinem Können
Eindruck machen will
und deine Bestätigung braucht,
um sich selber großartig zu fühlen,
dann ist er zu sehr mit seiner eigenen Eitelkeit beschäftigt,
um erkennen zu können, wo *deine* Schwierigkeiten liegen.
Suche dir schnell einen anderen Lehrer.

Was nutzt es dir,
wenn du auf dem Kopf stehen kannst
und nachts,
allein im Wald,
vor Angst zitterst?
Was nutzen dir ein perfekter Brustkorb
und eine vollendete Bauchatmung,
wenn du vor einem Grenzbeamten errötest
und die Stimme eines Polizisten dir die Sprache verschlägt?

Sage mir, ist das Lachen erlernbar?
Jemand sagt etwas Lustiges und du lachst.
Wo hat es dich erreicht?
Am Ohr? Am Trommelfell? Im Gehirn?
Und was lacht?
Deine Brust? Deine Rippen? Dein Zwerchfell?

Zu diesem Punkt fällt mir wieder Chuang Tsü ein.
Ich weiß, wir sind in Indien, nicht in China.
Aber Weisheit kennt keine Grenzen.
Chuang Tsü erzählt:

Eines Tages führte Lie Y dem Pai-Houen Wou-jeu seine Kunst im Bogenschießen vor.
Lie Y spannte den mächtigen Bogen mit solchem Geschick, daß aus einer Schale, die auf seinem Ellbogen stand und bis zum Rand mit Wasser gefüllt war, kein einziger Tropfen überfloß, als er den Pfeil losließ.
Und kaum war der erste Pfeil fortgeflogen, folgte schon ein zweiter und dritter, so flink und behende war er. Dabei stand er die ganze Zeit still und bewegungslos wie eine Statue.
»Nicht schlecht. Gar nicht schlecht!« sagte Pai-Houen, »gut gemacht. Aber es ist immer noch von dir ›gemacht‹«.
»Was meinst du mit ›gemacht‹?« rief Lie Y.
»Weißt du«, sagte Pai-Houen, »dein Schießen ist ausgezeichnet. Es ist wirklich sehr gut. Aber es ist immer noch nicht das reine Schießen.«
»Was bedeutet das, ›reines Schießen‹?«
»Es ist immer noch *dein* Schießen. Komm morgen mit mir. Ich kenne in den Bergen oben einen sehr ruhigen Platz, wo du vielleicht das reine Schießen lernen kannst.«

Und so stiegen sie am nächsten Morgen vor Tagesanbruch auf einen sehr hohen Berg.
Bei Sonnenaufgang erreichten sie einen kleinen Felsvorsprung, unter dem sich ein schrecklicher Abgrund auftat, mehrere hundert Meter tief.
Pai-Houen kehrte sich mit dem Rücken zum Abhang und ging langsam rückwärts, ohne dabei hinter sich zu schauen.
Erst als er spürte, daß seine Fersen schon in der Leere hingen, machte er Halt.
Er verbeugte sich zu Lie Y und sagte sehr ruhig: »Komm her zu mir. Von hier aus wird dein Schießen die wahre Vollendung erreichen.«
Armer Lie Y. Er war zu Boden gefallen und zitterte am ganzen Körper. Kalter Schweiß lief an ihm herunter.
Da sagte Pai-Houen:
»Der vollendete Mensch, mein Freund,
kann sich in den Himmel emporschwingen
oder ins Nichts hinabsinken,
er kann die acht Pfeiler des Universums bereisen
ohne daß sein Geist oder sein Atem
in der geringsten Weise dadurch beeinflußt werden.
Und du liegst da, zitternd und schwitzend vor Angst,
halb ohnmächtig wegen einer solchen Kleinigkeit.
Was ist dann mit der Freiheit,
die du glaubtest erreicht zu haben?
Was ist mit der Meisterschaft,
mit der du dich brüstest?
Was soll ich davon noch halten?«

— Ja, ich glaube, ich vestehe dich.
— Um so besser.
— Aber sag mal, muß ich denn diese Asanas wirklich jeden Tag üben? Ein Tag hat doch nur vierundzwanzig Stunden.
— Vierundzwanzig in der Tat. Und das ist viel, glaube mir. Aber du kannst dich beruhigen. Du brauchst nicht jeden Tag alle Asanas zu üben. Drei oder vier Stellungen täglich, das genügt schon.
Vor allem sage nicht »ich muß«.
Es gibt schon genug Zwänge in deinem Leben.
Du sollst dir nicht noch ein zusätzliches Pensum auferlegen. Es soll ein Vergnügen sein, keine Strafe.
Denn die Augenblicke des Tages, wo du deine Übungen machst, gehören ganz allein dir selbst.

— Drei oder vier? Das geht ja noch.
Aber wirklich jeden Tag?
— Jeden Tag.
— Ich dachte vielleicht ein bis zwei Mal in der Woche.
— Du kannst doch auch nicht nur ein bis zwei Mal im Monat schlafen, oder?
— Also jeden Tag.
— Und am besten immer zur gleichen Stunde.

Übrigens würde es mich nicht wundern, wenn du bald vier, fünf und mehr Asanas am Tag üben wirst.
Du fügst immer neue hinzu und eines Tages wirst du die ganze Folge durchnehmen.
Und wirst noch nicht genug haben.
Eine weite Reise von vielen tausend Meilen beginnt mit dem ersten Schritt.

Aber auch das Gegenteil kann passieren,
daß du nämlich mit Feuereifer beginnst
und sofort alle Asanas übst,
die ganze Folge,
gleich zwei Mal am Tag.
Aber schon bald wirst du hier ein Asana auslassen, dann dort. Es wird immer weniger und schließlich gibst du die ganze Sache auf.
Enthusiasmus ist eine großartige Sache,
aber er kann ein Strohfeuer sein,
das nur kurz aufflackert und nicht wärmt.

Doch das macht nichts.
Wenn du es einmal versucht hast,
dann wirst du es auch wieder versuchen
Und hoffentlich
ein wenig weiser sein.

— Nun sage mir noch, welche Asanas gut für mich sind.
— Wie meinst du das?
— Weißt du, im Winter habe ich immer so kalte Füße und nach einer schweren Mahlzeit...
— Oh nein, nein. So geht es nicht. Du wirst zwar immer Leute finden, die fest behaupten, die eine Position sei gut für den Schlaf, die andere fördert die Verdauung...
Sie schwören darauf, daß hier der Haarwuchs kräftiger wird und dort die Galle sich beruhigt oder das Gehirn sich erfrischt.
Das ist alles Humbug und hat mit Yoga überhaupt nichts mehr zu tun.
In Einzelfunktionen zerlegen,
analysieren und spezialisieren,
Rezepte und Tricks...
Nein.
Yoga lehrt dich die Einheit.

In jedem Teil ist auch das Ganze.
In jedem Asana ist das ganze Yoga.

Für wen ist die Luft, die du einatmest
und die deine Lungen füllt?
Für deinen Kopf? Für deine Nieren? Für dein Herz?
Oder vielleicht für die Leber?
War sie für deinen rechten Finger bestimmt oder für dein linkes Auge?

— Ich fürchte, ich verstehe dich nicht ganz. Und ich finde dich recht unfreundlich, weil du dich weigerst, mir zu antworten. Aber sag mir noch eins: welches ist die beste Zeit? Morgens oder abends?
— Morgens und abends.
— Was? Zweimal am Tag?
— Na gut, sagen wir morgens.
— Oh wirklich? Und ich hätte gedacht, abends wäre es besser …

Mache doch den ersten Schritt.
Höre auf zu fragen.
Fang einfach an.
Zwei oder drei Asanas.
Morgens oder abends.
Aber jeden Tag.

Der Rest kommt von allein.
Du wirst sehen, irgendwann wirst du die ganze Folge hinzunehmen. Und nach noch mehr verlangen.

Mehr, mehr.
Zweifellos bist du auf dem richtigen Weg.
Aber ›mehr, mehr‹, das ist noch immer
die Stimme des kleinen Kindes,
das nicht genug kriegen kann.

Darum, irgendwann, weniger und weniger.
Tiefer und tiefer.
Jetzt kommst du weiter.

Eines Tages vielleicht nur noch ein einziges Asana,
sehr langsam und sehr schön.

Und dann kommt die Zeit,
wo Yoga nicht mehr etwas ist,
was du zweimal am Tag tust.
Es ist immer da.
In jeder Geste, in jedem Schritt.
Du gehst, du wendest den Kopf,
du hältst eine Tasse, du triffst eine Entscheidung,
Alles ist Asana.
Es zeigt sich in allem . . .

Leichtigkeit und Anmut.
Freiheit und Harmonie.

Du bist nicht mehr weit von der Einheit.
Welche Asanas sind gut für mich? Wieviele?
Es kommt eine Zeit, wo die Fragen aufhören.
Und dann, plötzlich, sind die Antworten da.
Oh ja, der Weg
ist ein großes Geheimnis.

Das Geheimnis

Die Sonne scheint ohne Absicht.
Sie erwartet weder Lob noch Dank dafür.
Sie scheint.
Das ist alles.
Oder besser: sie brennt,
sie verzehrt sich
im Überfluß ihrer eigenen Freude.

Sukkanenda

1

— Ja, gut. Das ist zwar alles sehr schön. Aber ich erwarte ein Baby. Und ich möchte wissen, ...
— Was wissen?
— Was ich machen soll, wenn es kommt.
— ›Was ich machen soll, wenn es kommt.‹
Herrlich, herrlich, wie die Wahrheit herauswill und du sie aussprichst, ohne sie zu kennen.
Ich und es. Was soll *ich* tun, wenn *es* kommt.
Mit diesen wenigen Worten ist schon alles gesagt.
— ...?
— Es wird geschehen. Es wird da sein.
Das ist alles.
Hast du jetzt schon Milch?
Nein. Aber sie wird da sein. Mit dem Kind zusammen.
Es geschieht von allein. Du brauchst nichts dazu zu tun. Und es geschieht um so einfacher, je weniger du dich dazwischen stellst.
Vor allem hab keine Angst.
Laß es, und es wird seinen eigenen Lauf nehmen und dich mitnehmen.

— Also wirklich. Du bist ein schrecklicher Mensch.
Du antwortest nie auf meine Fragen.
Ich war durchaus bereit, Yoga zu üben.
— Das sollst du auch. Übe, übe.
— Aber du verwirrst mich nur. Du mußt es mir sagen!
— Was muß ich dir sagen?
Welches Asana dir hilft, wenn die Wehen in zu kurzen Abständen kommen? Wann du dich auf den Kopf stellen sollst? Welche Position die Schmerzen im Kreuz lindert?
Möchtest du das wissen?
— Ja natürlich.
— Es tut mir leid, liebe Freundin, aber so geht es nicht.
— Aber wie geht es dann vor sich?
— Ich weiß es nicht.
— Was meinst du damit? Das mußt du doch wissen!
— Ich kann dir wirklich nicht sagen, wie es im Einzelnen vor sich geht. Es ist etwas Totales, nicht Unterteilbares. Aber es geht, oh ja, das weiß ich.
Bereite dich darauf vor, daß es eine Überraschung wird. Eine wundervolle Überraschung.
Ganz anders, als du es dir jemals vorgestellt hast.
Wenn es kommt, laß es geschehen.
Es ist alles in Ordnung.
Schwierigkeiten entstehen nur durch vorgefaßte Ideen und feste Vorstellungen.
Höre auf zu denken.
Vor allem aber versuche, frei von Erwartungen zu sein, denn deine Erwartungen werden immer enttäuscht.
Aber ich sehe, daß du noch immer nicht überzeugt bist.
Ich will dir ein Geheimnis verraten.
Ein großes, tiefes, wunderbares Geheimnis.
— Ein Geheimnis? Endlich.
— Sieh, im Grunde ...

Oh Liebe, Liebe
du mußt wahnsinnig sein,
daß du mich so wütend überfällst.
Aber ja, schlage mich,
zerstöre dieses ängstliche, kleinliche Ich
damit nichts mehr übrig bleibe
als du allein.

Sainte Izine de Trèves

2

— Sieh, im Grunde ist die Wahrheit ganz einfach: du hast Angst.
— Ja, das ist wahr. Ich habe ein wenig Angst.
— Ein wenig? Du bist vollkommen eingeschüchtert.
— Stimmt. Ich habe große Angst.
— Gut. Und darin bist du nicht die Einzige, glaube mir. Aber warum hast du Angst?
— Man sagt, es würde so weh tun.
— ›Man sagt‹ ... Was kümmert es dich, was ›man‹ sagt. Tatsache ist, daß die Menschen in unserem Land heutzutage eine ziemlich merkwürdige Einstellung zur Geburt haben. Sie machen eine sehr komplizierte Sache daraus. So schwierig, daß man dazu unbedingt einen Arzt braucht. Wenn nicht sogar einen Chirurgen. Aber ist denn die Geburt eine Krankheit?
— Nein, natürlich nicht.
— Im Gegenteil. Es ist die natürlichste Sache der Welt. So natürlich, wie essen, laufen, schlafen und wiederaufwachen.
— Ja schon. Aber es ist mit einem Risiko verbunden. Es ist gefährlich.

— Das Risiko? Sicherlich. Es gibt ein Risiko. Das gibt es überall. Das Leben *ist* ein Risiko. Wenn du versuchst, das zu verleugnen, dann schneidest du dich vom Leben ab. Und je mehr du dich absicherst, dest mehr gerätst du von einer Katastrophe in die andere.

Du versuchst, die Gefahr zu vermeiden — und schon ist sie da.

Erst wenn du dein Risiko eingehst, wirst du frei.

Dann wird dir nichts mehr passieren.

Was die Entbindung angeht, so wird dieses Risiko übrigens immer übertrieben.

Aber es sind auch nicht die wirklichen Gefahren, die dich beunruhigen.

— Was sonst?

— Du hast Angst.

— Angst vor der Gefahr?

— Nein, das ist genau der Irrtum. Du hast sicherlich nicht Angst vor einer starken Blutung, einer Infektion oder irgendeiner anderen seltenen Komplikation, die du nicht einmal kennst. Du hast einfach Angst und suchst eine Erklärung dafür: daß vielleicht der Doktor nicht rechtzeitig kommt, oder daß das Krankenhaus schlecht ausgerüstet sein könnte . . .

— Ja, genau.

— Noch ein Beispiel. Du gehst ins Kino und siehst dir einen Krimi an. Der Film ist gut gemacht. Du fürchtest dich, manchmal mußt du sogar wegsehen.

Danach gehst du nach Hause, aber die Bilder verfolgen dich weiter. Du liegst im Bett und kannst nicht schlafen.

Verstehst du, was ich meine?

— Ja, das ist mir letzte Woche passiert. Was für ein Film! Ich habe drei Nächte nicht schlafen können. Ich hatte einen richtigen Kloß im Magen. Ich habe mich nicht einmal mehr getraut, am Abend in die Rumpelkammer zu gehen.
— In die Kammer unten im Garten? Und warum?
— Du wirst lachen. Du wirst dich über mich lustig machen.
— Was ist denn in der Kammer, vor dem du dich fürchtest–Spinnen.
— Die nachts herauskommen und dich überfallen?
— Ich weiß, es ist dumm von mir.
Aber ich kann nichts dagegen machen.
— Nein. Das ist nicht dumm. Es ist eben so.
Siehst du, gerade das meine ich: du weißt genau, daß diese kleinen Tierchen ungefährlich sind. Genauso wie die Bilder auf der Leinwand, die dir den Schlaf rauben und den Magen verdrehen. Trotzdem machen sie dir Angst.
— Ja, das stimmt.
— Hast du dich jemals im Kino davor gefürchtet, daß ein Feuer ausbrechen könnte und du nicht schnell genug nach draußen kommst?
— Nein, daran habe ich noch nie gedacht.
— Ich nehme an, daß du dich auch nicht an den Rand, in die Nähe der Notausgänge setzt, wenn du ins Kino gehst.
— Natürlich nicht. Ich setze mich schön in die Mitte.
— ... direkt vor die Leinwand. Obwohl du so ängstlich bist, denn wenn ein Feuer ausbrechen würde ...
— Aber das wäre doch lächerlich!
— Ganz richtig. Ich will dir nur zeigen, daß es hier zwei Arten von Angst gibt.
Eine, die sich auf die Wirklichkeit bezieht und eine, die nur in deiner Vorstellung existiert. Die eine ist verständlich, die andere vollkommen irrational.
Und du siehst, daß die irrationale Angst in deinem Leben deutlich überwiegt.

— Das ist ja verrückt.
— Ja, aber es ist so.
Mit der Entbindung ist es genauso. Die reale Gefahr einer starken Blutung oder einer Infektion bekümmert dich wenig. Du kennst sie nicht einmal.
— Aber wovor habe ich dann Angst?
— Vor Spinnen.
Und so irrational das auch sein mag — diese Angst ist für dich sehr wirklich. Sie führt unter anderem dazu, daß du dich in den ersten Monaten der Schwangerschaft häufig erbrechen mußt. Vor allem aber kann sie die Entbindung erheblich stören. Was hat man getan, um die Auswirkungen dieser Angst zu bekämpfen? Man hat Krankenhäuser gebaut. Immer größer, immer besser ausgerüstet, immer komplizierter.
Es fragt sich, ob ausgerechnet solche Krankenhäuser dazu geeignet sind, Spinnen zu vertreiben...
— Aber warum habe ich Angst vor Spinnen?
— Fürchtest du dich vor allem abends?
— Ja.
— Warum? Warum am Abend?
— Weil es dunkel ist.
— Aha. Und wer fürchtet sich vor der Dunkelheit?
— Die Kinder.
— Ja. Sie haben Angst vor schrecklichen Tieren, die sich hinter dem Schrank und unter dem Bett verstecken.
— Das ist wahr. Als ich klein war, hatte ich immer furchtbar Angst, wenn es dunkel wurde.

— Für ein Baby, ein kleines Kind, verdunkelt sich die Welt, wenn die Mutter fort geht.
Nacht und Verlassenheit werden gleichbedeutend mit dem Schmerz, allein zu sein und nicht geliebt zu werden.
— Ist das wahr?
— Warum schreien Babys so viel?
Was wissen wir von den Leiden der ganz Kleinen. Ihrer Hoffnungslosigkeit. Ihrer Angst.
Unserer Angst.
Die Katastrophe der Geburt. Die erste Trennung von der Mutter.
Dieser Schrecken steckt noch so tief in uns,
daß wir uns immer noch fürchten:
vor Spinnen, vor der Dunkelheit, vor dem Unbekannten, vor dem Allein-Sein — und vor der Geburt.
— Ich glaube, du hast recht.
Im Laufe der Schwangerschaft habe ich bemerkt, daß immer mehr Ängste aus meiner Kindheit wieder in mir hochkommen.
Ich bin außerordentlich anlehnungsbedürftig,
ich möchte beschützt und mit unglaublich viel Liebe und Zärtlichkeit umgeben werden.
— Beschützt, umgeben. Wie das Kind in deinem Bauch.
Darum muß auch unbedingt jemand bei dir sein, wenn du entbindest.
Für den Fall, daß es blutet?
Nein. Aber falls es Spinnen gibt...
— Das ist richtig.

— Es muß jemand bei dir sein.
Jemand, dem du absolut vertrauen kannst.
Jemand, der dir die Sicherheit gibt:
»Ich bin da. Ich passe auf dich auf. Es wird dir nichts geschehen.
Du brauchst keine Angst zu haben.«
Jemand, der sehr ruhig ist und einen solchen Frieden um sich verbreitet, daß sich alles in dir öffnen und hingeben kann.
Die Kraft, die dieses Wunder vollbringt, heißt Liebe.
In den Kreißsälen findet man aber heute nur noch Nadeln, Infusionen, Wehenschreiber und Monitoren.
Eine sterile Wüste, die sich Geburtshilfe nennt.
— Aber das ist doch absurd!
— Und dennoch geschieht es nur zu deiner Sicherheit.
Oder, besser gesagt: zur Sicherheit des Arztes, denn der Arme kämpft ja selbst mit seiner Angst...
— Gut. Das habe ich jetzt verstanden. Aber...
— Aber?
— Was ist mit dem Schmerz?
— Der Schmerz?
— Tut es denn nicht weh, ein Kind zu bekommen?
— Wenn man Angst hat, dann tut es weh. Das stimmt.
— Dann ist es also nur die Angst, die weh tut?
— Genau. Wenn du Angst hast und dich wehrst, dann wirst du leiden. Öffnest du dich jedoch, so verschwindet der Schmerz und mit ihm die Angst, die ihn erzeugte.
Das ist es, was die Asanas dich lehren können:
den Schmerz annehmen und verwandeln.
— Ich glaube, ich beginne dich zu verstehen.

— Noch ein Beispiel: Als du das erste Mal deinen Freund geküßt hast, hattest du da Angst? Versuche dich zu erinnern.
— Ja. Stimmt. Ich hatte Angst.
— Und es hat weh getan? Du hast dir geschworen, es nie wieder zu tun?
— Natürlich nicht.
— Erinnere dich noch weiter: als du dich das erste Mal einem Mann hingegeben hast, hattest du Angst?
— Ich habe am ganzen Körper gezittert und das Herz schlug mir bis zum Hals.
— Und der Schmerz war so unerträglich, daß du es nie wieder versucht hast?
— Du willst dich wohl über mich lustig machen!
— Wie war es genau: hat es vielleicht am Anfang ein bißchen weh getan?
— Ja, das schon.
— Und ist der Schmerz verschwunden, als sich deine Angst löste und du dich hingeben und genießen konntest?
— Ja, das stimmt. Aber... willst du damit sagen...

— Ja . . . ?
— daß gebären und Liebe machen . . .
— Ja . . . ?
— ein und dasselbe Erlebnis sind?
— Genau das!
— Oh!
— Hatte ich dir nicht ein wunderschönes Geheimnis versprochen?
— Die Geburt . . . ein sexuelles Erlebnis?
— Der Höhepunkt der Sexualität. Oder besser: der Höhepunkt der Liebe. Denn Sexualität allein ist leer, langweilig und enttäuschend.

Die Geburt ist der emotionale und sexuelle Höhepunkt der Liebe.

— Ich kann es kaum glauben. Obwohl es einleuchtend erscheint.
— Sind nicht die gleichen Organe, die gleichen Körperteile beteiligt?
— Ja, natürlich.
— Und wenn dich ein Mann gegen deinen Willen nimmt, verwandelt sich deine Lust dann nicht in Schmerz?
— Ja.
— Siehst du, genauso ist es bei der Geburt.

Wenn du dich verweigerst, unterbrichst du den Liebesakt der Geburt und erfährst den unerträglichen und grausamen Schmerz einer Vergewaltigung.

— Ich verstehe, ich verstehe.

— Siehst du nun, daß du nur Angst hattest?
Angst vor etwas, das stärker ist als du.
Angst, daß dein kleines Ich überwältigt, mitgerissen und fortgeschwemmt wird.
Wann hast du so etwas zum ersten Mal erlebt?
— In der Liebe, in der Sexualität.
— Und davor?
— ...
— Bei deiner eigenen Geburt.
— Wirklich?
— Eine phantastische Kraft hat dich gepackt
und dich mit aller Macht ins Leben heraus gedrückt.
— Aber Sexualität und Geburt...
— ... sind der gleiche Vorgang. Gebären und Geboren werden sind eins.
Die Geburt ist ein Liebesakt von ungeheurer Intensität.
Das verwirrt dich, bedroht dich und fasziniert dich zugleich.
Denke an deinen ersten Kuß,
an deine erste Liebesnacht.
Warum solltest du Angst haben...
— Die gleiche Scheu ... und dann das gleiche Glücksgefühl?
— Ja. Willst du einen Beweis?
— Einen Beweis?

Also gingen sie zu Vayu:
Oh Vayu, versuche zu erkennen,
wer dieser mächtige Gott sein kann.

Kena Upanishad

3

Ja, die Atmung.
Der Atem ist eins und vieles.
Du lachst, du kicherst,
du seufzt, stöhnst, weinst, schreist,
du schimpfst im Zorn
oder flüsterst zärtlich, du gähnst...
Jedesmal wandelt sich auch dein Atem.
In ihm spiegeln sich deine verschiedenen Stimmungen.
Du sprichst — und dein Atem wird zu Gedanken.
Du singst — und dein Atem wird Musik.

Aber das ist noch nicht alles.
Es gibt noch einen ganz anderen Wind,
der nicht nur von deinen kleinen Freuden
und großen Leiden erzählt.
Er kommt von weit, weit her.
Aus einem anderen Land, aus einer anderen Welt.
Ein Wind, der dein Herz mehr erwärmt als tausend Sonnen...
Ein Wind? Vielmehr eine Brise, ein Hauch.

Was ist es?
Die Liebe.
Wußtest du, daß dein Atem dich verrät, wenn dieser Gott dich berührt?

Der Rhythmus ändert sich.
Er wird tief, langsam, bewegt.
Ein Lied, das keinem anderen gleicht,
und jedes feine Ohr wird es sofort erkennen.
Wenn aber dein Lieben nicht echt ist,
so wird dich auch hier dein Atem verraten:
du kannst ihn nicht nachahmen, vortäuschen.
Du kannst dich nicht verstellen.
Dieser Wind gehört nicht dir
und gehorcht nicht deinem Willen.

Am Anfang noch ein Hauch, ein Flüstern,
wird er bald zum Orkan.
In deine Seufzer mischen sich Schreie und Stöhnen.
Und wenn du hörst, wie zwei Liebende sich umarmen,
könntest du sagen,
ob sie zu den Höhen der Lust
oder des Schmerzes getragen werden?

Genau dieses Atmen, dieses Seufzen,
aus dem die Stimme der Liebe spricht,
entsteht in der Frau, wenn die Geburt beginnt.
Der gleiche Rhythmus, die gleiche Musik, der gleiche Wahnsinn.
Bis hin zu dem Stöhnen, dem Schreien.
Jedes feine Ohr kann dies erkennen.

Warum also die Angst?
Das Leiden, der Schrecken?
Vielleicht weil die Frau noch nie
einem solchen Liebhaber begegnet ist,
einem solchen Feuer,
solcher Leidenschaft.
Ein Gott hält sie in seiner Umarmung
und sie, die Arme, wehrt sich...

4

Aber damit du nicht glaubst, dies alles sei nur die Erfindung eines verrückten Dichters, sollst du hören, was eine Frau dazu sagt. Höre gut zu, denn sie beschreibt es sehr schön:

In mir die Sonne
und der Mond

Kabir

»*Plötzlich spüre ich, wie das Fruchtwasser weggeht.*
Das Ritual der Geburt beginnt.
In meinem Körper entsteht eine neue Bewegung.
Noch hat sie keinen Rhythmus. Aber sie ist schon so stark, daß ich instinktiv beginne, tief zu atmen. In mir erwacht jene intensive Aufmerksamkeit, die ich von meinem Meister gelernt habe.
Ich nehme ein Bad und wickele mich in ein Handtuch ein, wobei ich die ganze Zeit ruhig weiteratme.
Plötzlich erfaßt mich ein phantastischer Schauer, der aus der Tiefe meines Körpers emporsteigt.
Ich halte mich am Fensterbrett fest.
Ich schaue hinaus in den Garten auf den großen Mangobaum, der mir so vertraut ist, und merke, wie er mir allmählich fremd wird.
Es ist, als würde mein ganzes Sein fortgetragen,
als würde ich mit aller Kraft in mein Zentrum gezogen,
aufgesogen von dieser leidenschaftlichen Bewegung in mir,
mitgerissen bis zu ihrem Höhepunkt.

Ich werde eins mit dieser Energie,
bis es nur noch sie gibt.
In Wellen steigt es in mir hoch und jede Welle öffnet mich mehr, noch mehr.
Ich atme ohne Unterbrechung,
und jedesmal entsteht ein neuer Raum.
Die Grenzen verschwinden, verschwimmen.
Es hat keine Grenzen.
Und dann ist es nicht mehr in mir,
sondern ich bin in ihm,
verschmolzen, verloren, eingetaucht.
Es gibt keine Wahl mehr.
Es gibt nur noch diesen Tanz.

Eine solche Geburt ist vollkommene Spontaneität.
Nicht erlernbar und nicht lehrbar.
Und sie läßt sich nicht auf ein Leben aufpfropfen,
in dem nichts mehr natürlich ist.
Du brauchst nicht viel:
ein reines Instrument,
einen gesunden Körper, einen wachen Geist
und die vollkommene Bereitschaft, dich zu öffnen.
Yoga kann ein solches Verständnis und solche Intuition in dir erwecken. Es wird dich während der ganzen Schwangerschaft begleiten und dir helfen, dich stärker als jemals zuvor, mit deinen Wurzeln zu verbinden.
Wenn die Geburt beginnt, dann bist du deinem eigenen Wesen so nah, daß du einfach mitschwingen kannst.

Der Atem trägt dich gleichmäßig durch alle Phasen.
Er darf niemals aufhören, zurückgehalten oder unterbrochen werden.
Er ist das Band, das dich mit allem verbindet,
was lebt
und atmet,
sich hebt und senkt,
kommt und geht.
Du wirst eins mit der Schöpfung,
die sich jetzt in dir selbst vollzieht.
Und dann,
wenn du die Frucht deiner Liebe empfängst,
bist du da, gegenwärtig,
schweigend und voller Freude
und begegnest
staunend und ehrfürchtig
dem Kind.

So gesehen, ist die Geburt nichts, was wir von unserem täglichen Leben trennen können.
Ist nicht das Leben ständige Erneuerung, Verwandlung, Wiedergeburt?
Wenn dir dies klar wird und du die Wiederkehr der Geburt in deinem eigenen Leben erkennst und bewußt erlebst, dann bist du gut vorbereitet für deine Entbindung.

Und wisse: Erneuerung ist nur möglich, wenn du leer wirst
und durchlässig
und nichts erwartest.

Laß diese höchste Energie durch dich hindurch,
sie wird deinen Leib weit, weit öffnen
und neues Leben hervorbringen.
Die Geburt des Kindes
wird gleichzeitig deine Wiedergeburt sein.
So stark, so intensiv ist diese Kraft,
daß deine normale Selbstkontrolle in ihrem Sturm hinweggefegt wird.
Du wirst mitten in den Strudel des Lebens geworfen.
Die Geburt ist deine Möglichkeit,
im universellen Rhythmus mitzuschwingen,
in vollkommener Harmonie mit allem,
was über dir und unter dir ist,
eingetaucht in den tanzenden Kosmos.«

Von wem stammen diese Zeilen?
Einem Mystiker? Einer Heiligen?
Einem großen Dichter in einem fernen Land,
der vor mehreren hundert Jahren gelebt hat?
Von einer großen Dichterin, ja.
Eine Frau wie ihr: Maria Rosenstone, eine junge Amerikanerin,
die in der Nähe von San Franzisco lebt.
Sie hat zwei Jahre in Indien verbracht, ist Vegetarierin geworden
und hat sich intensiv mit Yogaübungen beschäftigt.
Ist sie eine Asketin geworden?
Nein.
Sie ist Mutter. Sie hat zwei Kinder geboren.
Ohne Drogen, ohne Medikamente, ohne irgendeine Kunsthilfe.
Sie spricht und schreibt aus persönlicher Erfahrung, und du kannst ihren Worten vollkommen vertrauen.

Liebe, die dich segnet

1

Vielleicht war es manchmal verwirrend:
Füße, Hände, Arme, Beine, Augen.
Denken und Körper
und Atem.
Wie werde ich das alles jemals zusammenbringen.
Ich.
Wer bin ich?
Meine Beine, meine Augen, mein Denken, mein ...
Ja, wer bin ich?
Keine schlechte Frage übrigens.
Schon Sokrates sagte:
Erkenne dich selbst
oder besser: Erkenne dein Selbst.

Ja, wer bin ich?
Atmung?
Vielleicht.
Aber auch das ist ein großes Mysterium.

Atmen ein Geheimnis?
»Atmen ist Sauerstoff aufnehmen und Kohlendioxid abgeben«, sagt der Biologe, »wo ist da das Geheimnis?«
»Sauerstoff«, sagt der Mediziner, »und nicht zu vergessen die Belüftung der Lungenbläschen.«

Sauerstoff, Lungen,
ist das alles?
Ich werde dir eine letzte kleine Geschichte erzählen:

»Es war einmal ein Mann, der war taub.
Eines Tages sah er einen anderen Klavier spielen.
»Du lieber Gott, was macht der denn?« fragte sich der Mann, der nicht hören konnte.
Es war das erste Mal, daß er einen Pianisten sah.
Er dachte lange und angestrengt nach und kam zu folgendem Schluß:
»Der Arme. Er wird Probleme mit seinen Fingern haben. Arthritis oder Rheuma. Wahrscheinlich hat ihm sein Arzt diese Übungen verschrieben, damit seine Finger wieder beweglich werden...«

Lungen, Sauerstoff.
Es fehlt noch etwas.
Die Liebe?
Vielleicht.
Hat man uns nicht gesagt, die Liebe sei überall?

2

Verstehst du jetzt, warum ich nicht so viel davon halte:
Atemtechnik, Atemunterricht, Atemübungen...

Wenn du in den Armen deines Geliebten bist,
kommt es dir dann jemals in den Sinn,
daß du jetzt tief atmen sollst?
Wenn Liebe und Lust dich davontragen,
hältst du dann ein und denkst...
...Jetzt muß ich ... sagt das kleine Buch ... Atemtechnik Nummer eins anwenden ... nein, warte, ... wo war es noch ... ich glaube, jetzt kommt Nummer drei ... oder? ... warte doch ... jetzt ... vielleicht hecheln? ... so warte doch ... nein ... ja... ja... Oh, ja... ja...

3

Und sieh.
Die Liebe ist scheu.
Sie sucht die Geborgenheit,
die Intimität,
das Halbdunkel, die Stille.
Darum
in Krankenhäusern
vor den Augen von Ärzten, Studenten, Hebammen und Krankenschwestern,
unter gleißenden Scheinwerfern,
eine Spritze im Arm,
eine Nadel im Rücken —
schwierig,
sehr, sehr schwierig.
Wenn nicht unmöglich.

Es verkehrt sich vielleicht sogar in sein Gegenteil:
Vergewaltigung.
Oder, noch schlimmer:
fünfhundert Leute schauen dir zu,
wie du kackst.

Denke immer nur daran:
Es ist die Liebe
und ihr Wahnsinn.
Es ist ein verrückter Liebhaber,
der sich durch dich hindurchkämpft.

— Versprichst du mir,
daß du das niemals vergessen wirst?
— Oh ja, oh ja, jetzt weiß ich es.
— Und du hast keine Angst mehr?
— Ich sterbe vor Angst ... und vor Neugier ...

Mit den Füßen auf der Erde

Bevor wir uns trennen hier noch ein paar praktische Hinweise.

Wenn eine Frau spürt, daß die Geburt beginnt, geht sie ins Krankenhaus. Warum? Es ist doch keine Krankheit?
Kaum ist sie dort angekommen, legt man sie ins Bett. Damit sie erst richtig leidend wird?
Man weiß doch, daß man einen Menschen nur ins Bett zu legen braucht, und schon fühlt er sich krank.
Es öffnet der Krankheit regelrecht die Tür.

Wenn du genug Mut und gesunden Menschenverstand hast,
um dich dieser Behandlung zu widersetzen,
was kannst du statt dessen tun?
Welche Position hilft dir?
Folge den Zeichen deines Körpers. Wie in der Liebe. Wenn du möchtest, kannst du dich hinlegen.
Genausogut kannst du aufstehen, herumlaufen, dich setzen.
Oder dich hinknieen.
Diese Stellung, in der du dich wunderbar tief entspannen kannst, ist dir durch die Yogaübungen vertraut und bequem geworden.
Du sitzt auf den Fersen, die Knie sind geöffnet und lassen Raum für deinen großen Bauch. Vor dir hast du einen hohen Stapel Kissen aufgerichtet, auf die du deine Arme und deinen Kopf aufstützen und ruhen lassen kannst.

Es stellt sich vor allem die Frage:
Möchtest du dich aufrichten oder möchtest du liegen?
Vertikal oder horizontal.

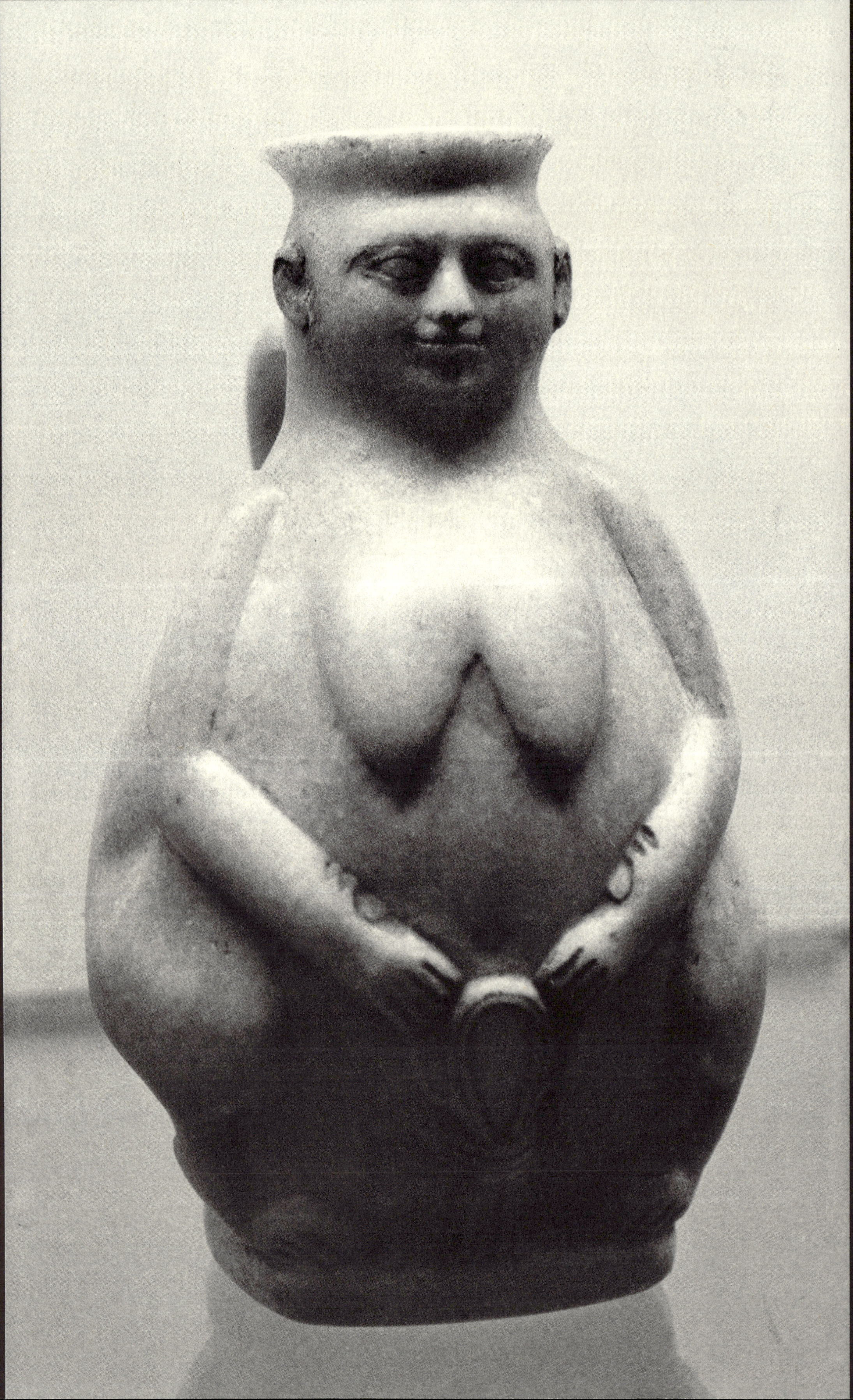

Das Symbol des Kreuzes.
Das Liegen ist eine Stellung der Entspannung, des Schlafes, der inneren Abwesenheit. Sie hilft dir unter der Geburt insofern, als die willkürlichen Muskeln ausruhen können und alle Energie den vegetativen Organen zufließen kann. Dem entspricht ein ganz bestimmter Atemrhythmus.
Das Stehen oder auch schon das Sitzen entspricht durch die einfache Tatsache, daß der Kopf in der Vertikalen ist, dem Zustand des Wachseins, der Präsenz.
Ideal wäre eine Verbindung der beiden:
Bewußt und gegenwärtig sein
im Nichts-Tun, in der vollkommenen Selbstaufgabe.
Das Geheimnis des Zen.

Schau dir diese Göttin der Fruchtbarkeit aus dem alten Ägypten an.
Ist sie nicht ein Beispiel vollendeter Vertikalität?

Es ist nicht das *Gewicht,* was dem Kind in der aufgerichteten Stellung hilft, herauszukommen.
Vielmehr ist es jene geheimnisvolle Kraft,
die alles in der Natur
senkrecht in die Höhe wachsen läßt,
geradewegs zum Himmel.
In Indien heißt sie *Prana.*
Die Chinesen nennen sie *Chi.*
Und obwohl die eng mit dem Atem verbunden ist,
ist sie weder Luft noch Sauerstoff...

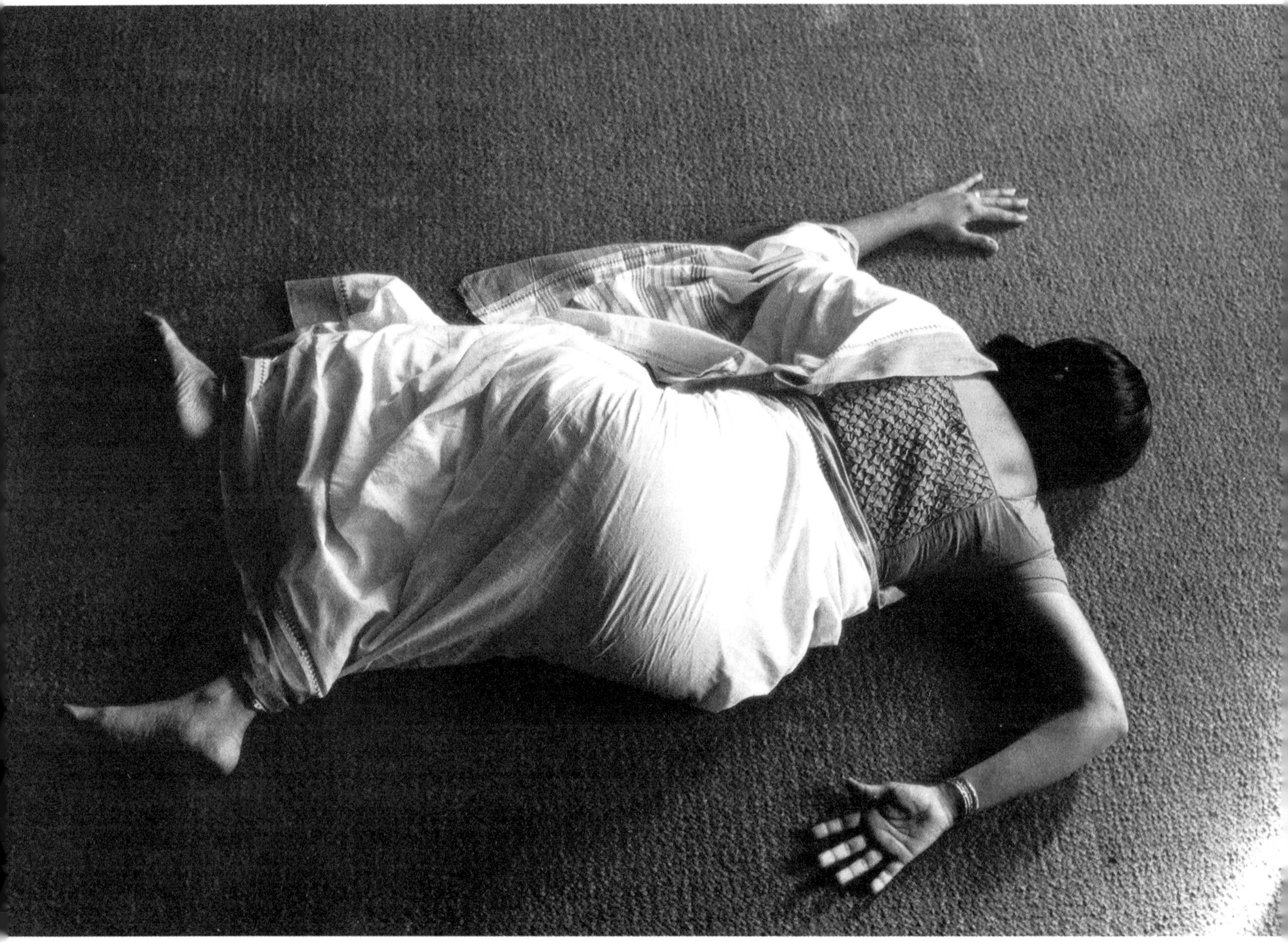

Hinlegen

Aber möglichst nicht in ein Krankenhausbett oder auf ein Kreißbett, das dich allein schon durch seine schreckliche Enge lähmt. Du sollst dich wohlfühlen und absolute Bewegungsfreiheit haben, ohne befürchten zu müssen, daß du fällst.
Es ist wichtig, daß du dich drehen und wenden kannst, wie du möchtest, und daß Arme und Beine sich frei ausstrecken können.
Am besten wirst du ein paar Decken auf dem Boden ausbreiten und dich direkt auf die Erde legen.
Ausstrecken.
Auf dem Rücken?
Ja, aber nicht allzu lange. Das Kind mag diese Stellung nicht sehr gern.
Auf jeden Fall mußt du dir ein Kissen unter den Rücken legen, so wie in Sirasana oder Supta virasana.
Auf der Seite?
Das ist bedeutend besser.
Es ist sogar die ideale Stellung unter der Geburt. Schon im letzten Teil der Schwangerschaft solltest du dich möglichst auf die Seite legen, z. B. wenn du schläfst.
Schau dir aufmerksam dieses Bild an:
Wenn du auf der rechten Seite liegst, schmiegt sich deine rechte Wange an den Boden. Die linke Hand liegt in Augenhöhe vor dir, die Innenfläche ruht auf dem Boden.
Du spürst den Kontakt mit der Erde. Es geht nicht darum zu schlafen, sondern alles wahrzunehmen.
Die Arme liegen senkrecht zur Körperachse, die Ellbogen sind angewinkelt. Die rechte Hand liegt hinter dir, die Innenfläche ist nach oben gekehrt.
Das linke Bein ist hochgezogen, Knie und Hüfte um 90 Grad gebeugt. Gegen Ende der Geburt kannst du dir ein Kissen unter das linke Knie legen. Dadurch wird das Becken frei und öffnet sich mühelos.

Die Schultern liegen möglichst flach, parallel zum Boden.

Das Becken steht senkrecht zum Boden und zur Ebene der Schultern.
Diese Drehung der Wirbelsäule ist äußerst wichtig.
Sie befreit die Bauchatmung, die ganz natürlich beginnen wird.
Spontan. Ohne daß du irgendetwas dazu zu tun brauchst.
Jedes Ausatmen ist ein Los-lassen, ein tiefer, erleichternder Seufzer, mit dem du dich der Erde hingibst.
Die Brust wird leer, preßt sich näher an den Boden, und die linke Schulter senkt sich noch tiefer, wodurch sich die Drehung im Rücken verstärkt.
Selbstverständlich gilt das gleiche, wenn du dich auf die andere Seite legst.

Ist dir aufgefallen, daß der Körper in dieser Stellung einer Swastika ähnelt, dem Symbol der frei fließenden Lebensenergie?
Worte können es nicht beschreiben.
Es genügt, daß du hinschaust.
Wenn du es verstehst zu sehen.

Das Kind wird geboren

Der Kopf des Kindes belastet den Damm, du spürst den Drang zu pressen.
Welche Position kannst du jetzt einnehmen?
Nicht um zu pressen, sondern um das Kind einfach zur Welt kommen zu lassen.
Die schlimmste aller Stellungen ist sicherlich die, wo du flach auf dem Rücken liegst: die Beine schweben in der Luft, die Füße hängen im Leeren.
Yoga lehrt dich, wie wichtig die Füße sind, und du weißt, daß sie fest auf dem Boden stehen müssen.

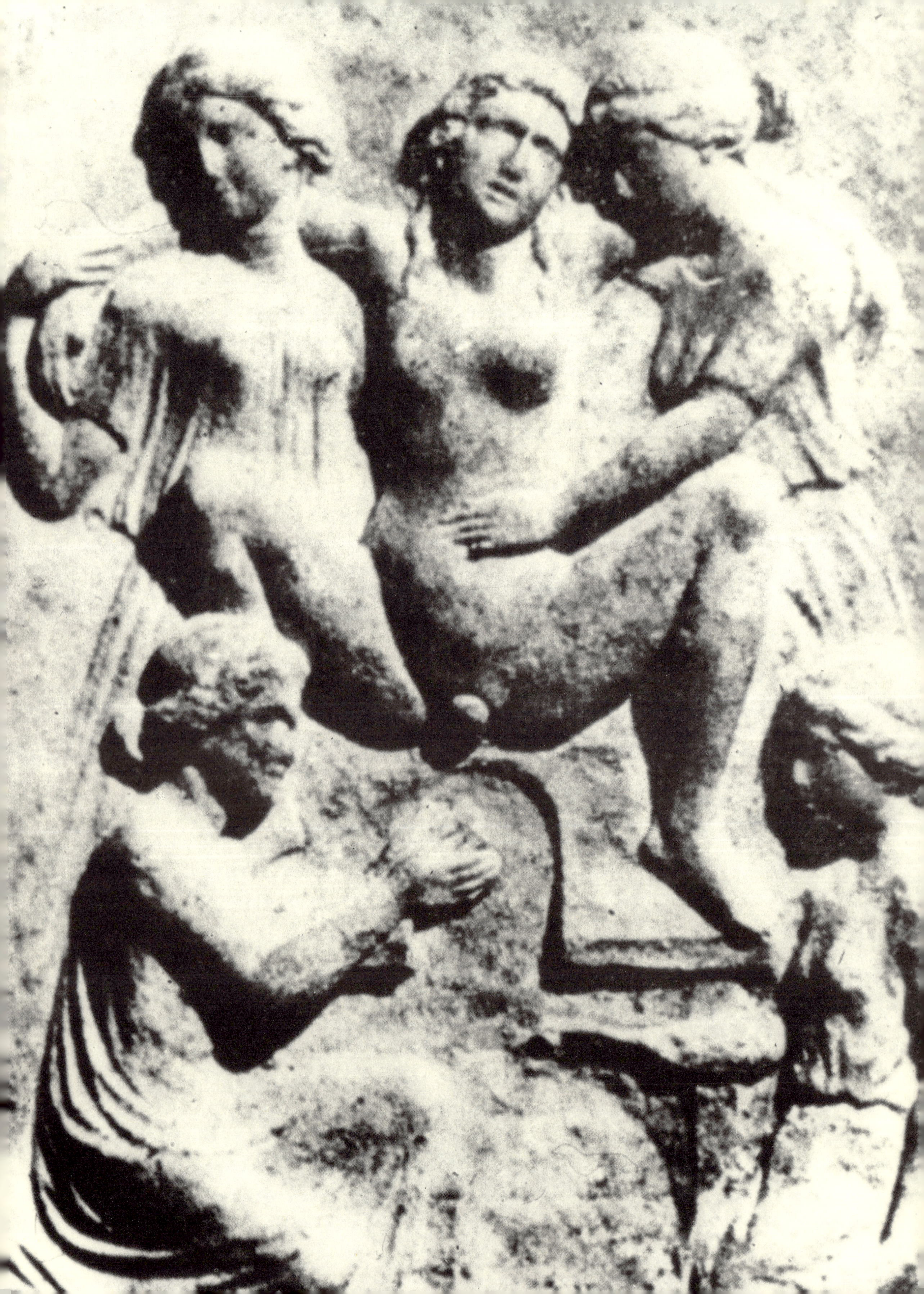

Welche Position dann?
Halb sitzend.
So daß der Körper der Vertikalen angenähert ist. Der Position des Bewußtseins, der Präsenz.
Dennoch muß diese Stellung so bequem sein, daß du dich vollkommen hingeben und entspannen kannst.
Du kannst dich an eine Wand oder gegen einen großen Stapel Kissen lehnen.
Oder du läßt dich halten, so wie diese Römerin, die von ihren beiden Freundinnen gestützt wird. Ihre Arme liegen auf den Schultern der beiden anderen Frauen, hoch oben, so daß die Brust weit geöffnet ist und die Zwerchfellatmung vollkommen frei wird.
Hast du auch die praktische Öffnung im Geburtsbett bemerkt?
Sie hat den Sinn, daß die Hebamme besser den Damm beobachten und das Kind in Empfang nehmen kann.
Siehst du, daß die Gebärende hier fest auf ihren Füßen steht?

Möglicherweise ist es für dich sogar noch besser, wenn dein Mann dicht hinter dir sitzt, die Beine weit geöffnet, so daß sich dein Rücken gegen seine Brust lehnen kann.
Euer Atem wird sich harmonisch verbinden.
Dies ist die einzige Form, wie dein Mann (oder jemand anderes) dein Erleben wirklich teilen und dir helfen kann.
Wenn er im Einklang mit dir atmet, so wird auch seine Energie auf dich übergehen.

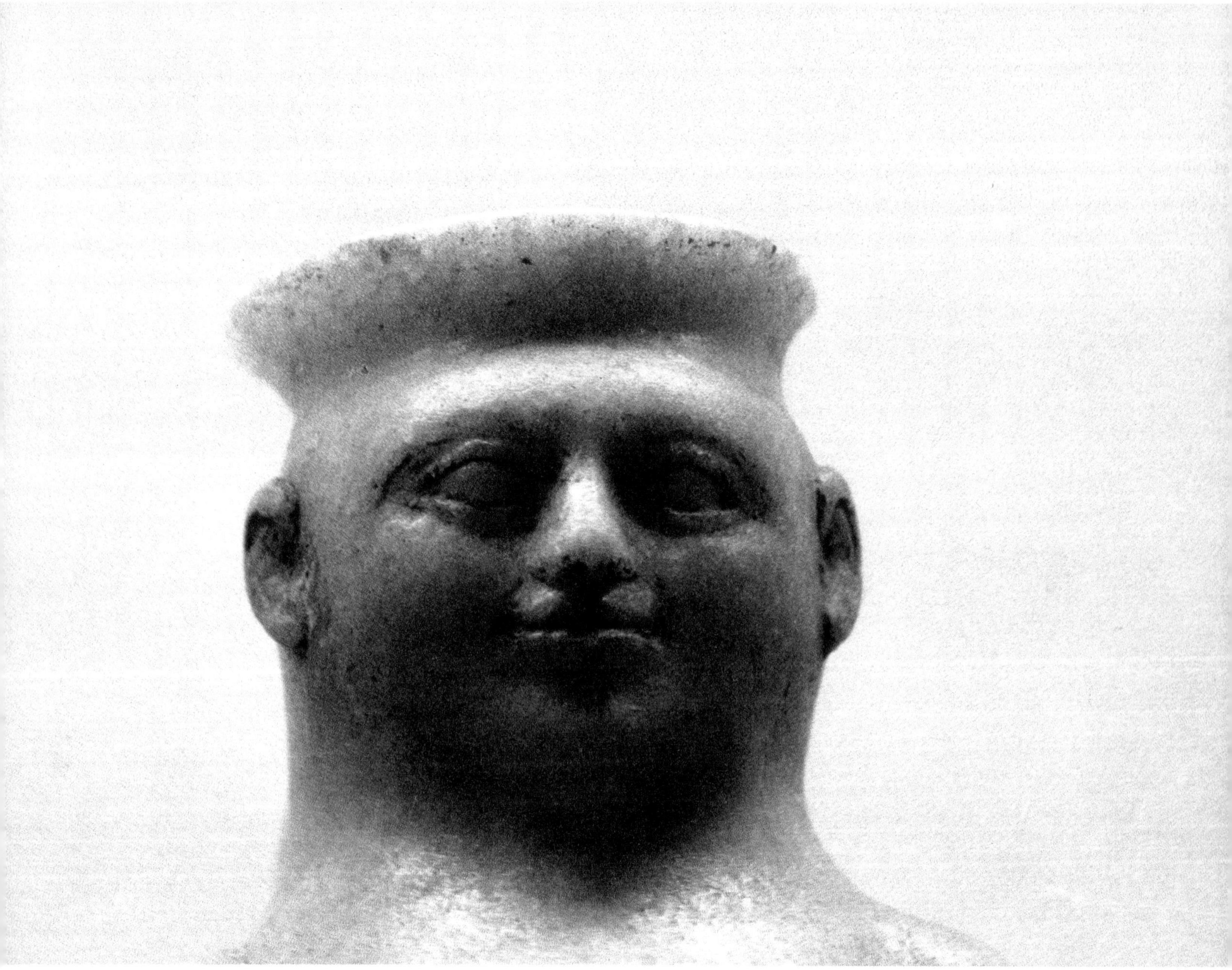

Soll ich pressen, mitarbeiten?

Wenn du wirklich begriffen hast, was das ist, Loslassen, Hingabe,
wenn alles in deinem Körper offen, frei und entspannt ist,
auch der Mund, der Hals, die Hände, die Augen,
dann brauchst du im Grunde nichts mehr zu tun.
Es ist wie in der Liebe:
Öffne dich und laß es geschehen.
Laß das Kind zur Welt kommen.
Es genügt schon, daß du ihm nichts entgegensetzt,
daß du dich nicht fürchtest, dich nicht verwirren läßt
von der Kraft, der ungeheuren Gewalt,
mit der das Kind geboren werden will.
Es ist dein höchstes Opfer,
dein vollkommener Verzicht.
Etwas in dir muß dem Kind sagen könnnen:
Ja, verlaß mich. Gehe aus mir heraus.
Da ist das Leben. Vor dir.
Nimm es.

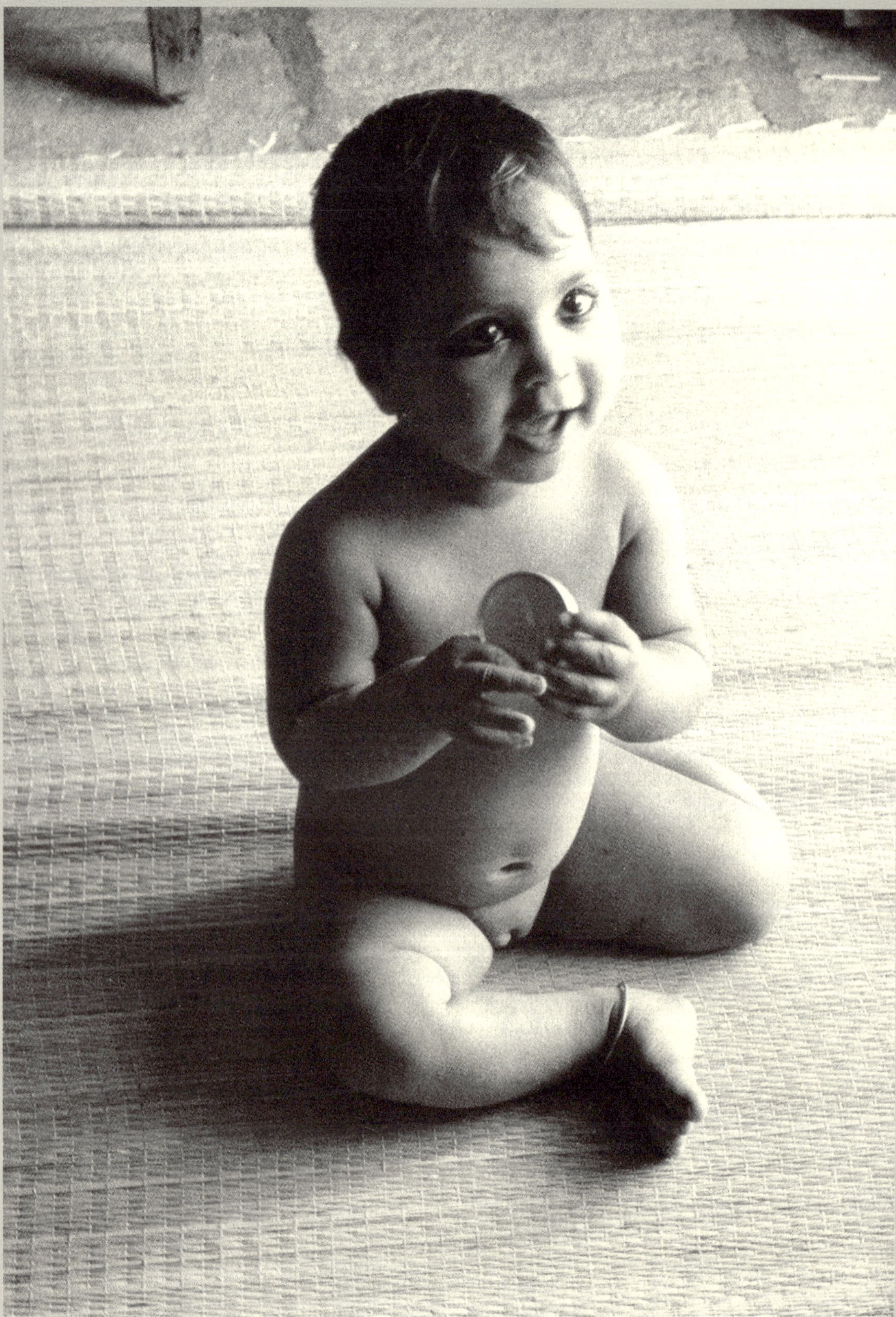

Erziehen …
… Wer? Wen?

Das Kind bestimmt mit seiner Kraft die Geburt.
Du hast ihm nur den Weg freigegeben. Das solltest du nie vergessen.
Auch wenn es noch so klein ist —
das Baby ist ein Mensch, der versteht.
Kleine Kinder wissen sehr viel.
Für deine Erziehung bedeutet das:
du wirst lernen,
nicht lehren.
Wenn dich das nicht überzeugt und du immer noch Zweifel an der Vollkommenheit und dem Wissen der ganz kleinen Kinder hast, dann schau dir das Bild an und versuche dieses einfache (!) Asana vor einem Spiegel …

Wie sind deine Schultern?
Auf einer Höhe? Parallel zum Boden?
Sind beide Pobacken auf der Erde?
Oder sind deine Schultern verdreht,
schwebt eine Hüfte in der Luft?
Ist die Stellung leicht und bequem, wie Patanjali sagt?
Ist deine Wirbelsäule frei und aufrecht,
ist Leichtigkeit und Leben in deinem Körper?
Gleicht er einem herrlichen, großen Baum,
der sich gerade hoch zum Himmel reckt?
Oder siehst du aus wie ein verknorrter, wilder Strauch, der unentwegt vom Wind zerzaust wird?

Wer ist hier der Meister?
Du? Oder das Baby?

Damit ist schon alles gesagt.
Du wirst es nicht vergessen? Versprichst du mir das?
Liebe.
Liebe, keine Übung,
kein Pensum, keine Pflicht.

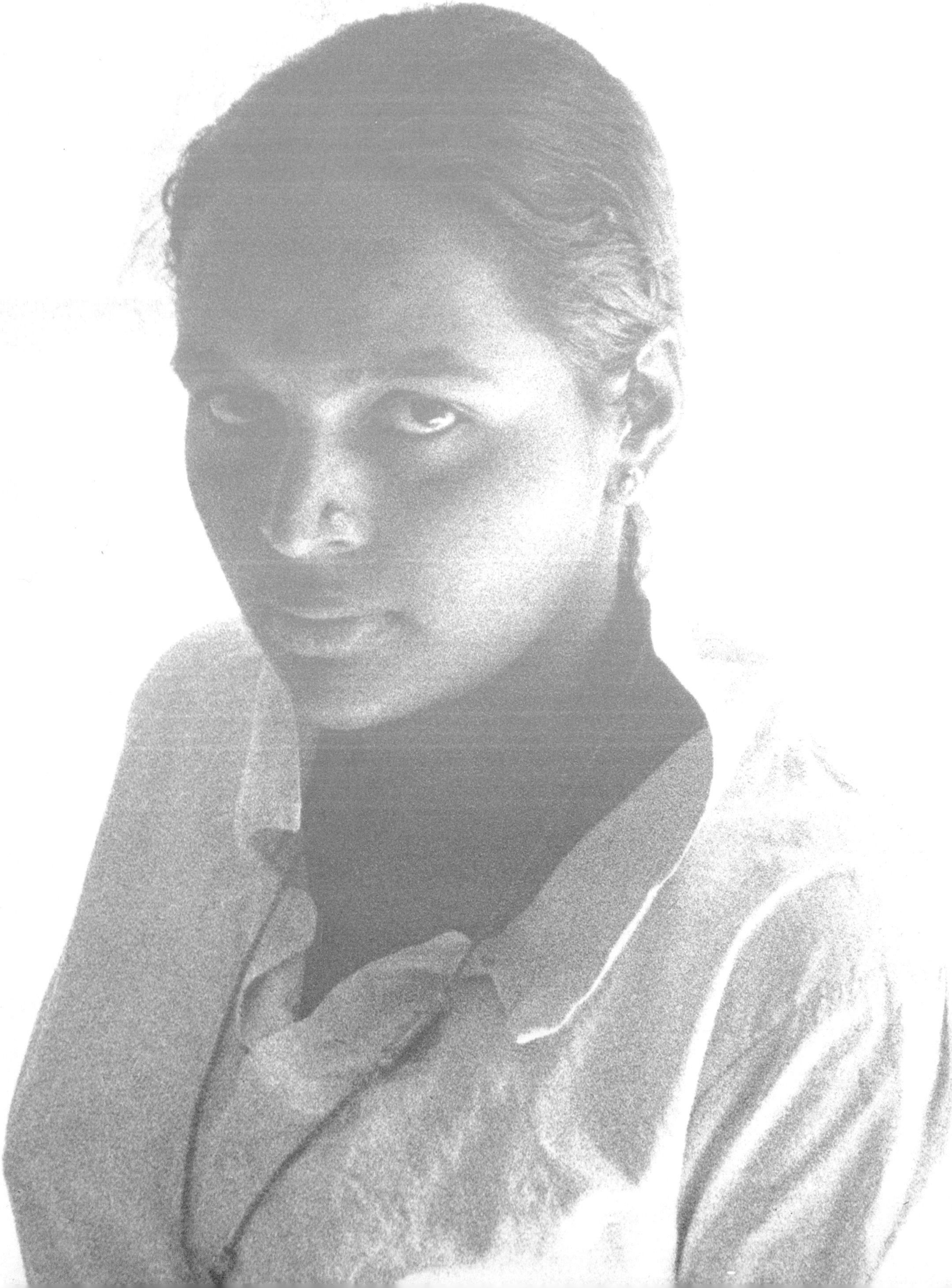

Und wer ist Vanita?

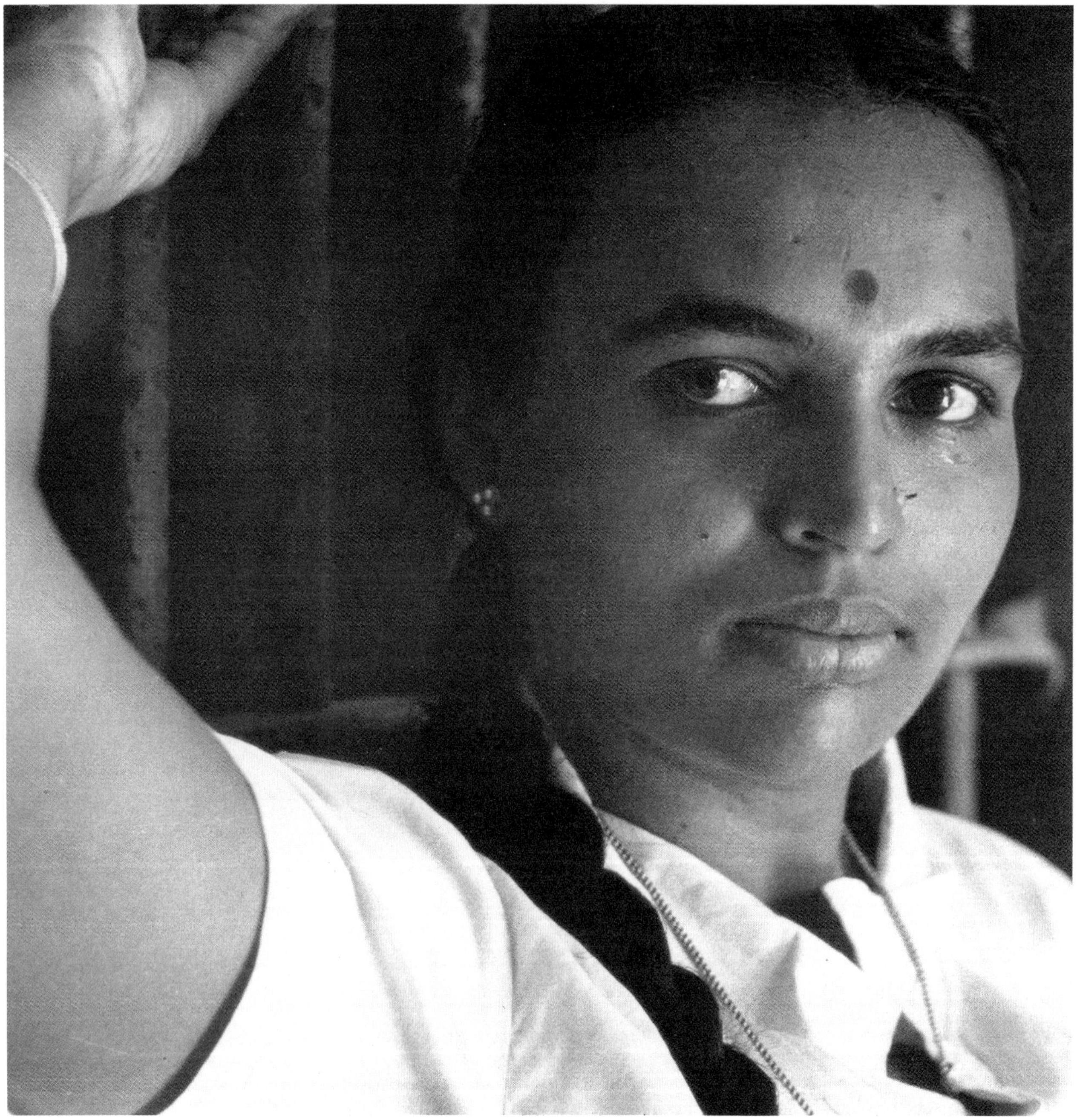

Und wer ist Vanita?
Vanita? Sie ist Frau.
Eine und unzählige.
Unerforschlich.

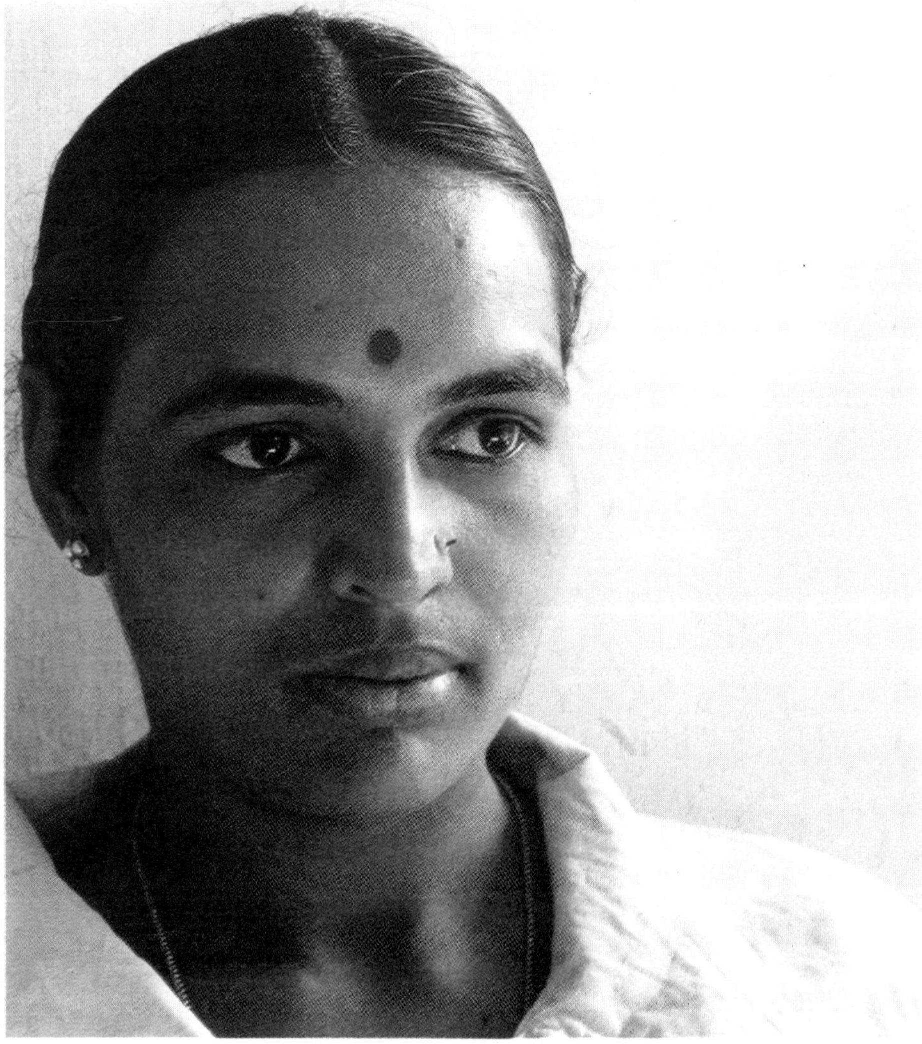

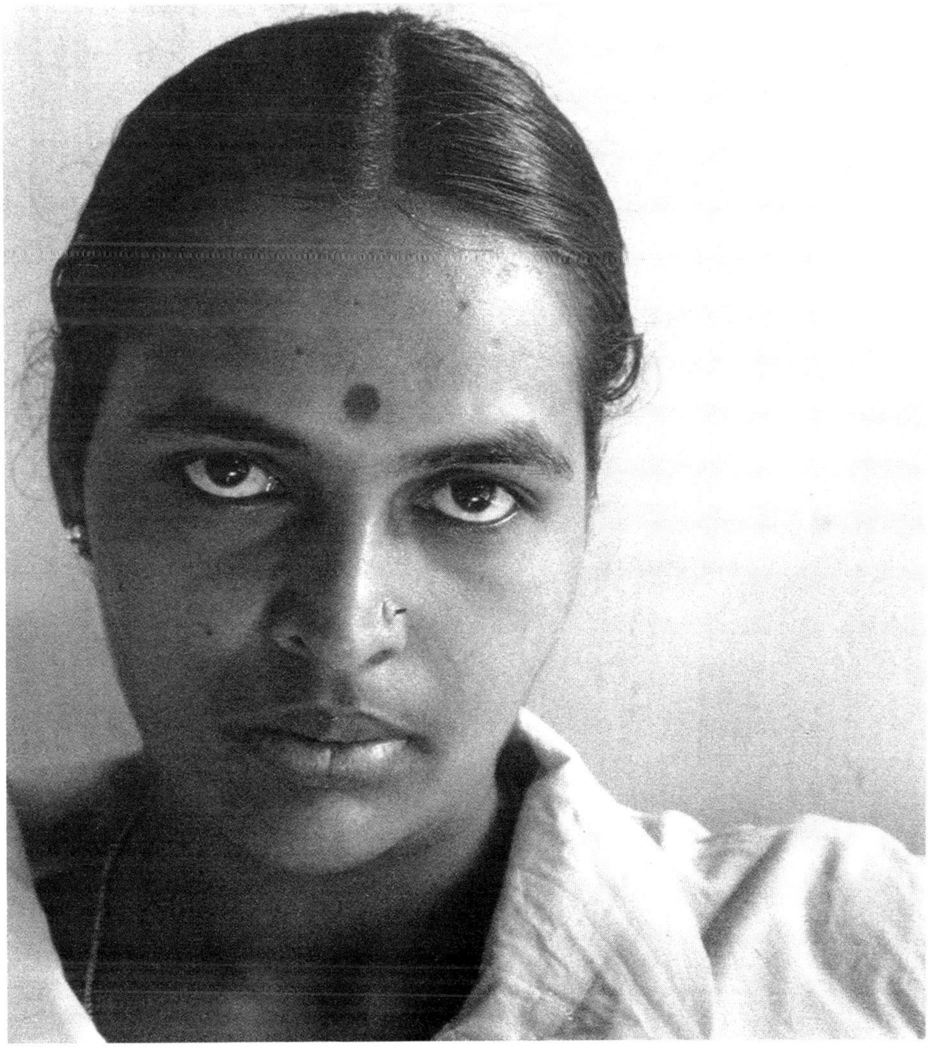

Sie ist Schönheit,
ihre Verzauberung,
ihr Geheimnis.

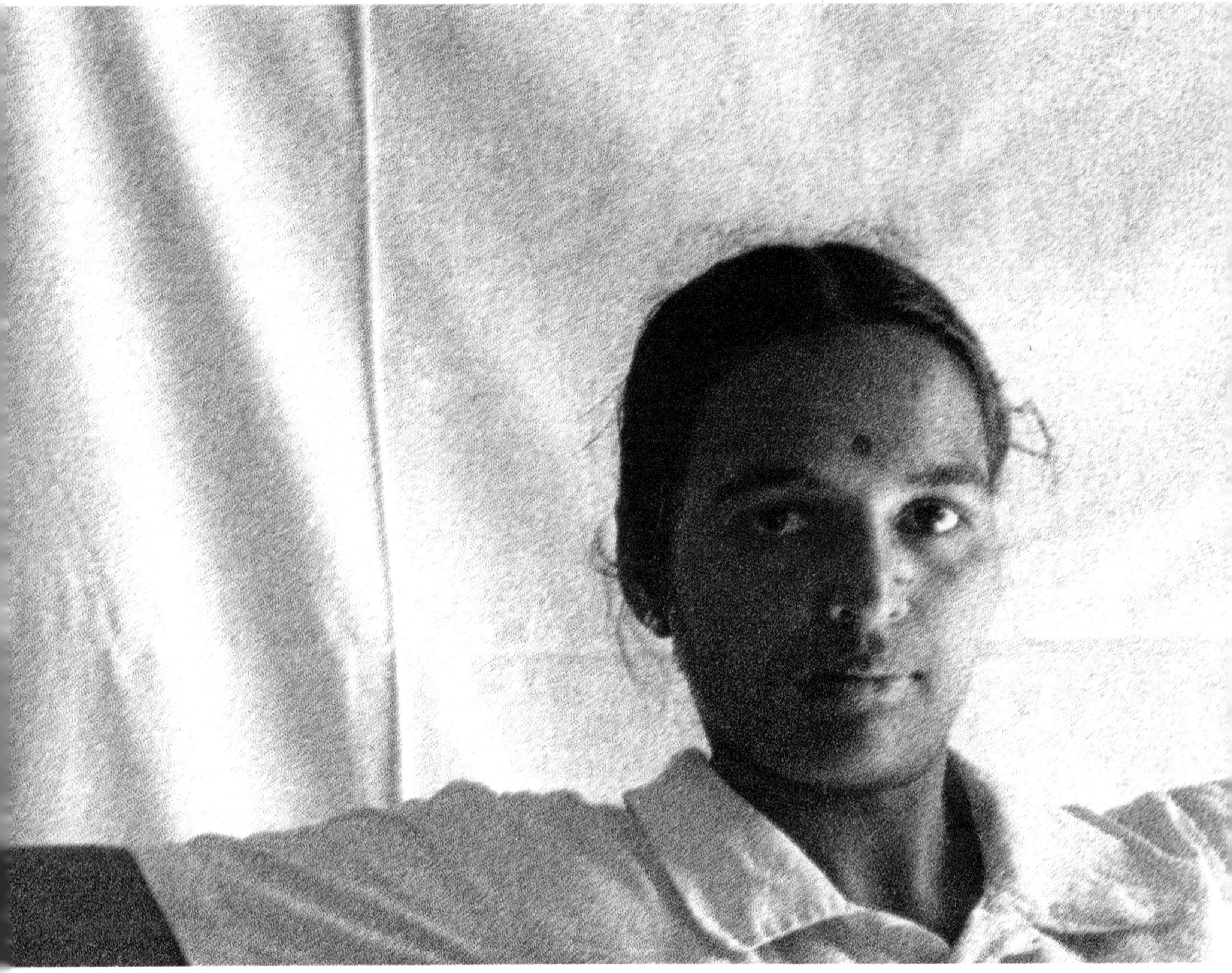

Vanita?
Sie ist Kali.
Sie ist Durga.
Sie ist Indien.

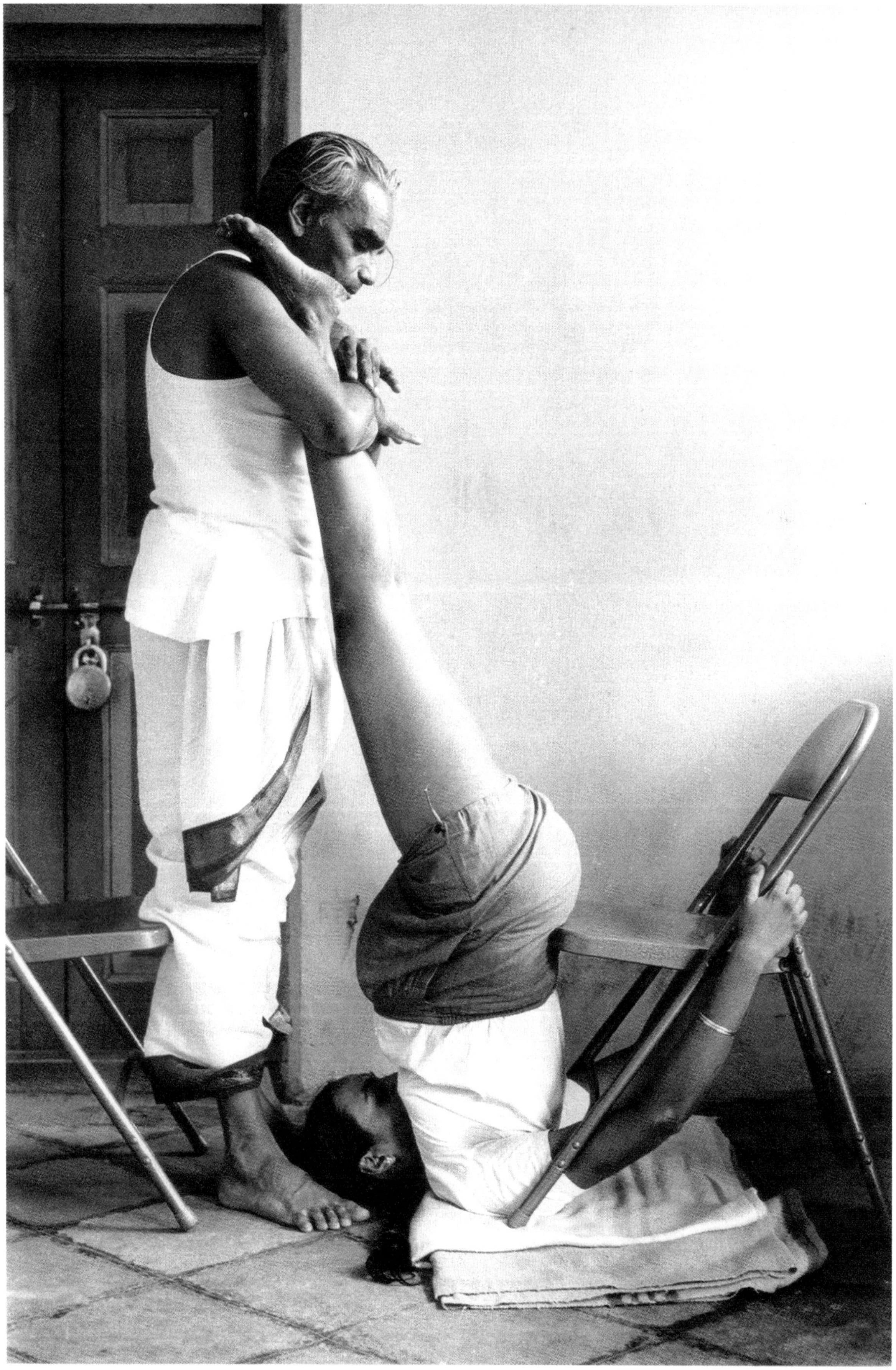

Der Meister

Vanita ist außerdem die zweite Tochter von B. K. S. Iyengar, einem »Schüler des Yoga«, wie er sich selbst voller Humor und Bescheidenheit gerne nennt.
In Wirklichkeit ist er ein wunderbarer Lehrer seiner Kunst.
Er hat unzählige Schüler.
In Indien und der ganzen westlichen Welt.
Darunter sehr berühmte Menschen, Künstler, Politiker und große Persönlichkeiten. Yehudin Menuhin ist einer von ihnen.
Jeder, der ehrlich entschlossen ist zu lernen, jung oder alt, reich oder arm, berühmt oder unbekannt, kann zu ihm kommen und mit ihm arbeiten.
B. K. S. Iyengar lebt in Poona.
Jeden Samstag kommt er nach Bombay, um seine Gruppensitzungen zu leiten. Seit vielen Jahren schon. Pünktlich und regelmäßig wie die Sonne.
Und Pünktlichkeit ist eine Seltenheit in Indien.

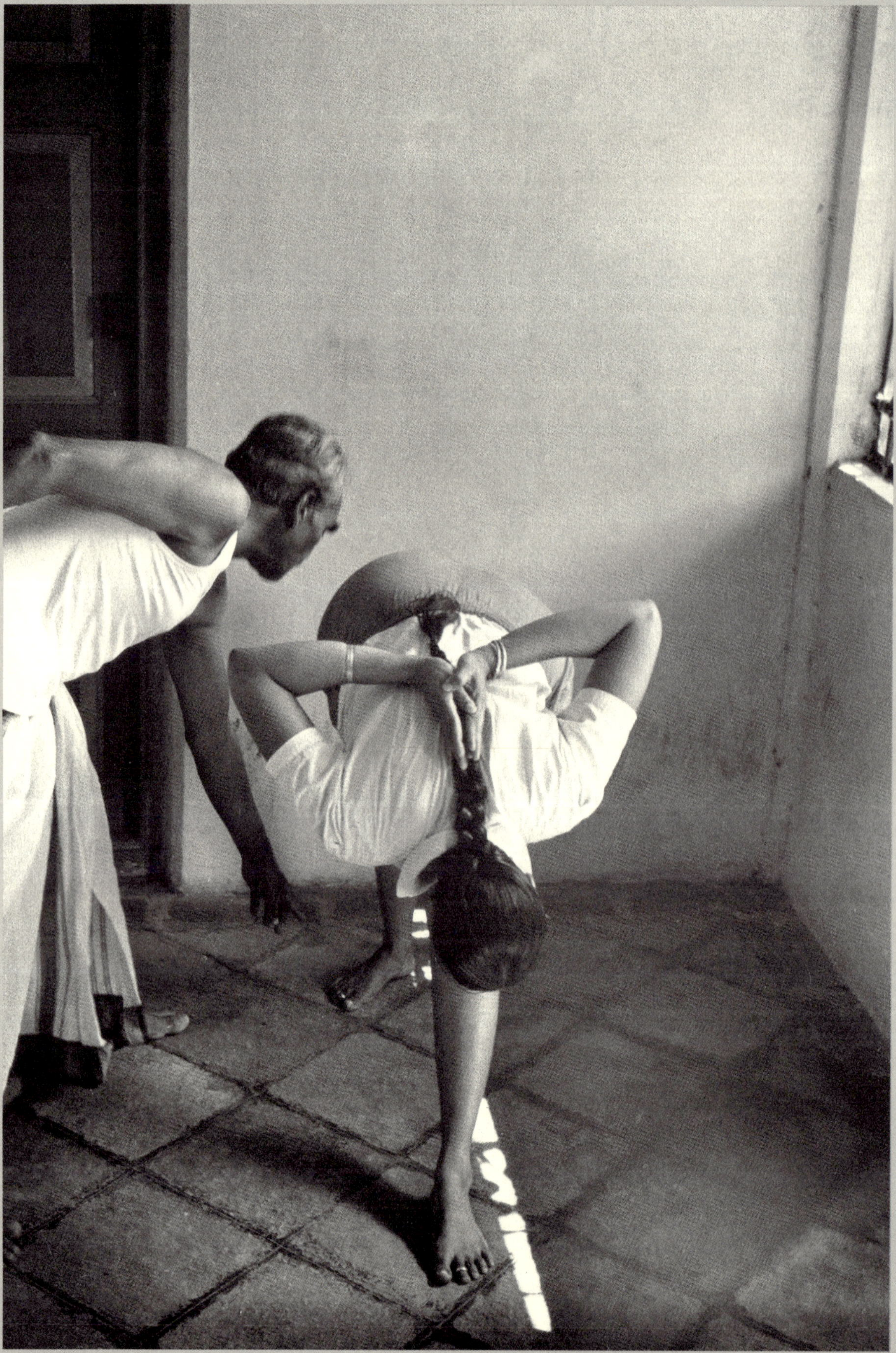

Es ist wunderbar zu beobachten, wenn er seine Stellung korrigiert.
Er hat ein tiefes Wissen von den Gesetzen des menschlichen Körpers, dem ein ganz anderes Verständnis zugrunde liegt als unserer Anatomie und Physiologie.
Indien weiß darüber so vieles, was dem Westen ganz unbekannt ist.
Er ist unerbittlich, wie jeder gute Meister.
Auch wenn du meinst, deine Position sei endlich vollkommen, so wird er immer noch weiter daran arbeiten, sie zu verbessern.
Er gibt dir zu verstehen, daß du auf einem Weg bist, auf dem du niemals ankommen wirst.
Ja, ein unbestechlicher Mensch. Und dennoch voller Güte.
Um sein Schüler zu werden, brauchst du Mut. Um nicht zu sagen Wagemut.
Er wird dich so lange fordern, bis du über deine Grenzen hinauswächst.
Aber er weiß auch, wann er aufhören muß.
Seine Strenge, seiner Genauigkeit und seiner Ernsthaftigkeit gilt meine ganze Verehrung.

Übrigens,
keiner in seiner Familie
würde jemals
Fleisch, Fisch,
Eier oder Käse anrühren.
Sie sind reine Brahmanen und strenge Vegetarier.
Wenn man unseren Wissenschaftlern und ihren Theorien über die Proteine glauben wollte,
dann müßten dieser Herr Iyengar und seine Familie schon längst gestorben oder zumindest sehr, sehr geschwächt sein.

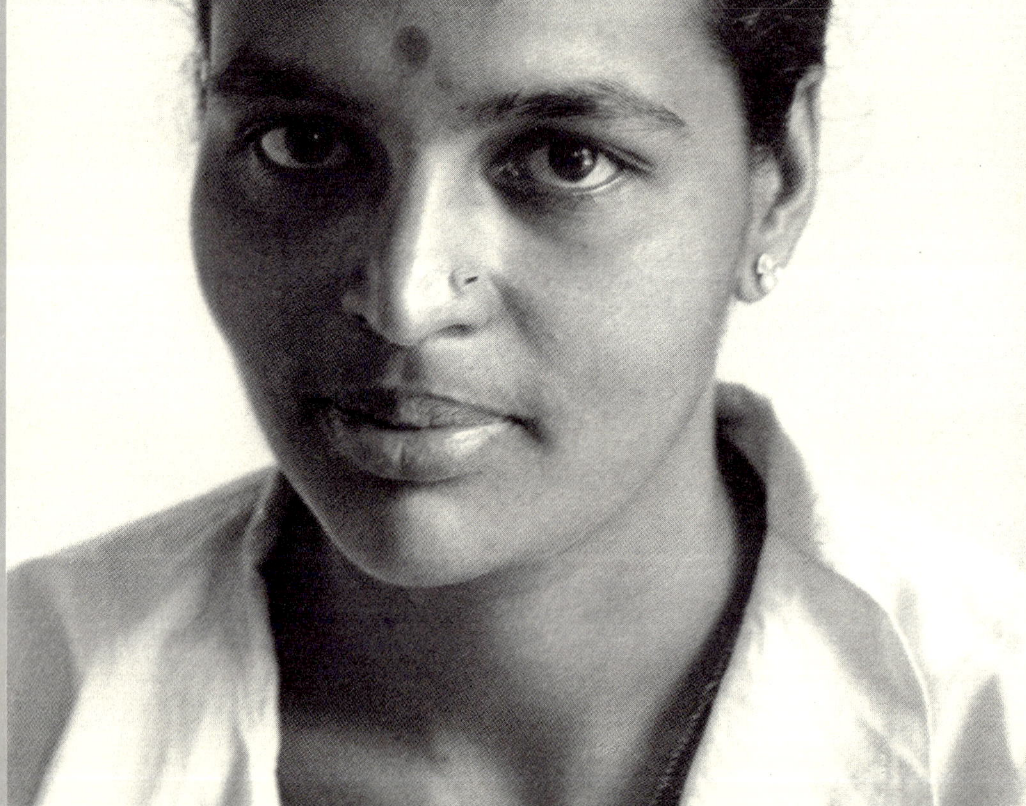

Alle diese Bilder sind an einem Morgen in Poona entstanden.
Ein Morgen, wie er jeden Tag geboren wird.
Dennoch ein einmaliger Morgen.
Großartig durch seine Ruhe, seine vollkommene Ordnung,
seine gesammelte Aufmerksamkeit
und eine Stille,
in der wir uns im schweigenden Einverständnis finden
mit dem, das keinen Namen hat.

Die Asanas folgten einander,
eines aus dem anderen geboren,
in strenger Notwendigkeit.
Wie Wellen, aus denen Wellen entstehen,
unerbittlich,
ohne Anfang und ohne Ende.
Wie Perlen, die durch einen unsichtbaren Faden,
den Atem,
zusammengehalten werden.

Welch ein seltenes, welch ein wunderbares Geschenk,
daß ich jene flüchtige Vollkommenheit,
in der der Augenblick die Ewigkeit umschließt,
einfangen und bewahren konnte. Für all das bin ich Vanita und
ihrer Familie unendlich dankbar.

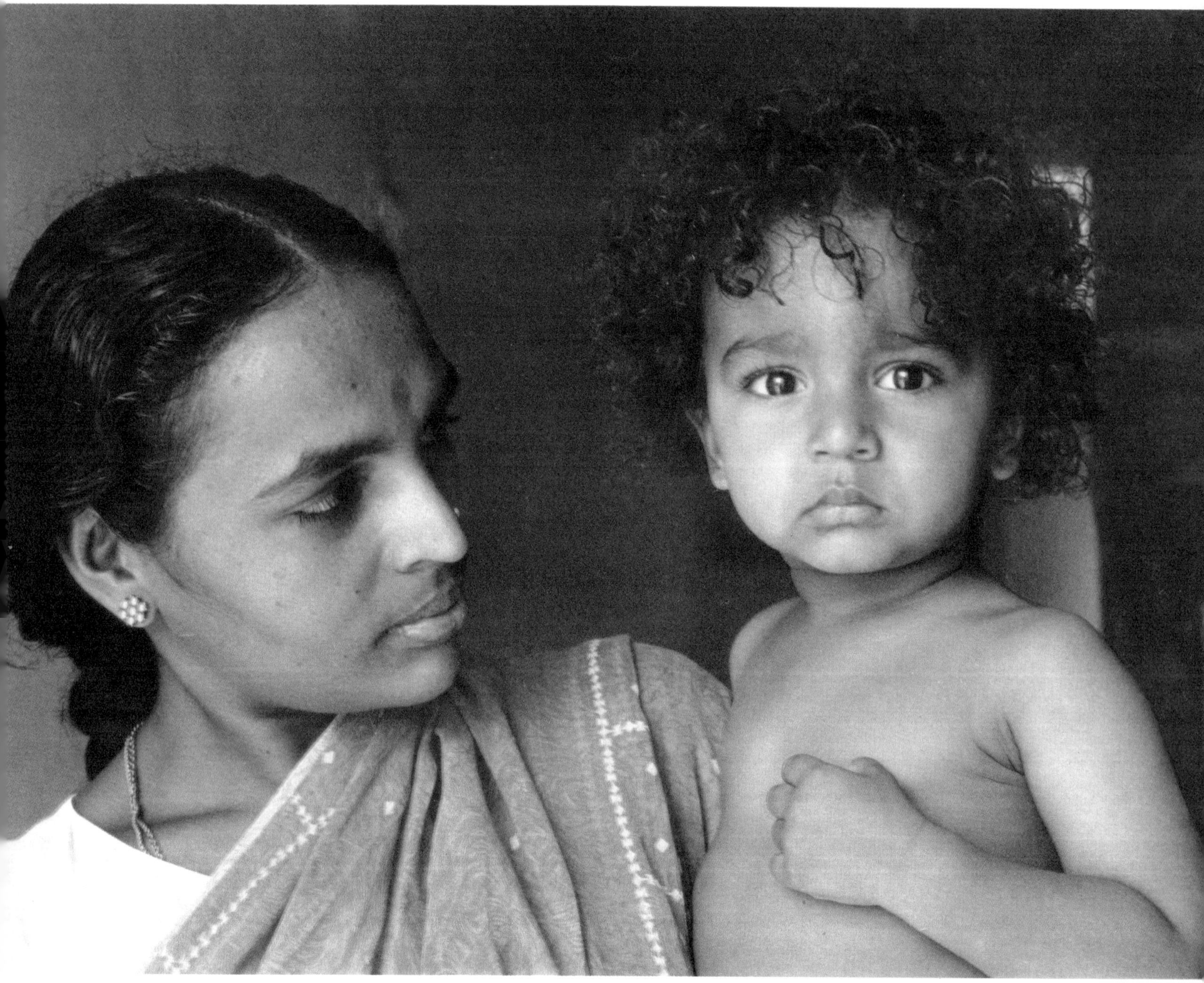

Ein wenig später

Die Zeit fliegt vorbei.
Sie fliegt, fliegt, fliegt.
War es nicht erst gestern,
daß Kautchik geboren wurde,
zuhause, selbstverständlich,
auf leichte und natürliche Weise.

Wann war das?
Vor einem Jahr.
Unbestechlich schnell fliegt der Pfeil der Zeit.

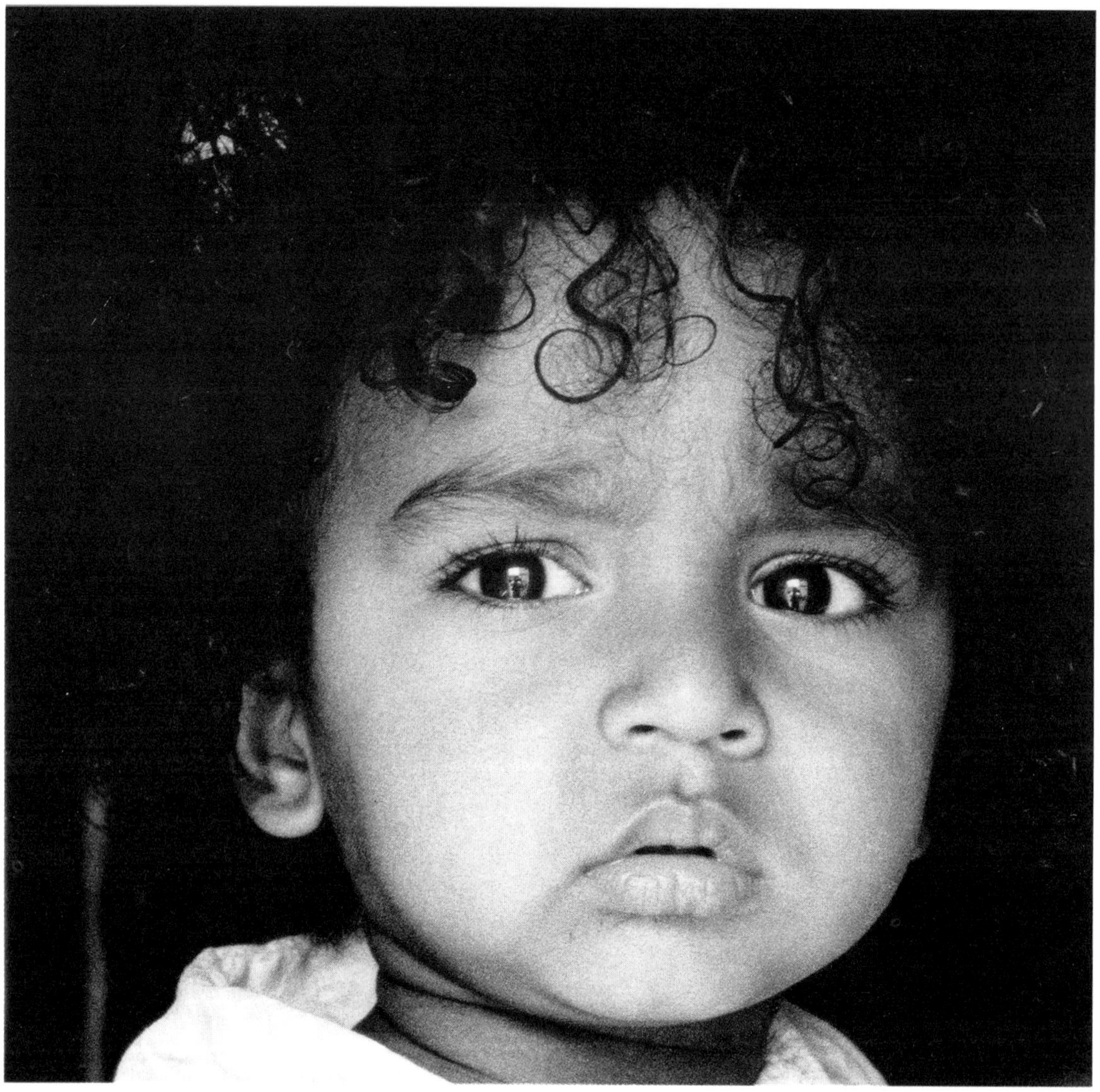

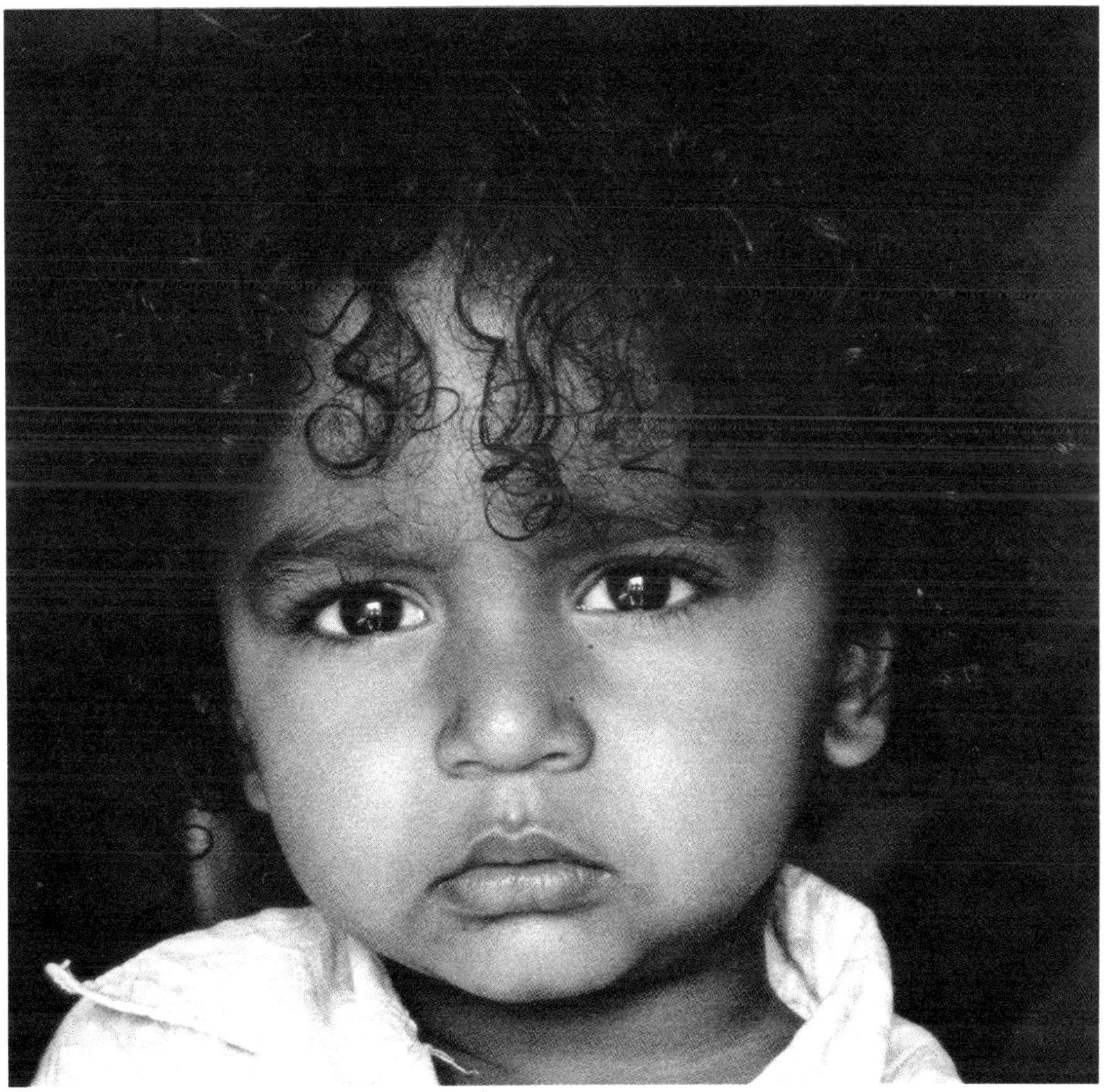

Ein Junge.
Durch mich geboren.
Aus meinem Fleisch und Blut.

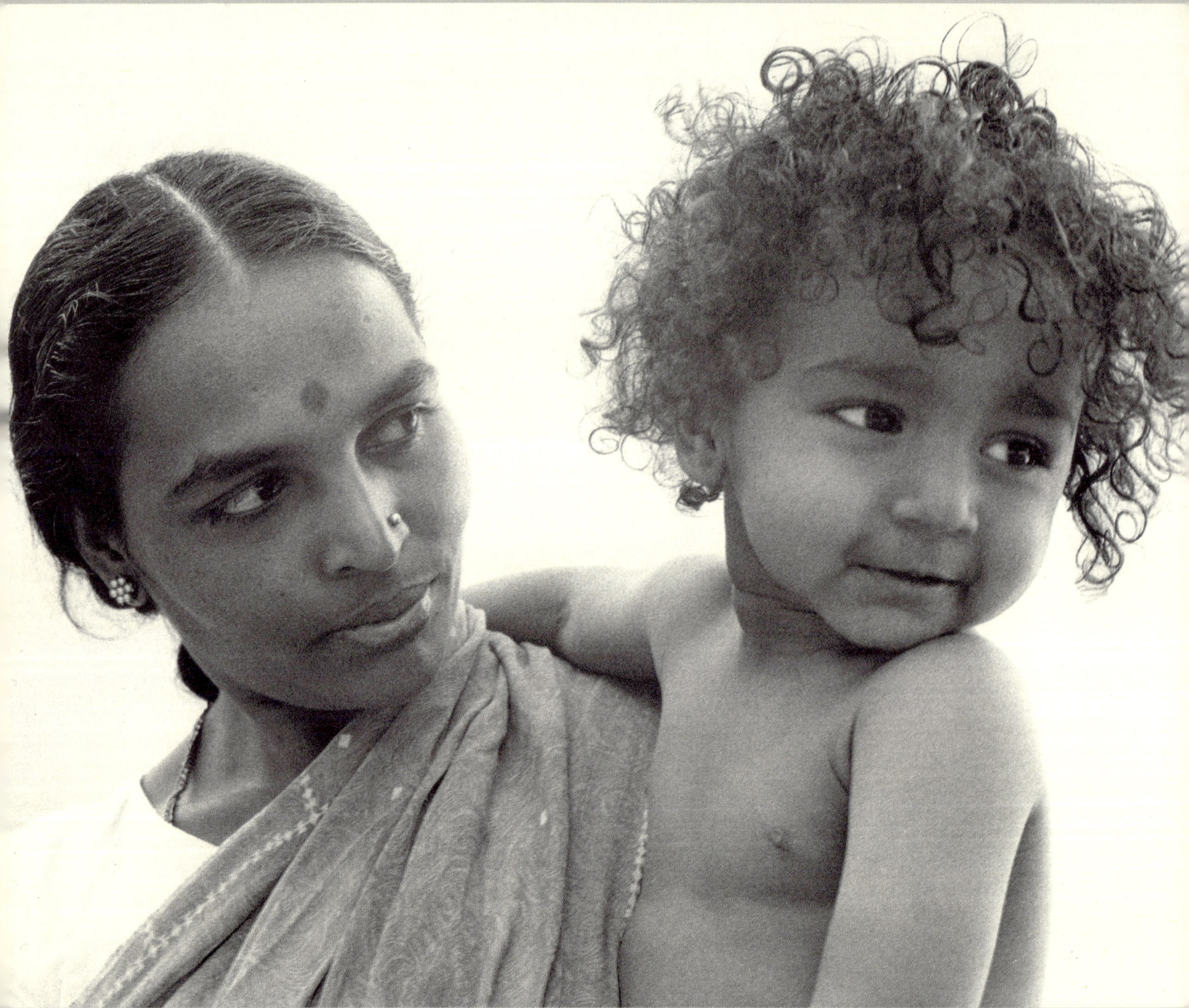

Das kleine Ich muß sterben.
Sterben?
Nein, wachsen.
Wachsen, bis es überfließt,
bis es zerspringt.

Ein Mädchen stirbt.
Ein Kind wird geboren.
Ein Mädchen stirbt
und im nächsten Augenblick
lächelt es,
wiedergeboren als Mutter.

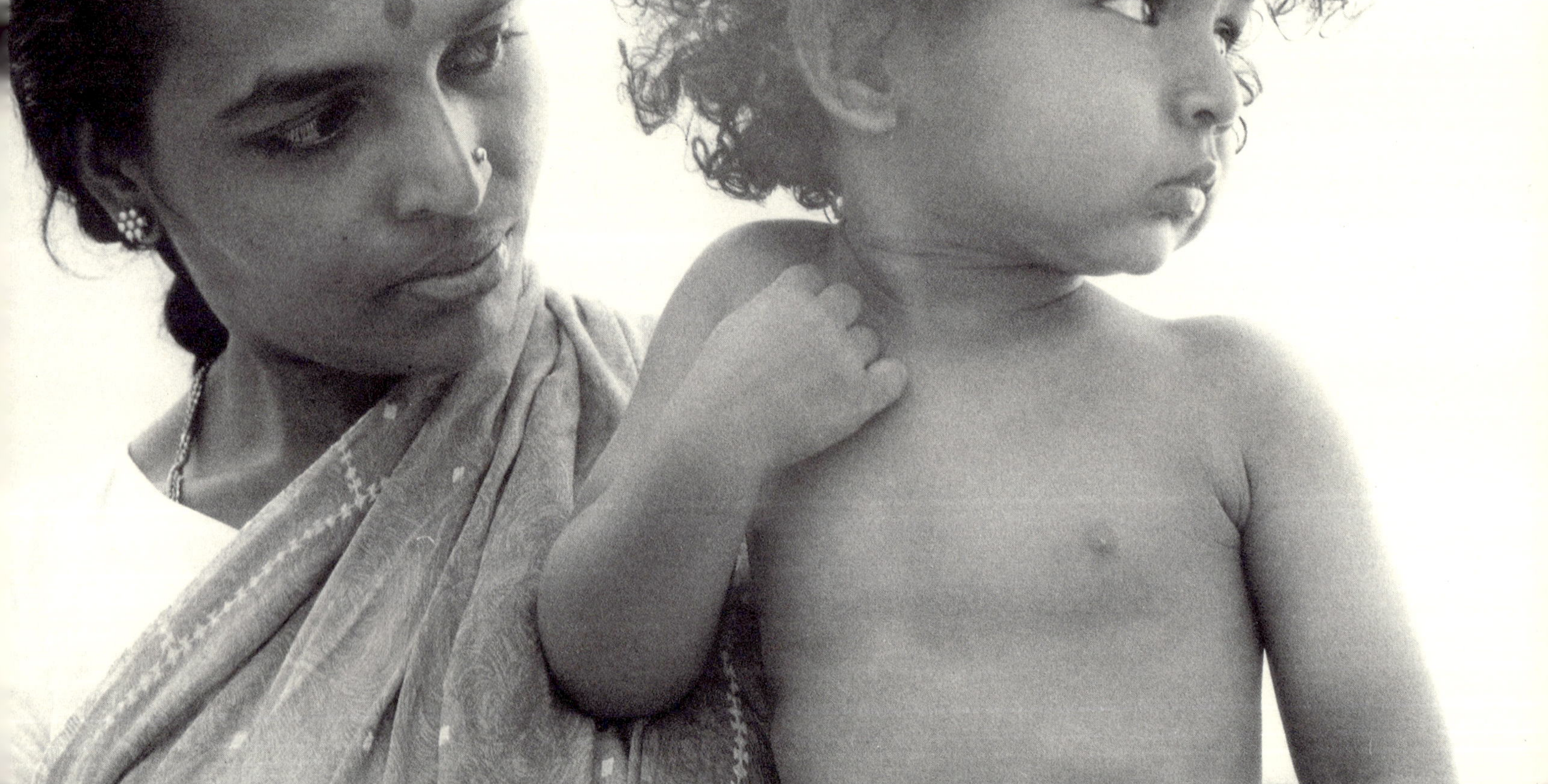

Aus Einem sind Zwei geworden.
Mutter und Kind.
Die Liebe ist geboren
und ihr Leid.

Eines Tages werden sich diese schönen Augen fortwenden.
Eines Tages werden diese schönen Augen weinen.

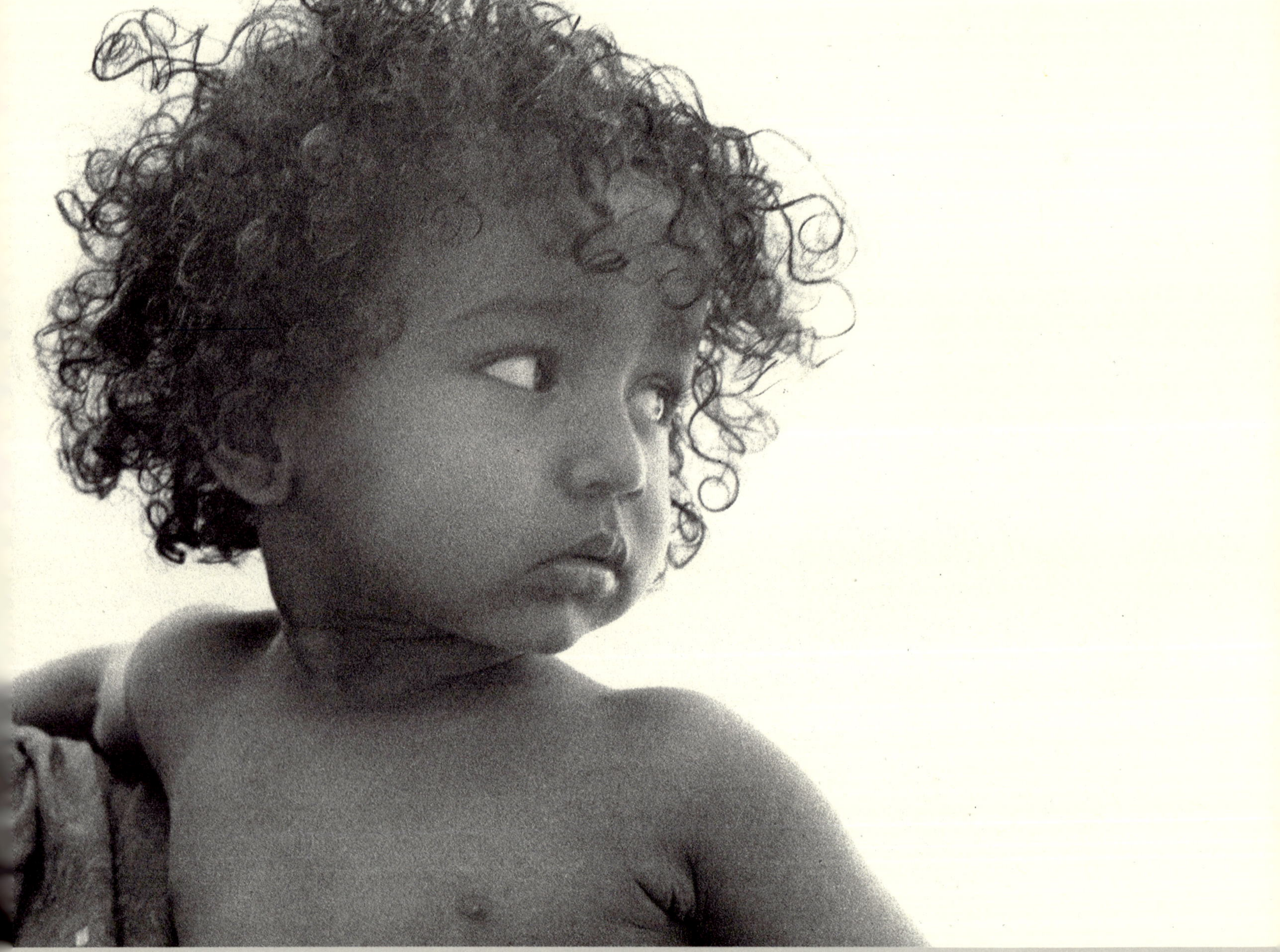

Abschied

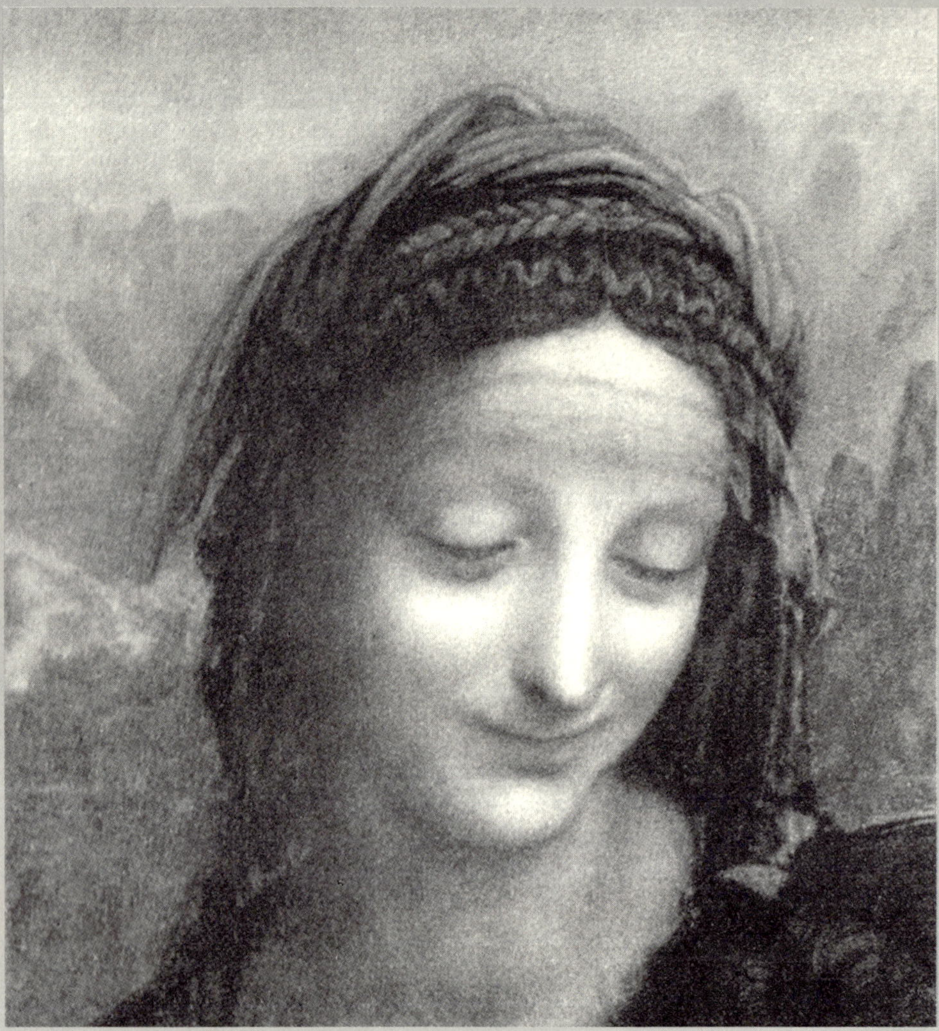

Wenn du glaubst,
daß du weißt,
so hast du in Wirklichkeit nicht erkannt,
wie wenig du weißt
von der wahren Natur Brahmas.

Was ist Brahma in dir?
Was ist Brahma in den Göttern?
Nur dein Herz kann es dir sagen.

Kena Upanishad

Gibt es Liebe,
die frei von Leid ist?
Gibt es Licht,
das keinen Schatten wirft?
Jene Vollkommenheit,
jene höchste Glückseligkeit,
die die Künstler aller Zeiten
einzufangen und wiederzugeben versuchen —
ist sie ein Traum,
das traurige Kind ihrer fieberhaften Einbildung?

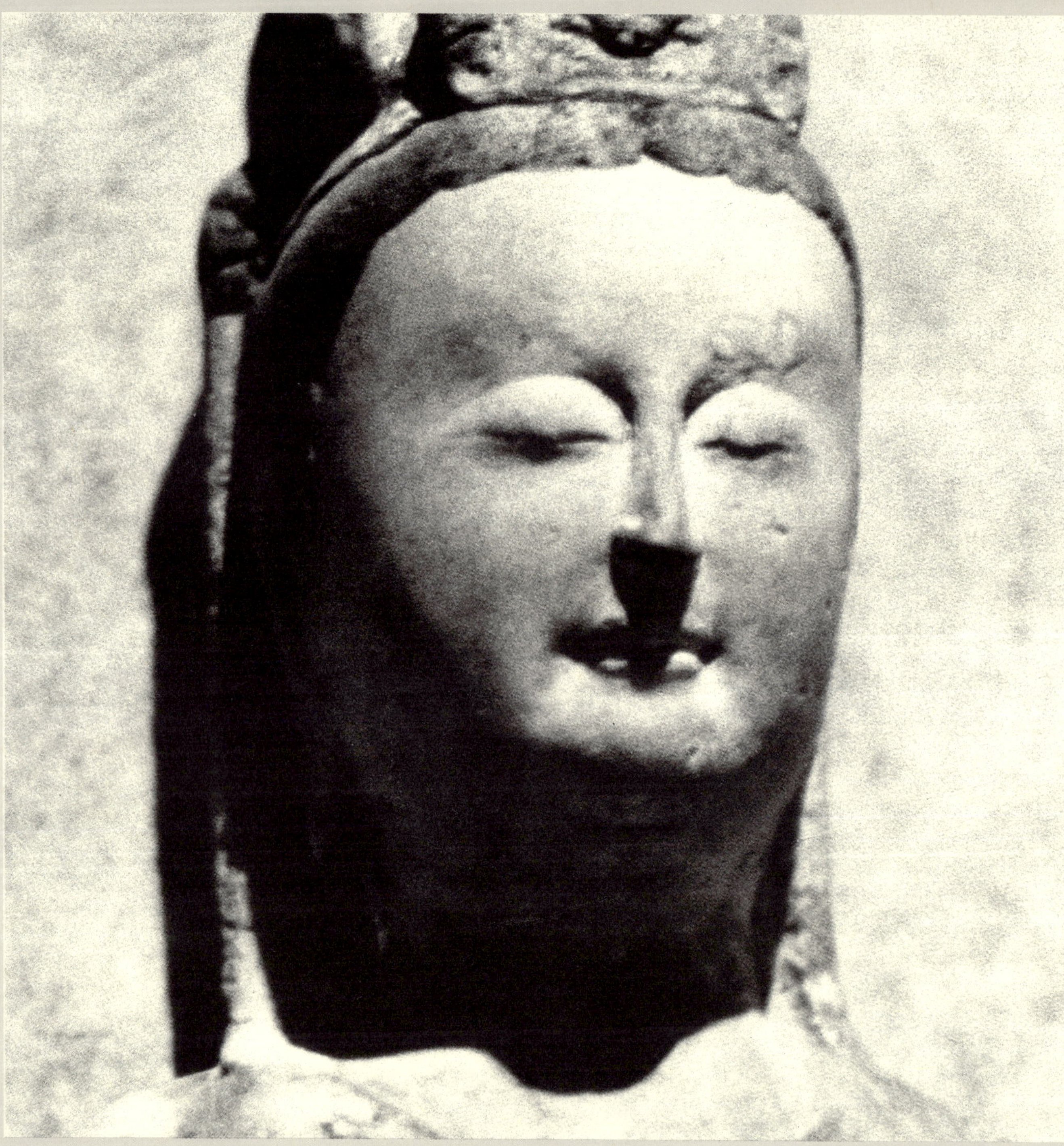

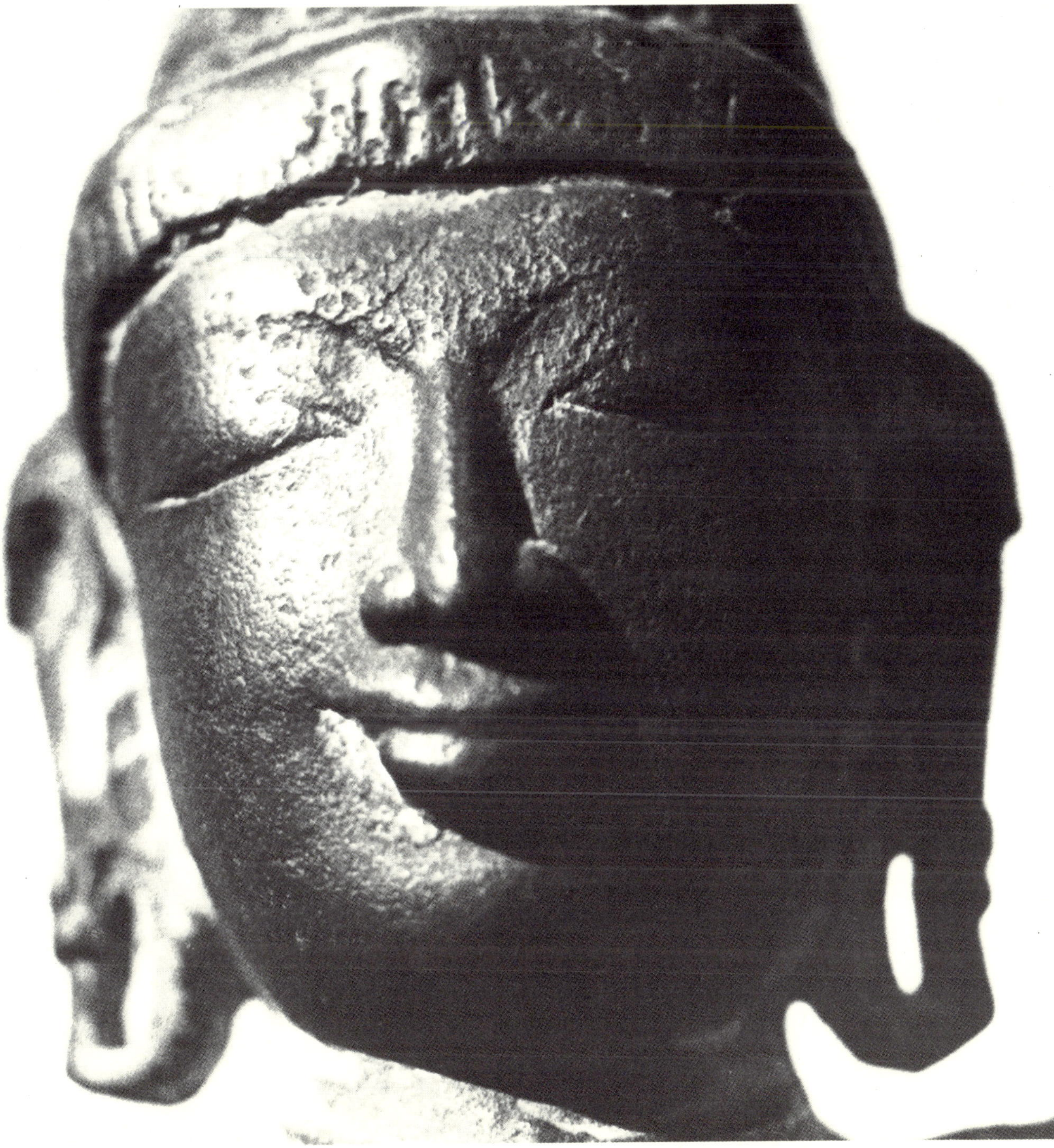

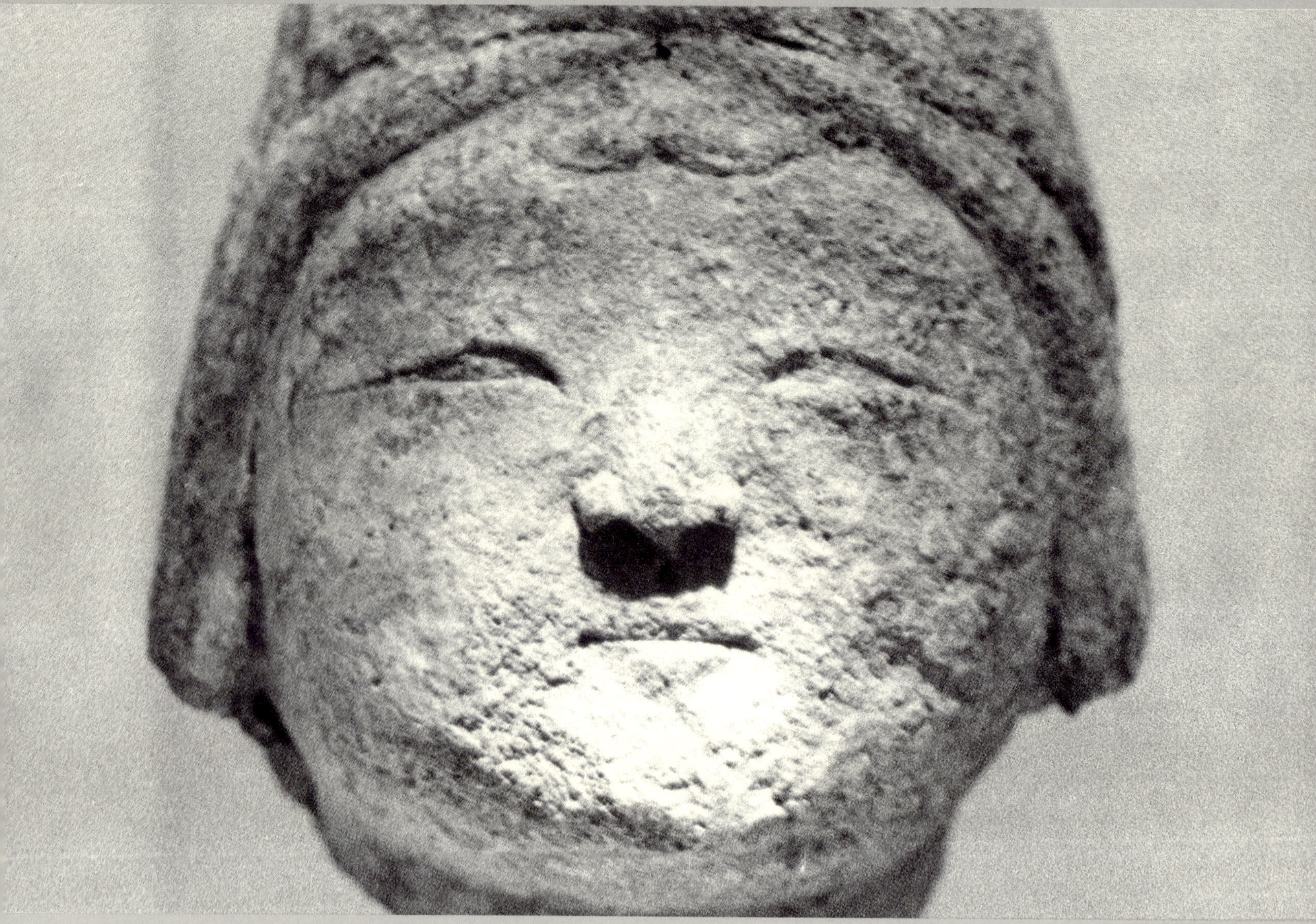

Nein. Es ist kein Traum.
Es gibt eine Freude,
die durch nichts getrübt werden kann.
Die Freude zu Geben,
rückhaltlos,
unermüdlich.
Geben wie die Sonne,
wie die Erde,
wie eine Mutter.

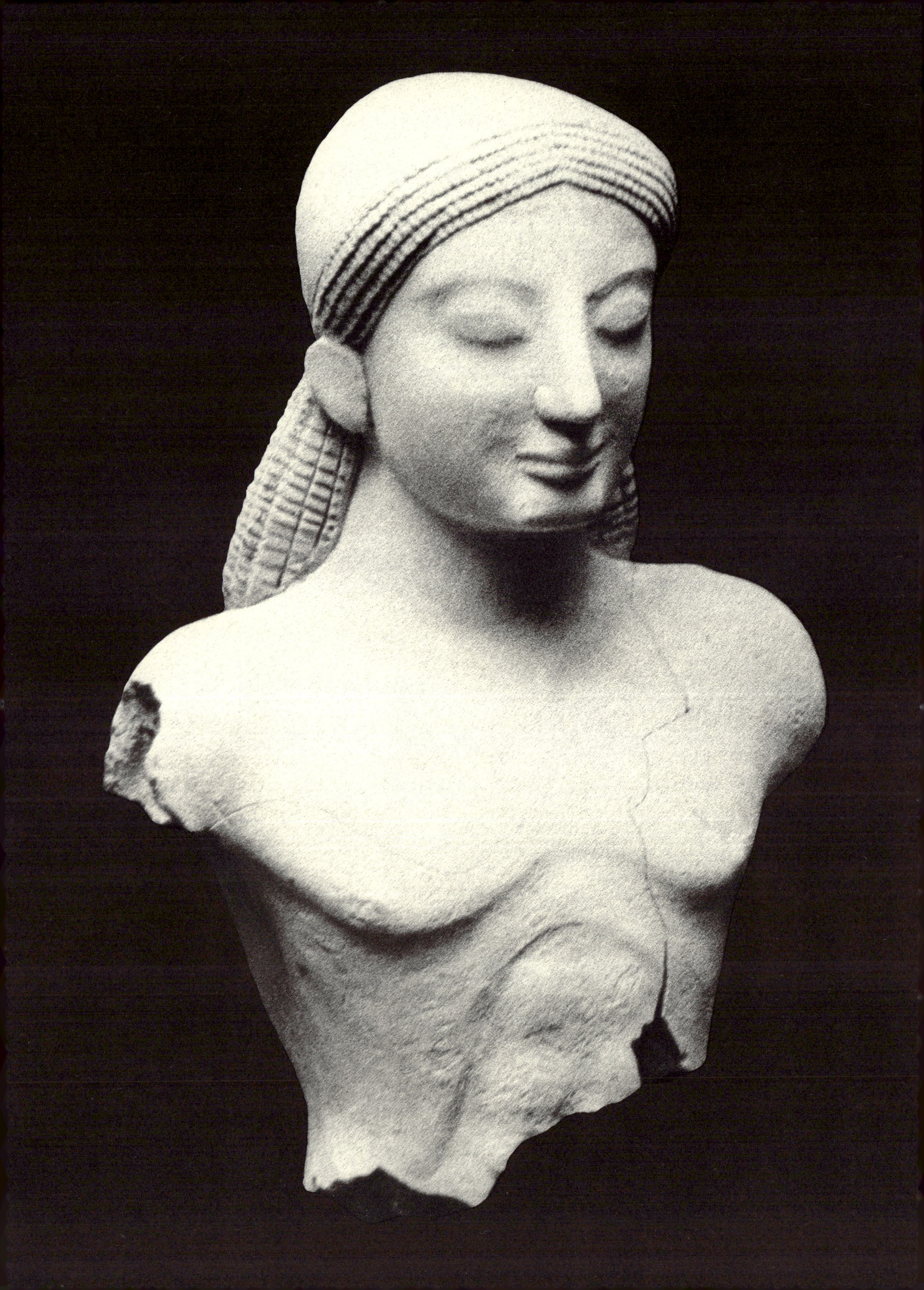

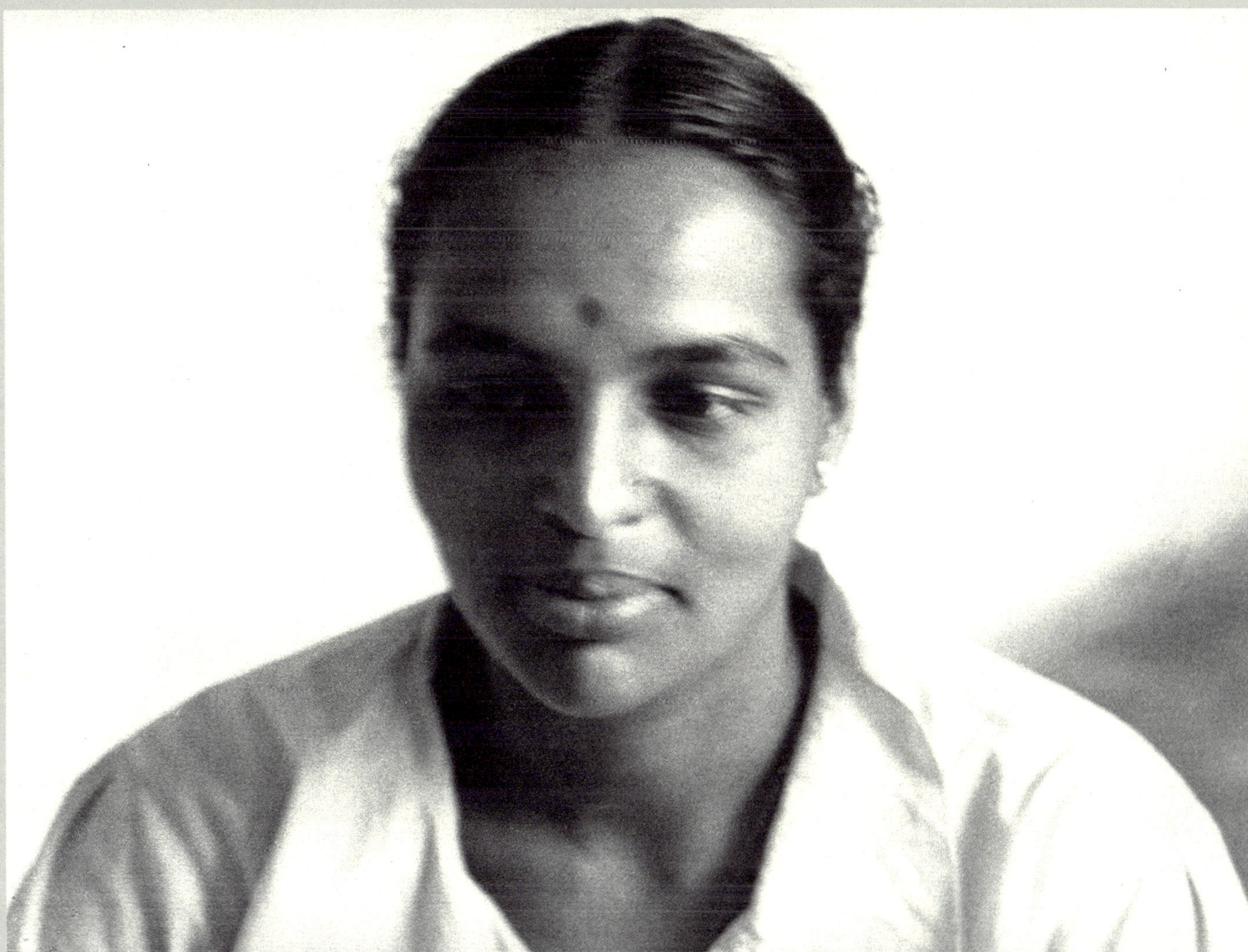

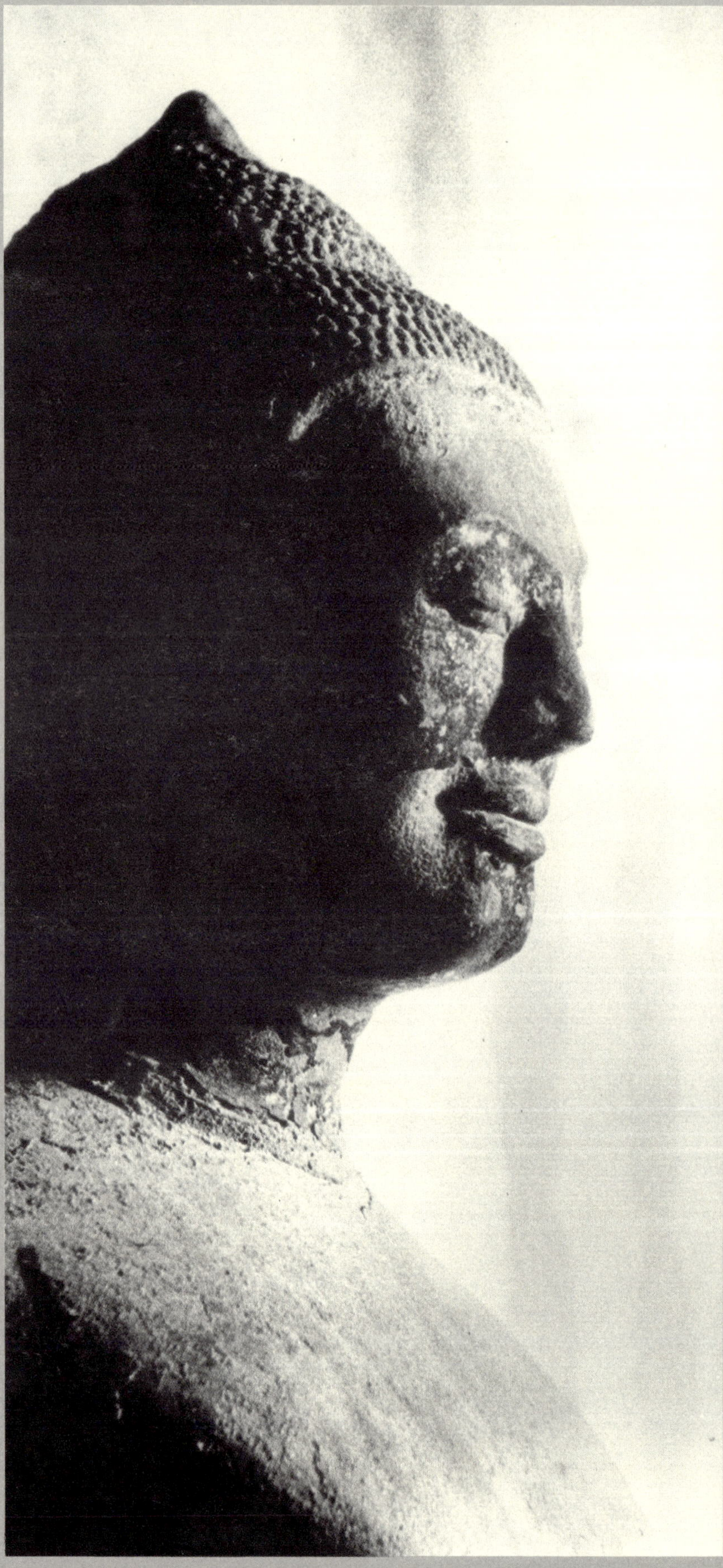

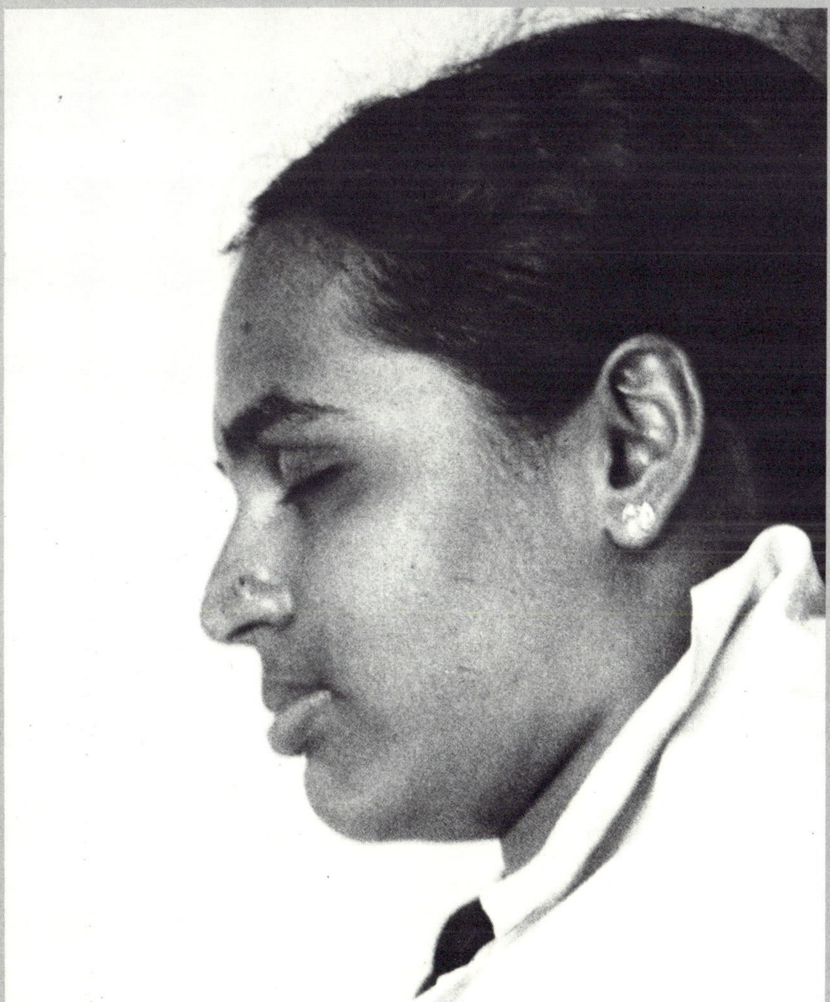

48,-

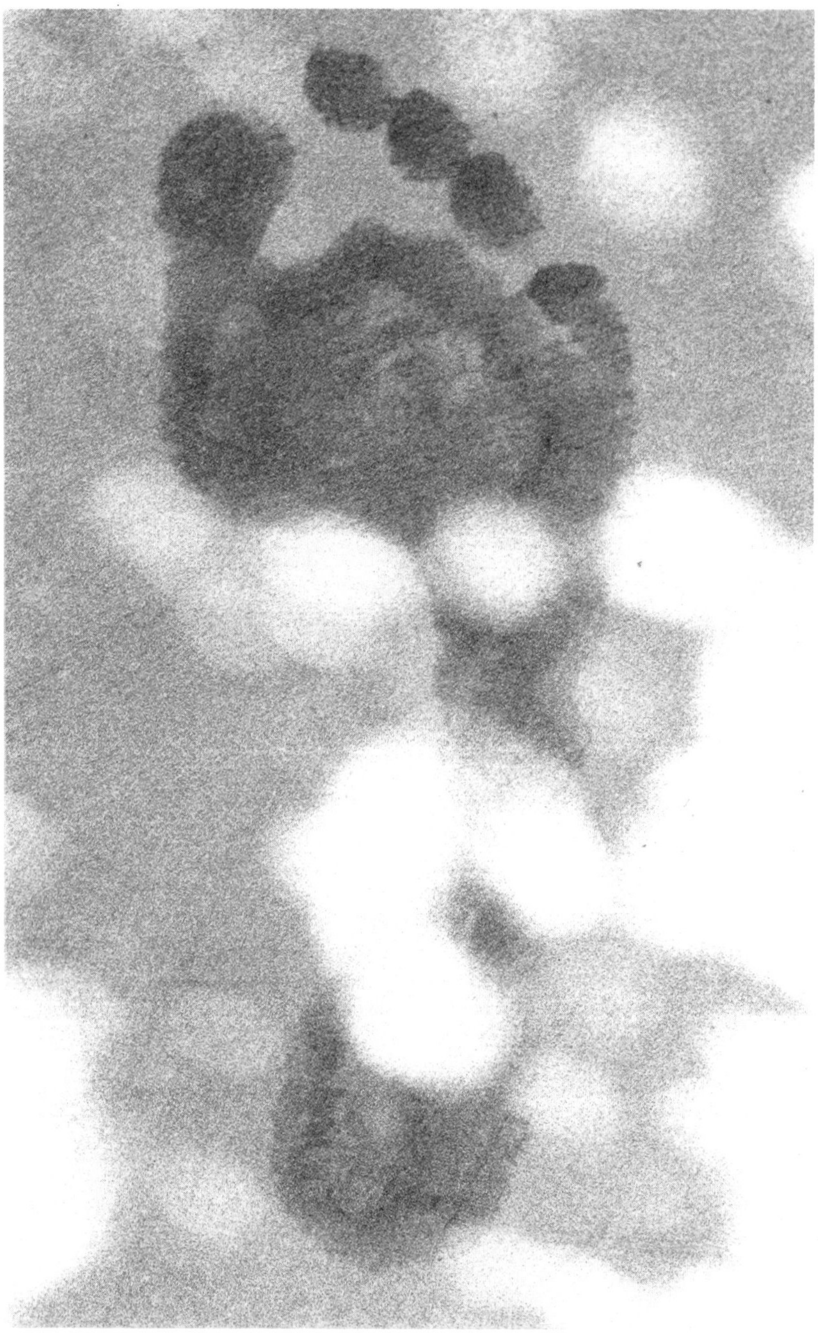